BIRGIT LAUE

SCHWANGER-SCHAFT

ALLES, WAS WICHTIG IST

Gesundheit, Entwicklung, Vorsorge, Geburt

QUALITÄTS
G|U
GARANTIE

DIE GU-QUALITÄTSGARANTIE

Wir möchten Ihnen mit den Informationen und Anregungen in diesem Buch das Leben erleichtern und Sie inspirieren, Neues auszuprobieren. Bei jedem unserer Produkte achten wir auf Aktualität und stellen höchste Ansprüche an Inhalt, Optik und Ausstattung.
Alle Informationen werden von unseren Autoren und unserer Fachredaktion sorgfältig ausgewählt und mehrfach geprüft. Deshalb bieten wir Ihnen eine 100 %ige Qualitätsgarantie.

Darauf können Sie sich verlassen:
Wir bieten Ihnen alle wichtigen Informationen sowie praktischen Rat – damit können Sie dafür sorgen, dass Ihre Kinder glücklich und gesund aufwachsen. Wir garantieren, dass:
• alle Übungen und Anleitungen in der Praxis geprüft und
• unsere Autoren echte Experten mit langjähriger Erfahrung sind.

Wir möchten für Sie immer besser werden:
Sollten wir mit diesem Buch Ihre Erwartungen nicht erfüllen, lassen Sie es uns bitte wissen! Wir tauschen Ihr Buch jederzeit gegen ein gleichwertiges zum gleichen oder ähnlichen Thema um. Nehmen Sie einfach Kontakt zu unserem Leserservice auf. Die Kontaktdaten unseres Leserservice finden Sie am Ende dieses Buches.

GRÄFE UND UNZER VERLAG. *Der erste Ratgeberverlag – seit 1722.*

Liebe Eltern,

herzlichen Glückwunsch – Sie bekommen Nachwuchs!

Ein Baby zu erwarten gehört zweifelsohne zu den einschneidendsten und schönsten Erfahrungen im Leben. Wahrscheinlich schmieden Sie nun schon voller Vorfreude Pläne für Ihre gemeinsame Zukunft. Vielleicht sind Sie von der Schwangerschaft aber auch überrascht worden und haben noch eher gemischte Gefühle, wenn Sie an das Kind denken, das in einigen Monaten zur Welt kommen möchte.

Leider können die meisten jungen Eltern heute nicht mehr einfach vertrauensvoll auf den Rat und die Unterstützung früherer Generationen zurückgreifen. Sie müssen sich ihren eigenen, individuellen Weg durch eine Flut von unterschiedlichen Informationen bahnen, um wichtige Entscheidungen zu treffen. Das ist nicht immer einfach, und häufig fühlen sich »schwangere Eltern« dabei verunsichert und allein gelassen.

Nie zuvor in der Geschichte der Geburtshilfe war das Wissen um die medizinischen und technischen Möglichkeiten so groß wie heute. Leider haben werdende Eltern aufgrund der zahlreichen Publikationen über mögliche Gefahren ein hochgradiges Sicherheitsbedürfnis entwickelt, sodass sie sich ihrer eigenen Gefühle und Empfindungen, Fähigkeiten und Kräfte nicht mehr sicher sind. Dass es immer mehr Wunschkaiserschnitte gibt, ist nur ein Beispiel dafür. Schwangerschaft und Geburt sind jedoch in erster Linie ganz normale Lebensprozesse. Eine familienfreundliche Geburtshilfe achtet deshalb immer die individuelle elterliche Selbstkompetenz und orientiert sich am Gesunden.

Für die kommende ereignisreiche Zeit wünsche ich Ihnen achtsame und respektvolle Begleiter und alles Gute für das aufregende gemeinsame Wachsen mit Ihrem Kind!

INHALTSVERZEICHNIS

Die Geburt

Das Wochenbett

LEBEN IN ANDEREN UMSTÄNDEN

Während der gesamten Schwangerschaft läuft Ihr Körper auf Hochtouren, damit Sie Ihrem Baby jederzeit optimale Entwicklungsmöglichkeiten bieten können. Viele Fragen tauchen jetzt auf: Wie entwickelt sich unser Kind, was esse ich am besten, was tue ich bei Beschwerden? Alles Wissenswerte erfahren Sie in diesem Kapitel.

Neues Leben entsteht

Zwei winzig kleine Zellen, die miteinander verschmolzen sind und sich in Ihrer Gebärmutter eingenistet haben, werden Ihr Leben schon bald gehörig auf den Kopf stellen – die aufregende Zeit Ihrer Schwangerschaft beginnt. Das Wunder, das gerade unter Ihrem Herzen geschieht, ist ein elementares Erlebnis: Ihr Kind wächst heran, um Ihnen bald schon als eigenständige kleine Persönlichkeit zu begegnen.

Und kaum etwas ist spannender, als seine rasante Entwicklung vom Zeitpunkt der Empfängnis bis zur Geburt zu verfolgen: Schon gegen Ende des ersten Schwangerschaftsdrittels ist der Embryo als vollständiger kleiner Mensch zu erkennen, auch wenn er nur etwa 7,5 Zentimeter groß ist. Die Schwangerschaft wird medizinisch in drei Abschnitte eingeteilt. Jedes sogenannte Trimenon dauert etwa drei Monate oder rund 13 Wochen. In dieser Zeit entwickelt sich nicht nur das Kind, sondern auch Ihr Körper und Ihre Seele machen vielfältige Veränderungen durch. Gehen Sie neugierig auf diesen neuen Lebensabschnitt zu.

Rechenaufgabe

So errechnen Sie den Geburtstermin Ihres Babys: Datum des ersten Tages der letzten Menstruation – 3 Monate + 7 Tage + 1 Jahr. War also beispielsweise der 3. Juli der letzte Periodentag, heißt es 03.07. – 3 Monate = 03.04. + 7 Tage = 10. 04. Dann wäre der 10. April des Folgejahres der Geburtstermin.

Erstes Trimenon

Das erste Trimenon umfasst den ersten bis vierten Schwangerschaftsmonat und gilt als Stadium der Anpassung und Auseinandersetzung.

Erster Monat

Erste bis vierte Woche

1. Woche: In den ersten beiden Schwangerschaftswochen sind Sie genau genommen noch gar nicht schwanger, sondern haben einen ganz normalen Monatszyklus. Da aber kaum eine Frau exakt weiß, wann ihr Eisprung stattfindet, wird als Ausgangsdatum, um den voraussichtlichen Geburtstermin zu berechnen, der erste Tag Ihrer letzten Periode zugrunde gelegt. Diese Berechnung nach der »Naegel'schen Regel« hat jedoch einen kleinen Haken: Sie geht von einem stabilen 28-tägigen Zyklus der Frau aus, Abweichungen werden nicht berücksichtigt. Bei verkürzten Zyklen müssen Sie die entsprechenden Tage noch abziehen beziehungsweise bei verlängerten Zyklen hinzuzählen.

Die Bestimmung des Geburtstermins ist wichtig, um beobachten zu können, ob sich das Kind zeitgerecht entwickelt und ab wann der Entbindungszeitraum überschritten wird.

2. Woche: In der zweiten Woche nach Ihrer Menstruation baut sich unter dem Einfluss des Hormons Östrogen Ihre Gebärmutterschleimhaut wieder zu einer Art dickem »Teppich« auf. Das Gelbkörperhormon Progesteron sorgt dafür, dass das Gewebe weich und durchlässig genug ist, ein befruchtetes Ei aufzunehmen. Gleichzeitig reift im Follikel eine Eizelle zum Eisprung heran.

3. Woche: Sobald eine Samenzelle in die gesprungene Eizelle eindringt, ist das Ei befruchtet. Bereits jetzt ist das Geschlecht Ihres Kindes festgelegt, denn dafür ist allein der Vater verantwortlich: Er hat Spermien mit X- und Y-Chromosomen. Wird das Ei von einem Spermium mit Y-Chromosom befruchtet, bekommen Sie einen Jungen.

Etwa 30 Stunden nach der Befruchtung fängt die Eizelle an, sich bis zu einem bestimmten Stadium immer weiter zu teilen, und macht sich dann langsam auf den Weg durch den Eileiter in die Gebärmutter. In sehr seltenen Fällen kommt es vor, dass sich der Embryo außerhalb der Gebärmutter einnistet. In diesem Fall spricht man von einer Bauchhöhlen- oder Eileiterschwangerschaft, die aus medizinischen Gründen beendet werden muss.

4. Woche: In der Gebärmutter angekommen, »nistet« sich der mittlerweile apfel-

Die Plazenta

Die Plazenta, auch Mutterkuchen genannt, besteht aus embryonalem Gewebe. Zusammen mit der Nabelschnur ist sie die lebenswichtige Verbindung zwischen Ihnen und Ihrem Kind. Die Plazenta versorgt Ihr Baby 40 Wochen lang mit Sauerstoff, Wasser, Nährstoffen und Vitaminen und »entsorgt« auch seine Abfallstoffe. Darüber hinaus filtert sie durch die sogenannte Plazentaschranke Gift- und Schadstoffe aus dem mütterlichen Blut heraus, gibt Ihre Antikörper an Ihr Kind weiter und produziert wichtige Schwangerschaftshormone.

kerngroße Keim, den Wissenschaftler als Blastozyste bezeichnen, in die nährende Schleimhaut ein. Über die Anlage der Plazenta bekommt er bereits Nährstoffe aus Ihrem Blut.

Unter Millionen gelingt es nur einer einzigen Samenzelle, in die Eizelle einzudringen.

Zweiter Monat

Fünfte bis achte Woche

5. Woche: Ihre Monatsblutung ist nun überfällig. Bei einem regelmäßigen Zyklus ist ein Schwangerschaftstest jetzt etwa drei Tage nach der erwarteten Blutung positiv. Handelsübliche Tests reagieren auf das Hormon HCG (humanes Choriongonadotropin) im Urin. Dieses Hormon wird von der Plazenta und dem Föten gebildet und ist daher erst dann nachweisbar, wenn die Schwangerschaft schon ein gewisses Stadium erreicht hat. Verwenden Sie für Ihren Schwangerschaftstest den Morgenurin, denn dieser enthält höhere HCG-Konzentrationen, und so lässt sich eine Schwangerschaft besser und früher nachweisen. Ausnahme: Frauen, die nachts arbeiten, sollten den Test erst nach einer Ruhephase durchführen.

Das Herz des etwa 0,5 Zentimeter großen Embryos schlägt bereits. Seine wichtigsten Organe und die Arm- und Beinknospen, aus denen sich die Gliedmaßen entwickeln, beginnen zu wachsen.

6. Woche: Ihre Gebärmutter wächst und ist nun schon etwa so groß wie eine Mandarine. Vielleicht haben Sie jetzt manchmal spannende, schmerzempfindliche Brüste und auch Ihre Brustwarzen werden etwas dunkler. Es kann auch passieren, dass Sie tagsüber plötzlich sehr müde sind und sich schlapp und kraftlos fühlen.

7. Woche: Finger und Zehen des Embryos formen sich aus, auch das Herz hat sich weiter ausgebildet und schlägt doppelt so schnell wie das eines Erwachsenen. Im Ultraschall ist Ihr Kind bereits zu sehen.

8. Woche: Nun misst Ihr Baby schon gut 14 Millimeter, es ist etwa so groß wie eine Weintraube. Alles ist auf Wachstum ausgerichtet: Die Organe werden größer und entwickeln sich weiter, auch das Gesicht prägt sich aus. Augen, Lider und die Nasenspitze entstehen, das Innenohr bildet sich aus. Im Gehirn entwickeln sich Nervenzellen. Außerdem beginnt sich Ihr Baby zu bewegen – allerdings merken Sie davon noch nichts.

Dritter Monat

Neunte bis zwölfte Woche

9. Woche: Sie spüren langsam, dass Ihr Bauch größer wird, vielleicht haben Sie bereits etwas zugenommen? Für den Anstieg Ihres Gewichts sorgen vor allem die zunehmende Blutmenge in der Gebärmutter und der Plazenta, das Fruchtwasser und die Zunahme des Drüsengewebes in der Brust. Das Baby allerdings wiegt noch keine fünf Gramm! Noch etwas verändert sich merklich: Ihre Gefühle werden vermutlich hin und wieder Achterbahn fahren, und Sie werden nun öfter emotionaler reagieren als Sie das vor der Schwangerschaft gewöhnt waren.

10. Woche: Alle lebenswichtigen Organe sind nun entwickelt und funktionstüchtig. Sie wachsen und reifen und werden um wichtige »Anhängsel« wie Fingernägel und Flaumhaare ergänzt. Ihr Kind macht zum Ende der zehnten Schwangerschaftswoche noch einen entscheidenden Schritt: Aus dem Embryo wird medizinisch gesehen nun ein Fetus.

11. Woche: Der etwas über vier Zentimeter große Fetus nippt bereits Fruchtwasser, das vor allem von den inneren Eihäuten und aus Anteilen des mütterlichen Blutes gebildet wird. Im Verlauf der Schwangerschaft wird das Fruchtwasser ständig resorbiert und immer wieder neu produziert. Es besteht zu 99 Prozent aus Wasser,

Beruhigendes Stadium

Die Schwangerschaft tritt in die stabile Phase ein, und somit wird das Risiko einer Fehlgeburt nun geringer. Auch die Schwangerschaftsübelkeit verschwindet jetzt in den meisten Fällen.

das restliche Prozent setzt sich aus Eiweiß, Zucker, Salzen und anderen Spurenelementen sowie Gerinnungsstoffen zusammen. Im Fruchtwasser schweben auch Härchen und Hautschuppen des Kindes und Flocken von Käseschmiere. Normales Fruchtwasser ist farblos und klar, kann aber auch manchmal etwas milchig aussehen.

12. Woche: Der Fetus ist nun etwa fünf Zentimeter groß und wiegt am Ende der 12. Schwangerschaftswoche rund 30 Gramm. Die Geschlechtsentwicklung ist abgeschlossen, und Ihr Kind bewegt seine Arme und Beine, dreht den Kopf und ballt bereits seine winzigen Fäustchen. Diese Bewegungen steuert es jedoch nicht selbst, es sind Reflexe, die ihre Impulse noch unmittelbar aus dem Rückenmark bekommen.

Vierter Monat

13. bis 16. Woche

13. Woche: Das zweite Drittel (Trimester) Ihrer Schwangerschaft beginnt. Ihr Kind misst vom Scheitel bis zum Po jetzt fünf bis sechs Zentimeter, und am Ende der 13. Schwangerschaftswoche sind es bereits sieben bis rund achteinhalb Zentimeter. Es könnte nun schon Laute erzeugen, denn seine Stimmbänder sind komplett entwickelt.

Jetzt wächst auch der feine Körperhaarflaum, das sogenannte Lanugohaar. Dieses »Fellüberbleibsel« dient als Schutz.

Die Entwicklung des kindlichen Gehirns geht nun sehr schnell voran. Innerhalb von nur zwei Tagen vergrößert es sich bereits um ein Viertel.

14. Woche: Das Geschlecht Ihres Kindes ist im Ultraschall feststellbar. Es lutscht schon fleißig an seinem winzigen Daumen, kann blinzeln und seine Stirn in Falten legen. Ihr Kleines bekommt Augenbrauen, und das Kopfhaar beginnt auch bereits zu sprießen.

15. Woche: Ihr Kind turnt jetzt sehr oft und viel, mit den kräftigen Bewegungen stärkt es seine Körpermuskulatur. Sein kleines Herz befördert am Tag circa 100 Liter Blut. Inzwischen kann Ihr Nachwuchs auch seinen Mund auf- und zumachen, der Suchreflex entwickelt sich, und es zeigt vermehrt Schluck- sowie Saugbewegungen.

16. Woche: In den nächsten drei Wochen wird Ihr Kind sein Gewicht von nun etwa 100 Gramm fast verdoppeln und etliche Zentimeter wachsen. Es trainiert seine Lungen, indem es Fruchtwasser ein- und ausatmet. Gerne spielt es mit der Nabelschnur – es greift danach und zieht daran.

Zweites Trimenon

Im zweiten Schwangerschaftsabschnitt, der vom fünften bis zum siebten Monat dauert, durchleben Sie normalerweise eine Phase des Wohlbefindens.

Fünfter Monat

17. bis 20. Woche

17. Woche: Das Gehör Ihres Kindes ist jetzt schon so weit entwickelt, dass Ihr Baby erste Geräusche wie das Rauschen Ihres Blutes und Ihren Herzschlag wahrnehmen kann. Außerdem bildet sich die Käseschmiere, eine Art natürliche Pflegecreme, die den kleinen Körper bedeckt und schützt.

18. Woche: Vor allem Rumpf und Gliedmaßen Ihres Babys erleben jetzt einen Wachstumsschub. Es übt nun schon das Atmen, indem sich sein Brustkorb hebt und senkt. Auch die Körperproportionen verändern sich, die Beine werden länger als die Arme, und das Verhältnis von Kopf zu Körper wird ausgewogener. In ausgiebigen Turnstunden trainiert Ihr Kind alle Sinne: Wenn es zum Beispiel mit den Füßen an die Gebärmutterwand stößt, zieht es sie zurück. Sie spüren nun vielleicht zum ersten Mal die Bewegungen Ihres Babys – ein wunderbarer Augenblick, nicht nur beim ersten Kind!

19. Woche: Die Netzhaut im Auge reagiert auf Lichtreize. Die Entwicklung der Haut ist ebenfalls abgeschlossen, sie ist aber noch so dünn, dass die Blutgefäße hindurchscheinen.

Obwohl die Augenlider des Fetus noch bis zur 26. Schwangerschaftswoche geschlossen bleiben, kann Ihr Kind jetzt schon hell und dunkel unterscheiden.

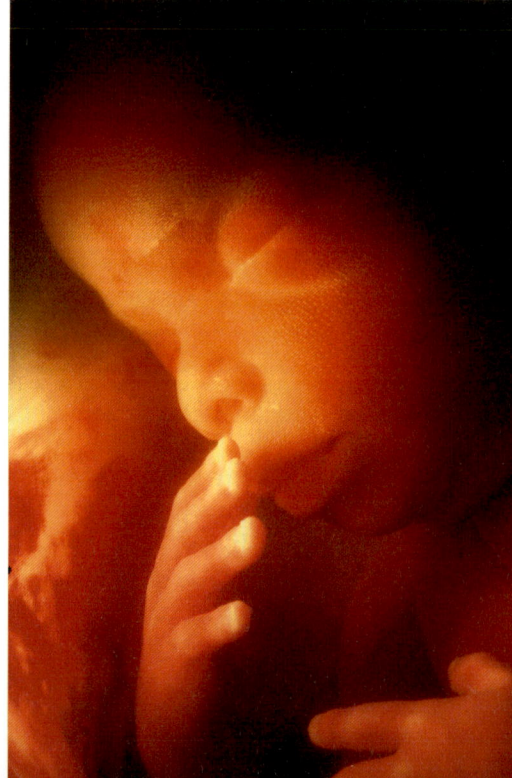

An den Fingern und Zehen sind die charakteristischen kleinen Hautrillen entstanden, die den individuellen Finger- und Zehenabdruck ausmachen.

20. Woche: Halbzeit! Mit Ende der 20. Woche haben Sie bereits die Hälfte Ihrer Schwangerschaft hinter sich. Das Gewicht Ihres Kindes beträgt circa 300 Gramm, und es misst vom Scheitel bis zum Steiß etwa 15 bis 16 Zentimeter. Es trinkt fleißig Fruchtwasser und scheidet es als Urin wieder aus.

Fruchtwassermenge

Die normale Fruchtwassermenge liegt in der 11. Woche bei ca. 35 ml, in der 20. Woche bei 350 bis 500 ml und in der 36. Woche bei 1 000 bis 1 500 ml. Danach verringert sie sich mit jeder Woche um rund 100 ml.

Sechster Monat

21. bis 24. Woche

21. Woche: Ihr Baby schwimmt in circa einem Liter Fruchtwasser, es kann sich nun schon gut in seiner Umgebung orientieren, denn sein Gleichgewichtssinn ist fast vollständig entwickelt. Das Herz Ihres Kindes wird größer und kräftiger. Zwischen rechtem und linkem Vorhof hat es noch eine kleine Öffnung, die sich erst nach der Geburt schließt.

22. Woche: Jetzt sieht Ihr Kind schon aus wie ein Neugeborenes, aber es ist noch sehr dünn und muss sich noch ein kleines Fettpolster zulegen. Seine Purzelbäume lassen sich ab jetzt auch über die Bauchdecke mitverfolgen. Endlich kann nun der Papa fühlend Kontakt mit dem Baby aufnehmen.

23. Woche: Jetzt hört Ihr Kind auch Ihre Stimme durch die Bauchdecke. Sprechen Sie regelmäßig und häufig mit ihm, dann wird es sich später an die vertraute Stimme erinnern und sich davon beruhigen lassen. Ihr Kind hat bereits individuelle Schlaf- und Wachphasen entwickelt und lässt sich durch Bewegungen von außen sogar wecken.

24. Woche: Am Ende der 24. Schwangerschaftswoche hat Ihr Baby schon ein Gewicht von durchschnittlich 530 Gramm, und es misst von Kopf bis Fuß ungefähr 28 Zentimeter. Sie können den oberen Rand Ihrer Gebärmutter nun selbst in Nabelhöhe tasten.

Siebter Monat

25. bis 28. Woche

25. Woche: Langsam wird es für Ihr Kind enger in der Fruchtblase, aber es kann die Beine kreuzen, sich hin und her bewegen, drehen, treten und innerhalb der Gebärmutter seine Position noch gut verändern. Ihre Gebärmutter ist inzwischen so groß wie ein Luftballon und drückt gegen Magen und Zwerchfell. Sie sind deshalb vielleicht kurzatmig oder haben öfter Sodbrennen.

Ab jetzt hätte Ihr Kind aufgrund seiner Lungenentwicklung und mithilfe medizinischer Versorgung bereits gute Überlebenschancen, wenn es als Frühchen zur Welt käme.

26. Woche: Ihre Gebärmutter übt sich jetzt schon manchmal in leichter Wehentätigkeit, was Sie daran merken, dass Ihr Bauch hin und wieder bis zu einer Minute lang hart wird. Diese Übungswehen werden Braxton-Hicks-Kontraktionen genannt, manchmal heißen sie auch »Wilde Wehen«. Die Kontraktionen sind schmerzlos, unregelmäßig und verebben langsam – im Gegensatz zu Geburtswehen, die immer stärker werden. Solange es keine starken und regelmäßigen Wehen sind, die vielleicht sogar von Blutungen begleitet werden, besteht überhaupt kein Anlass zur Sorge. Braxton-Hicks-Wehen verändern nichts am Muttermund und haben somit auch noch nichts mit der Geburt zu tun.

27. Woche: Ihr Baby setzt nun mehr und mehr seinen süßen Speck an, sein Skelett wird stabiler und härter und die kleinen Finger- und Zehennägel werden fester. Durch die weiter wachsende Gebärmutter und das zusätzliche Gewicht verlagert sich der Schwerpunkt Ihres Körpers. Es kann sein, dass Sie sich beim Gehen vorübergehend ein wenig unsicher fühlen – achten Sie auf bequemes Schuhwerk, in dem Sie guten Halt haben.

28. Woche: Ihr Kind hat rund ein Drittel seines Geburtsgewichts erreicht. Auch sein Gehirn wächst beständig, wichtige Windungen und Furchungen bilden sich in beiden Hälften aus.

Je nach Schlaf- oder Wachphase sind Babys Augen nun geschlossen oder offen. Scharf sehen kann es zwar noch nicht, es nimmt aber bereits sehr genau den Wechsel von Hell und Dunkel wahr. Wenn es von außen einen andauernden, hellen Strahl bemerkt, dreht es sein Köpfchen in der Gebärmutter in Richtung Licht. Durch die Antikörper aus dem mütterlichen Blut, die das Kind über die Plazenta bekommt, beginnt nun auch sein Immunsystem, sich eigenständig zu entwickeln. An winzigen rhythmischen Bewegungen an Ihrer Bauchdecke spüren Sie nun häufig, dass Ihr Baby Schluckauf hat. Es trainiert dadurch die noch unreife Muskulatur seines Zwerchfells, die es später zum Atmen braucht.

Drittes Trimenon

Nun haben Sie das letzte Schwangerschaftsdrittel erreicht, das den achten bis zehnten Monat umfasst, und befinden sich somit im sogenannten Stadium der Belastung. Dieses Trimenon ist für die Schwangere meist das beschwerlichste.

Achter Monat

29. bis 32. Woche

29. Woche: Ihr Bauch wird jetzt immer größer. Wenn Sie einen negativen Rhesusfaktor haben, denken Sie daran, den zweiten Antikörpersuchtest zur Kontrolle durchführen zu lassen (siehe Seite 170).

30. Woche: Die Lanugobehaarung Ihres Kindes bildet sich zurück, sein Kopfhaar wächst. Ihr Kleines trainiert nun auch »Atemzüge« durch die Nase. Sie spüren seine Schlaf- und Wachphasen mittlerweile deutlich.

Auch wenn es noch zehn Wochen dauert: Ihr Kind bereitet seinen Körper allmählich auf die Geburt vor. Der Kreislauf »lernt«, seine wichtigsten Organe wie Gehirn, Herz und Nieren gezielt mit Blut zu versorgen. Bei der späteren Passage durch den engen Geburtskanal bekommen diese entsprechend eine optimale Portion Sauerstoff.

31. Woche: Viele Babys liegen nun schon mit dem Kopf nach unten, aber noch ist dies nicht die endgültige Lage, denn es kann sich jederzeit noch einmal von selbst drehen. Sie brauchen sich deshalb auch keine Sorgen zu machen, wenn Ihr Kind noch mit dem Po voran liegt.

32. Woche: Ihr Kind wiegt jetzt schon ungefähr 1 700 Gramm und ist circa 42 Zentimeter groß. Pro Woche nimmt es etwa 200 Gramm an Körpergewicht zu.

Deshalb bewegt es sich nun nicht mehr so viel, und Sie spüren es vielleicht weniger als zuvor. Legen Sie sich am besten nur noch auf die linke Seite, damit das Gewicht Ihres Kindes nicht auf die große Hohlvene (Vena Cava) rechts neben der Wirbelsäule drückt. Wird das große Blutgefäß zusammengepresst, kann es Beschwerden wie Schwindel oder Übelkeit verursachen.

Neunter Monat

33. bis 36. Woche

33. Woche: In Babys Darm sammelt sich langsam der erste Stuhlgang, das sogenannte Kindspech oder Mekonium. Die zäh-klebrige, dunkelgrüne bis fast schwarze Masse besteht vor allem aus verschluckten Lanugohärchen, Hautpartikeln, oberflächlichen Zellen der Darmschleimhaut und Gallenfarbstoff. Im Normalfall wird Ihr Kind erst ein bis zwei Tage nach der Geburt zum ersten Mal Stuhlgang haben.

34. Woche: Für Sie beginnt die Mutterschutzfrist. Wenn Sie gesetzlich versichert sind, können Sie jetzt den Antrag auf Mutterschaftsgeld bei Ihrer Krankenkasse stellen. Dazu benötigen Sie eine Bescheinigung von Ihrem Frauenarzt oder Ihrer Hebamme über den voraussichtlichen Entbindungstermin. Diese wird erst ab dieser Woche ausgestellt (siehe Seite 181).

35. Woche: Bei Ihrem Kind funktioniert nun auch der Pupillenreflex, seine Fingernägel sind bis an die Fingerspitzen herangewachsen. Babys Schädelknochen sind bisher nicht fest miteinander verzahnt und noch »weich«, damit sie sich bei der Geburt leichter an den Geburtskanal anpassen können. Dafür werden die Skelettknochen nun immer härter.

36. Woche: Ihr Baby ist nun fast tausendmal so groß wie an seinem ersten Tag: etwa 46 Zentimeter lang und ungefähr 2 700 Gramm schwer. Auch in den kommenden Wochen wird es weiter an Gewicht zulegen und Fettgewebe bilden, durch das es bei der Temperaturumstellung nach der Geburt geschützt wird.

Gegen Ende des achten Monats macht Ihr Kind immer öfter Atembewegungen, lutscht am Daumen und trainiert so das Saugen und Schlucken.

Ihre Gebärmutter hat nun den höchsten Stand erreicht: Sie reicht bis zum Rippenbogen, das macht Atmung und Bewegung oft beschwerlich. In der Regel setzen nun die Senkwehen ein, die auch dafür sorgen, dass Sie wieder besser atmen können. Die meist 30 bis 40 Sekunden andauernden Senkwehen »schubsen« den sogenannten vorangehenden Teil, also das Köpfchen oder den Po, langsam so weit nach unten, dass er Kontakt mit der knöchernen Umrandung des Beckeneingangs aufnimmt.

Zehnter Monat

37. bis 40. Woche

37. Woche: Die Lungen Ihres Kindes sind nun vollständig ausgereift und können ihre wichtige Aufgabe nach der Geburt erfüllen. Dafür sorgt der sogenannte Surfactant-Faktor, der jetzt in ausreichender Menge produziert wird und ohne den die Lungenbläschen nach der Geburt gleich zusammenfallen würden.

Liegt Ihr Kind nun noch mit dem Po nach unten, wird es Zeit für eine äußere Wendung (siehe Seite 78).

38. Woche: Mit Beginn dieser Woche sind Sie »am Termin«. Wird Ihr Baby nun geboren, ist es keine Frühgeburt mehr. Es hat seine Entwicklung abgeschlossen und ist reif für das Leben außerhalb des Mutterleibs. Der Durchmesser des Köpfchens beträgt jetzt ungefähr zehn Zentimeter. Genauso weit muss sich der Muttermund der Gebärmutter bei der Geburt öffnen.

39. Woche: Ihr Baby ist jetzt etwa 50 Zentimeter groß und wiegt um die 3 000 bis 3 500 Gramm. Es kann sich nur noch wenig bewegen, da es dafür in der Gebärmutter mittlerweile zu eng ist. Die meisten Babys haben in den letzten zwei Wochen die Arme vor der Brust verschränkt und die Beinchen angewinkelt. Denken Sie nicht nur an die bevorstehende Geburt, sondern auch an die Zeit danach: Wenn Sie nach dem Mutterschutz Elternzeit in Anspruch nehmen wollen, müssen Sie die Geburt allerspätestens eine Woche danach schriftlich bei Ihrem Arbeitgeber anmelden (siehe auch Seite 181).

40. Woche: Auch wenn der Geburtstermin das Ende der 40. Schwangerschaftswoche bestimmt: Nur fünf Prozent aller Babys kommen zum errechneten Datum zur Welt. Eigentlich ist der magische Termin eher ein Zeitraum: Drei Wochen vor und zwei Wochen danach gehören dazu. Gegen Ende der Schwangerschaft lässt die Funktionsfähigkeit der Plazenta nach: Das Gewebe altert und kann seine bisherigen Aufgaben immer schlechter erfüllen. Spätestens dann wird Ihr Organismus den Startschuss zur Geburt geben.

Das gallertartige Stützgewebe der Nabelschnur sorgt dafür, dass sie bei Biegungen elastisch und ohne Knicke bleibt.

Die Schwangerenvorsorge

Wenn Sie ein Kind erwarten, lassen Sie sich auf jeden Fall in der Schwangerschaft von Ihrem Gynäkologen und / oder Ihrer Hebamme betreuen. Sinn und Zweck der Vorsorgeuntersuchungen ist, den Verlauf der Schwangerschaft zu beobachten und Auffälligkeiten oder Besonderheiten so früh zu erkennen und zu behandeln, dass keine Probleme daraus entstehen.

Die meisten schwangeren Frauen haben zudem eine Menge Fragen, die bei den Vorsorgeterminen von ihrem Arzt oder ihrer Hebamme beantwortet werden können. Die Kosten für die »normale« Schwangerenvorsorge werden von der Krankenkasse übernommen.

Extrakosten

Untersuchungen, die nicht Bestandteil der Mutterschaftsrichtlinien sind, müssen von Ihnen privat bezahlt werden.

Art und Anzahl der Untersuchungen sind durch die Mutterschaftsrichtlinien gesetzlich genau vorgeschrieben. Die Termine können Sie bei Ihrem Frauenarzt oder abwechselnd bei Ihrem Arzt und Ihrer Hebamme wahrnehmen. Bei einem normalen Schwangerschaftsverlauf finden die Untersuchungen bis zur 32. Schwangerschaftswoche im Abstand von vier Wochen, danach alle zwei Wochen statt. Im Falle einer Terminüberschreitung kann es sein, dass Sie alle zwei Tage in die Praxis, ins Geburtshaus oder gleich ambulant in die Klinik einbestellt werden.

Vorsorgemöglichkeiten

Betreuung durch die Hebamme

Die Hebamme ist Spezialistin für die Betreuung einer gesunden schwangeren Frau und ihres Kindes. Sie ist eine wichtige Kontaktperson, mit der Sie zu jedem Zeitpunkt Ihrer Schwangerschaft in Verbindung treten können. Die Hebamme Ihrer Wahl wird Sie in allen Fragen rund um die Schwangerschaft, die Geburt, das Wochenbett und die erste Zeit mit Ihrem Baby beraten. Melden Sie sich am besten frühzeitig bei einer Hebamme in Ihrer Nähe an. Adressen bekommen Sie über sogenannte Hebammenlisten, die in Arztpraxen, Apotheken, Bioläden etc. ausliegen, oder im Internet.

Der Schwerpunkt der Schwangerenvorsorge liegt bei Hebammen im Bereich der Begleitung und Beratung. Dabei wird Ihre Hebamme stets Ihre individuellen Bedürfnisse im Blick haben und versuchen, Ihre Eigenverantwortung zu stärken. Ihre Hebamme führt außerdem (bis auf die Ultraschalluntersuchungen) auch sämtliche vorgeschriebenen Vorsorgeuntersuchungen durch. Durch ihre fundierte medizinische Ausbildung ist sie in der Lage, Abweichungen vom gesunden Schwangerschaftsverlauf zu erkennen und jederzeit in Zusammenarbeit mit dem Arzt notwendige Schritte einzuleiten. Zusätzlich zur ärztlichen Betreuung können Sie bei einem Verdacht auf vorzeitige Wehen, Blasensprung oder beim Geburtsbeginn ebenfalls Hebammenhilfe in Anspruch nehmen.

TIPP Hebammenhilfe

Hebammenhilfe kann von jeder Frau zusätzlich zur ärztlichen Vorsorge in Anspruch genommen werden. Die meisten Leistungen werden von den Krankenkassen erstattet. Einzelne Kassen vergüten auch zusätzliche Hebammenleistungen wie Rufbereitschaftspauschalen, Kinderwunschberatung, PEKiP-Kurse und Geburtsvorbereitungskurse für den Partner. Erkundigen Sie sich bei Ihrer Krankenkasse. Falls Sie privat versichert sind, klären Sie am besten im Vorfeld, welche Leistungen von Ihrer Kasse übernommen werden.

Auch bei vorzeitigen Wehen oder schwangerschaftsspezifischen Erkrankungen begleitet Sie Ihre Hebamme in Zusammenarbeit mit Ihrem behandelnden Arzt. Eine pädagogisch-psychologische Zusatzqualifikation haben Familienhebammen, sie sind Spezialistinnen für Familien mit besonderem Hilfsbedarf. Die Kosten für ihre Leistungen werden von den Kommunen, privaten oder konfessionellen Trägern übernommen.

Vorsorge durch den Frauenarzt

Nach den Mutterschaftsrichtlinien sind in einer normal verlaufenden Schwangerschaft drei sonografische Untersuchungen (Ultraschall) vorgesehen, die nur der Arzt durchführen kann. Die ärztliche Vorsorge hat vor allem die medizinische Überwachung des Schwangerschaftsverlaufs im Fokus sowie die Risikoerkennung und -überwachung.

Ihre Hebamme berät Sie in allen Phasen der Schwangerschaft ausführlich und nimmt sich Zeit für Ihre Anliegen und Fragen.

Ärzte sind mit ihrem spezialisierten Wissen und ihren technischen Möglichkeiten besonders dann gefragt, wenn es um Schwierigkeiten geht. Die Angebote von Arzt und Hebamme ergänzen sich so gut, dass sich viele Frauen für ein Vorsorgemodell entscheiden, bei dem sie abwechselnd gleich von beiden Profis betreut werden.

Regelmäßiger Gesundheitscheck

Im Mittelpunkt der Schwangerenvorsorge stehen Ihre Gesundheit und die Ihres ungeborenen Kindes. Bei der Erstuntersuchung wird Ihre Krankenvorgeschichte erfragt, in der es besonders um frühere und mögliche aktuelle Erkrankungen geht. Auch Krankheiten im engeren Familienkreis spielen dabei eine Rolle. Ihr Arzt oder die Hebamme werden Ihnen genau erklären, was in den nächsten Monaten für Sie und das Baby wichtig ist. Die Ergebnisse der in festgelegten Abständen folgenden Untersuchungen werden regelmäßig in den Mutterpass eingetragen, der Ihnen bei der ersten Vorsorgeuntersuchung ausgehändigt wird und den Sie ab jetzt immer bei sich tragen sollten. (Alle im Mutterpass eingetragenen Untersuchungen werden ausführlich im Service-Teil ab Seite 170 erklärt). Zunächst verschafft sich die Hebamme oder der Frauenarzt einen Eindruck über das Gedeihen und Wohlbefinden Ihres Kindes.

- Über den Bauch wird ertastet, ob Ihr Kind zeitgerecht wächst, ob genügend Fruchtwasser vorhanden ist und wie das Kind in Ihrem Bauch liegt.
- Bei der Erstuntersuchung wird Ihnen Blut abgenommen und im Labor auf zahlreiche Erreger und auf Rhesusantikörper untersucht. Außerdem wird eine gynäkologische Untersuchung durchgeführt. Hierbei wird ein Abstrich vom Gebärmutterhals zur Untersuchung auf Chlamydien vorgenommen.
- Im Verlauf der Schwangerschaft werden Sie öfter durch die Scheide untersucht, um Infektionen auszuschließen und um den Muttermund zu überprüfen.
- Mit einem Hörrohr oder einem »Dopton« genannten Ultraschallgerät werden die kindlichen Herztöne regelmäßig abgehört. Meist wird schon ab der 28. Schwangerschaftswoche ein CTG (Cardiotokogramm) geschrieben, das heißt, die Herztöne werden mit dem Wehenschreiber aufgezeichnet (siehe Seite 177).
- Zusätzlich werden bei jedem Termin Gewicht und Blutdruck gemessen, und Ihr Urin wird analysiert. Dies gibt Hinweise auf bestehende oder mögliche Risiken, die den Verlauf der Schwangerschaft ungünstig beeinflussen könnten.
- Sie werden auf Wassereinlagerungen in den Beinen und an den Händen sowie auf Veränderungen an den Venen untersucht, und Ihr Bauchumfang wird gemessen.
- Im Verlauf Ihrer Schwangerschaft wird Ihr Gynäkologe drei Ultraschalluntersuchungen durchführen.
- Außerdem sollten Sie bei jedem Termin auch die Möglichkeit haben, Fragen zu klären oder sich beraten zu lassen.

Unbedingt zum Arzt!

Wenn es Ihnen zwischen den Terminen einmal nicht gut geht oder Sie krampfartige Unterleibsschmerzen, Blutungen oder starke Kopfschmerzen, Flimmern vor den Augen oder ähnliche Beschwerden haben, gehen Sie bitte sofort zum Arzt, um die Ursachen schnell zu klären.

Alle Vorsorgeuntersuchungen in der Schwangerschaft

SSW	Gesetzliche Leistungen	Zusatzleistungen (kostenpflichtig)
4.–8.	• Feststellung der Schwangerschaft • Blutabnahme und Bestimmung von Blutgruppe, Rhesusfaktor, Antikörper-Suchtest, HIV-, Röteln- und Lues-Test • Allgemeine Informationen und Beratung zur Schwangerschaft, Mutterpass	• Bescheinigung der Schwangerschaft für den Arbeitgeber (kostenpflichtig nach Mutterschutzgesetz) • Blutuntersuchung auf Toxoplasmose, Zytomegalie, Listeriose und Ringelröteln
8.–12.	• Mutterschaftsvorsorgeuntersuchung: vaginale Untersuchung, Urin, Blutdruck, Hb • Erstes Ultraschall-Screening • Abstrich vom Gebärmutterhals auf Chlamydien, eventuell Krebsvorsorgeabstrich • Informationen zur Pränataldiagnostik, Beratung zu Ernährung, Sport etc.	
12.–14.	• Ab dem 35. Lebensjahr und auf Wunsch der Mutter eventuell Amniozentese, Chorionzottenbiopsie	• Erst-Trimester-Screening
14.–16.	• Mutterschaftsvorsorgeuntersuchung	• AFP-Bestimmung
18.–22.	• Mutterschaftsvorsorgeuntersuchung • Zweites Ultraschall-Screening, Basis- oder Feindiagnostik	• Zweiter Toxoplasmose-Test (bis zum Ablauf von 10 Wochen nach dem ersten Test) • Doppler-Ultraschall zur Feststellung einer Gestosegefährdung

SSW	Gesetzliche Leistungen	Zusatzleistungen (kostenpflichtig)
• 24.–28.	• Mutterschaftsvorsorgeuntersuchung • Blutuntersuchung: zweiter Antikörper-Suchtest, Hepatitis-Serologie (HBsAg) • bei Rhesus-negativen Frauen: Anti-D-Prophylaxe	• Oraler Glukose-Toleranztest
• 28.–32.	• Mutterschaftsvorsorgeuntersuchung – ab jetzt zweiwöchentlich • Drittes Ultraschall-Screening • Cardiotokogramm (CTG)	• 3D/4D-Ultraschall
• 34.–36.	• Mutterschaftsvorsorgeuntersuchung • CTG	• Doppler-Ultraschall Plazentafunktion
• 38.–40.	• Mutterschaftsvorsorgeuntersuchung • CTG	• 36.–38. SSW: Abstrich auf Streptokokken aus den Geburtswegen zur Verhütung kindlicher Infektionen bei der Geburt
• Nach E.T.	• Alle zwei Tage: CTG, vaginale Untersuchung • 10 Tage nach dem errechnetem Geburtstermin eventuell Einweisung in eine Geburtsklinik	

Die Ultraschalluntersuchungen

Erster Ultraschall: Er wird zwischen der neunten und zwölften Schwangerschaftswoche empfohlen. Der Arzt überprüft dabei, ob sich das befruchtete Ei richtig in der Gebärmutter eingenistet hat, der Embryo in seiner Fruchthöhle gewachsen ist, ob es sich um ein Kind oder vielleicht um Zwillinge handelt und an welcher Stelle die Plazenta sitzt. Diese Ultraschalluntersuchung wird meistens durch die Scheide vorgenommen (Vaginalsonografie). Außerdem kontrolliert der Arzt sonografisch den errechneten Geburtstermin des Kindes. Um die Dauer der Schwangerschaft zu bestimmen, misst er die Scheitel-Steiß-Länge (SSL), das heißt die Länge des Fetus vom Kopf bis zum Steißende, und den Abstand von der linken zur rechten Schläfe des Kindes, das heißt den biparietalen Durchmesser (BPD).

Zweiter Ultraschall: Bei der Sonografie zwischen der 19. und 22. Schwangerschaftswoche kann der Arzt sehen, ob das Kind zeitgerecht gewachsen ist und alle Organe richtig entwickelt sind. Auch die Menge des Fruchtwassers sowie Lage und Struktur des Mutterkuchens werden kontrolliert.

Dritter Ultraschall: Er wird zwischen der 29. und 32. Woche durchgeführt und dient noch einmal dazu, die zeitgerechte Entwicklung des Kindes zu überprüfen und seine aktuelle Lage zu bestimmen.

Beurteilung der Ultraschallbilder

Der zweite Ultraschall ist der wichtigste im Schwangerschaftsverlauf. Um die Entwicklung des Kindes zu kontrollieren, werden Größe, Kopf und Bauch sowie die Länge des Oberschenkelknochens bestimmt.

Messung des Kopfumfangs: Auf dem Ultraschallbild 1 ist gut zu erkennen, wo die Markierungspunkte außen am Kopf des Kindes zur Messung platziert werden. Der weiße Ring entspricht dem Knochen des Kopfes. Der Querdurchmesser von Schläfe zu Schläfe wird von Fachleuten als der biparietale Durchmesser (BPD) bezeichnet. Der Kopfdurchmesser von der Stirn zum Hinterkopf heißt fronto-okzipitaler Durchmesser (FOD). Aus diesen beiden Werten wird dann der Kopfumfang berechnet.

1 Beim zweiten Ultraschall wird der Kopfumfang bestimmt,
2 die inneren Organe werden überprüft und
3 die Länge des Oberschenkelknochens wird gemessen.

Zusätzlicher Ultraschall

Gibt es besondere medizinische Gründe, übernehmen die Krankenkassen auch weitergehende Ultraschalluntersuchungen. Bei einer unauffällig verlaufenden Schwangerschaft sind diese aber nicht nötig und ihre Kosten werden von der Kasse nicht übernommen.

Messung des Bauchumfangs: Ein normal gerundetes Bäuchlein deutet auf einen normalen Wachstumsverlauf hin. Wenn das Baby über die Plazenta nicht ausreichend versorgt wird, sieht man das normalerweise am zu geringen Bauchumfang. Auch wenn das Kind durch einen Schwangerschaftsdiabetes überversorgt wird, ist das am Bauchumfang zu erkennen: Er ist dann auffallend ausgeprägt.

Das Ultraschallbild 2 zeigt Babys Bauchumfang. Oben und unten erkennt man die Rippen als weiße Linien, rechts zeichnet sich die Wirbelsäule ab. Die dunklen Kreise vor der Wirbelsäule sind die Hauptschlagader und die große Vene, die zum Herzen führt. Das große schwarze Loch im Bauchraum ist der Magen.

Messung des Oberschenkelknochens (Femurlänge): Die Femurlänge wird meist als Messgröße hinzugezogen, wenn durch andere Indikatoren bereits ein Verdacht auf eine Trisomie 21 besteht (zum Beispiel verdickte Nackenfalte, Herzfehlbildung, verkürztes Nasenbein). In allen anderen Fällen ist ein zu kurzer Femur allein aber noch kein Hinweis auf ein Down-Syndrom. Auf dem Ultraschallbild 3 sind beide Oberschenkelknochen und Kniegelenke deutlich zu erkennen (Abkürzungen beim Ultraschall siehe auch Serviceteil Seite 178).

Pränataldiagnostik

Heute gibt es die Möglichkeit, einige Krankheiten oder Fehlentwicklungen durch Untersuchungen in der Frühschwangerschaft auszuschließen. Die Pränataldiagnostik umfasst alle Untersuchungen vor der Geburt, mit denen erkannt werden soll, ob ein Kind bestimmte angeborene Erkrankungen oder genetische Veränderungen hat. Die Diagnostik wurde vor allem für Paare mit einem überdurchschnittlich hohen Risiko entwickelt. Häufig werden vorgeburtliche Untersuchungen allerdings vielfach auch auf Wunsch von Frauen und Paaren ohne besonderes Risiko durchgeführt. Ohne eine medizinisch begründete Notwendigkeit wird eine pränataldiagnostische Untersuchung von den gesetzlichen Krankenkassen in der Regel nicht erstattet.

Vorgeburtliche Untersuchungen werden empfohlen, wenn:

- Sie, Ihr Partner oder Verwandte von einer erblich bedingten Krankheit oder Behinderung betroffen sind.
- Sie bereits ein Kind mit einer erblich bedingten Krankheit oder Behinderung geboren haben.
- Sie vor oder während der Schwangerschaft mit bestimmten Medikamenten oder mit einer Strahlentherapie behandelt wurden.
- Sie über 35 Jahre alt sind und deshalb ein leicht erhöhtes Risiko für eine Chromosomenstörung des Kindes besteht.

Das Alter der Mutter

Frauenärzte sind verpflichtet, allen Frauen über 35 Jahren eine eingreifende Diagnostik wie beispielsweise die Fruchtwasseruntersuchung zu empfehlen. In 97 Prozent aller Fälle kommen Neugeborene gesund zur Welt, das ist auch bei »älteren« Müttern der Fall. Mit voranschreitendem Alter der Mutter steigt zwar das statistische Risiko, ein Kind mit einer genetischen Veränderung, etwa einer Trisomie 21, zu bekommen. Bei 35- bis 40-jährigen Müttern beträgt die Wahrscheinlichkeit 0,5 bis 1,3 Prozent, bei 40- bis 45-jährigen Müttern 1,3 bis 4,4 Prozent. Aber auch ganz junge Frauen können Kinder mit Down-Syndrom auf die Welt bringen. Und das Alter des Vaters spielt etwa ab dem 50. Lebensjahr ebenfalls eine Rolle.

Körperliche und seelische Risiken bedenken

Wenn Sie eine pränatale Untersuchung in Betracht ziehen, bedenken Sie: Es sind stets nur bestimmte genetische Besonderheiten, die mit einzelnen Untersuchungsmethoden erkannt werden können. Auch kann die pränatale Diagnostik Ihnen selbst bei unauffälligen Untersuchungsergebnissen keine hundertprozentige Garantie geben, dass Sie ein gesundes Kind zur Welt bringen. Manche Untersuchungen erzielen uneindeutige Ergebnisse und ziehen die Frage nach weiteren Analysen nach sich.

Lassen Sie in Ihre Entscheidung auch mit einfließen, dass Untersuchungen, die mit einem Eingriff verbunden sind, häufig ein Risiko für Ihr Baby und Sie selbst darstellen. Nur in Einzelfällen ist es heute möglich, etwaige Erkrankungen bereits während der Schwangerschaft zu behandeln, und in den meisten Fällen gelingt das bisher noch nicht.

Die Informationen, die Sie durch die Pränataldiagnostik bekommen, haben oft Auswirkungen darauf, wie Sie die Schwangerschaft erleben. Da das Testergebnis lediglich eine Risikoabschätzung und keine verlässliche Diagnose darstellt, kann es Sie sowohl in falscher Sicherheit wiegen als auch unnötig beunruhigen.

Im Prozess der Diagnostik erleben viele Frauen emotionale und soziale Veränderungen, die ihre Schwangerschaft erheblich beeinträchtigen: Das Schwangersein »auf Probe« stört in vielen Fällen die sich gerade entwickelnde Mutter-Kind-Beziehung, da die Mutter stets den eventuellen Abschied im Kopf hat.

Machen Sie sich deshalb vor der Inanspruchnahme der Untersuchungen gemeinsam mit Ihrem Partner Gedanken. Wenn eine diagnostische Maßnahme ein von der Norm abweichendes Ergebnis zeigt: Inwieweit könnte dieses Untersuchungsergebnis die Beziehung zu Ihrem Kind, Ihre Paarbeziehung und die gesamte Familie verändern? Welche Konsequenzen werden Sie ergreifen? Sind Sie beispielsweise bereit, die Schwangerschaft abbrechen zu lassen (siehe auch Seite 27)? Nutzen Sie zur eigenen Entscheidungsfindung die Angebote der Beratungsstellen zur Pränataldiagnostik, die es in fast allen Städten gibt (siehe Anhang Seite 187).

Pränatale Diagnostik

Diese Untersuchungen gehören dazu:
- Ultraschall
- Chorionzottenbiopsie (Gewebeprobe aus dem Mutterkuchen)
- Amniozentese (Fruchtwasseruntersuchung)
- spezielle Blutuntersuchungen (zum Beispiel Ersttrimester-Test, Blutentnahme aus der Nabelschnur)
- Nackentransparenzmessung (Flüssigkeitsuntersuchung im Nackenbereich des Babys)

Die Diagnoseverfahren

Nackentransparenzmessung

Bei diesem speziellen Ultraschall zwischen der 11. und 14. Schwangerschaftswoche wird eine Flüssigkeitsansammlung im Nackenbereich Ihres Babys untersucht. Ist dieses Ödem verdickt, besteht eine statistisch erhöhte Wahrscheinlichkeit, ein Kind mit einer Chromosomenabweichung (zum Beispiel Down-Syndrom) oder einem Herzfehler zu bekommen. Durch die Messung erhalten Sie lediglich einen Hinweis auf ein möglicherweise bestehendes Risiko. Erst durch eine weiterführende Diagnostik, wie eine Fruchtwasseruntersuchung oder eine Chorionzottenbiopsie, kann dann tatsächlich eine genaue Diagnose gestellt werden. Allerdings bestätigt sich der Verdacht durch weiterführende Untersuchungen nur bei etwa 30 Prozent der Betroffenen.

Nackentransparenzmessung: Die Flüssigkeitsansammlung zwischen Haut und Gewebe über der Wirbelsäule im Nackenbereich des ungeborenen Babys kann auf Fehlbildungen hinweisen.

Ersttrimester-Test

Zusätzlich zur Nackentransparenz werden neuerdings im selben Zeitraum der Schwangerschaft zwei weitere Messungen einbezogen: der Ultraschall des kleinen Knochens in der Nase des Babys (fetales Nasenbein) sowie die Untersuchung des kindlichen Herzens auf eine undichte rechte Herzklappe. Ein fehlendes Nasenbein in der Frühschwangerschaft und eine nicht schließende rechte Herzklappe können beim Kind ein Hinweis für eine Chromosomenstörung sein. Die Ultraschallmessung sollte nur in dafür zertifizierten gynäkologischen Praxen oder Kliniken durchgeführt werden. Außerdem werden bei diesem Test zwischen der 11. und 14. Schwangerschaftswoche unterschiedliche Substanzen aus

Ihrem Blut bestimmt: die Eiweißkörper PAPP-A und Alpha-Fetoprotein (AFP) sowie die beiden Hormone ß–HCG und Östriol. Aus diesen Werten, Ihrem Alter und Gewicht sowie der genauen Schwangerschaftswoche wird mithilfe eines Computerprogramms ein statistischer Risikowert für ein Down-Syndrom errechnet. Dabei gibt es leider häufiger auffällige Befunde, ohne dass beim Kind tatsächlich eine Erkrankung vorliegt. Genauso ist es möglich, dass erkrankte Ungeborene von dieser Methode nicht entdeckt werden. Daher werden die Kosten für diese Untersuchung von den gesetzlichen Krankenkassen auch nicht übernommen. Ab einem bestimmten Risikowert wird man Ihnen raten, weitere Untersuchungen wie zum Beispiel eine Fruchtwasseruntersuchung (Amniozentese) durchführen zu lassen.

Chorionzottenbiopsie

Wenn Sie sich relativ sicher sein wollen, ob Ihr Kind einen chromosomalen Defekt hat, und das möglichst rasch, ist die Chorionzottenbiopsie die richtige Methode. Diese Untersuchung wird meist schon in der zehnten bis zwölften Schwan-

gerschaftswoche gemacht. Dazu führt
der Facharzt unter Ultraschallsicht eine
Hohlnadel durch die Bauchdecke ein und
entnimmt Gewebsanteile von der Plazenta
– sogenannte Chorionzotten. Die Punktion dauert nur rund eine halbe Minute
und ist kaum schmerzhaft.

Die Chorionzotten werden anschließend
in einem Genetiklabor auf Chromoso-
menzahl und -struktur untersucht und so
ein erhöhtes Risiko, zum Beispiel für ein
Down-Syndrom, abgeklärt.

Vorteil: Die Untersuchung kann früh
durchgeführt werden und ein erster
Befund liegt schon nach zwei Tagen vor.
Allerdings wird zur Kontrolle noch ein
Langzeittest durchgeführt, dessen Ergebnis Sie normalerweise erst nach 14 Tagen
erhalten.

Nachteil: Die Untersuchung birgt das
Risiko einer Fehlgeburt: 1 bis 3 Prozent
aller Frauen verlieren ihr Baby nach einer
Chorionzottenbiopsie.

Amniozentese

Für die Fruchtwasserpunktion ist es wichtig, dass bereits eine ausreichende Menge
Fruchtwasser gebildet wurde. Deshalb
führt man sie normalerweise zwischen der
15. und 17. Schwangerschaftswoche, in
einigen Kliniken oder Praxen auch schon
ab der 13. Woche durch.

Mit einer Art Spritze sticht der Arzt
unter Ultraschallsicht durch die Bauchdecke und die Gebärmutter in die
Fruchtblase ein. Dann entnimmt er circa
15 bis 20 Milliliter Fruchtwasser, in dem
sich abgeschilferte Hautzellen des Ungeborenen befinden. Auch dieser Eingriff
dauert nicht länger als eine halbe Minute
und schmerzt kaum. Die entnommenen
Zellen werden dann in einem speziellen
Labor in einer Nährlösung groß gezüchtet,

*Bei der Amniozentese entnimmt der Arzt mit einer
dünnen Nadel durch die Bauchdecke etwa 10 bis
15 Milliliter Fruchtwasser.*

und anschließend untersucht man ihre
Chromosomen auf Veränderungen in
Form oder Anzahl.

Vorteil: Zum Zeitpunkt der Amniozentese
ist die Schwangerschaft normalerweise
stabiler und das Risiko einer Fehlgeburt
entsprechend niedriger als nach der
Chorionzottenbiopsie.

Nachteil: Auch hier liegt das Risiko einer
Fehlgeburt noch bei 0,5 Prozent. Die War-
tezeit bis zur Durchführung und bis zum
Ergebnis ist länger: Sie bekommen es erst
nach ungefähr zwei Wochen.

Ausnahme: Es gibt auch hier einen
Schnelltest, den sogenannten FISH (Fluo-
reszenz-in-situ-Hybridisierung), mit dem
sich die drei häufigsten Chromosomen-
störungen Trisomie 21 (Down-Syndrom),
Trisomie 18 (Edwards-Syndrom) und
Trisomie 13 (Pätau-Syndrom) bereits
einen Tag nach der Untersuchung mit
hoher Sicherheit ausschließen oder aber
nachweisen lassen.

Allerdings sollten diese Ergebnisse wie auch beim Chorionzottenschnelltest immer mithilfe einer Langzeitkultur überprüft werden, da bei diesem Test nur eine begrenzte Anzahl von Zellen (normalerweise etwa 50) untersucht wird.

NiPT – pränataler Bluttest auf Chromosomenabweichung

Das Fehlgeburtsrisiko der beiden genannten Eingriffe soll nun ein einfacher Bluttest ausschließen, der sogenannte NonInvasive Prenatal Test (NiPT). Dabei macht man sich zunutze, dass im mütterlichen Blut auch Zellen des Ungeborenen enthalten sind. Deren genetische Information lässt sich auf die drei am häufigsten vorkommenden Chromosomenabweichungen analysieren: Trisomie 21 (Down-Syndrom), Trisomie 18 (Edwards-Syndrom) sowie Trisomie 13 (Pätau-Syndrom). Ab der neunten Schwangerschaftswoche ist der Test möglich, die Kosten liegen bei rund 800 Euro, die selbst bezahlt werden müssen.

Vorteil: Der Test erspart der Schwangeren eine Punktion.

Nachteil: Die Erkennungsrate liegt jedoch nicht bei 100 Prozent und ermöglicht deshalb nur ein Screening. Ein positives Ergebnis sollte daher immer mit einer zweiten diagnostischen Methode (Chorionzottenbiopsie oder Fruchtwasserpunktion) mit anschließender Chromosomenanalyse bestätigt werden. Auch falsch-negative Ergebnisse können vorkommen.

Entscheidungsfindung

Ist durch pränataldiagnostische Maßnahmen gesichert, dass Ihr Kind mit einer Behinderung zur Welt kommen wird, stehen Sie vor der schwierigen Aufgabe, Ihren Lebensplan zu überdenken und neu zu ordnen: Möchten Sie das Leben mit einem behinderten Kind annehmen, oder ist es Ihr Wunsch, die Schwangerschaft zu beenden? Versuchen Sie, bei einem positiven Befund gemeinsam mit Ihrem Partner zu einer Entscheidung zu finden und sich gegenseitig Halt zu geben. Diese Entscheidung müssen Sie, abhängig von Ihren persönlichen ethisch-moralischen Werten und Ihrer eigenen Gesundheit, zwar allein treffen, doch steht Ihnen dabei eine Vielzahl an kompetenten Hilfsangeboten zur Verfügung. Lassen Sie sich von erfahrenen Beraterinnen begleiten, damit Sie emotional gestärkt werden.

Abbruch der Schwangerschaft

Entscheiden Sie sich für einen Schwangerschaftsabbruch, sind auch Sie verpflichtet, entsprechende Beratungsangebote wahrzunehmen. Diese vertrauliche Beratung hat zwar den gesetzlichen Auftrag, Sie zur Fortsetzung der Schwangerschaft zu ermutigen, aber Sie brauchen dennoch nicht zu befürchten, sich rechtfertigen oder Ihre Entscheidung ändern zu müssen.

Bei einer medizinischen Indikation ist keine gesetzliche Frist festgelegt, in welcher der Schwangerschaftsabbruch durchgeführt werden muss. Allerdings muss Ihr Arzt ab Mitteilung des pränataldiagnostischen Befunds eine Drei-Tages-Frist einhalten, bevor er Ihnen eine Bescheinigung über das Vorliegen der Indikation ausstellt. Diese Frist gilt nicht, wenn eine akute Gefahr für Ihr Leben besteht. Die Geburt wird in den meisten Fällen mittels Wehenhormon und / oder Prostaglandinen zu einem Zeitpunkt eingeleitet (um die 20. Schwangerschaftswoche), zu dem das Kind noch nicht lebensfähig ist.

Die richtige Ernährung

Eine bewusste und gute Ernährung ist ein wichtiger Baustein für ein gesundes, vitales Leben. In der Schwangerschaft ist es noch wichtiger als sonst, sich ausgewogen zu ernähren, denn alles, was in Ihrem Blut zirkuliert, bekommt auch Ihr Kind über die Nabelschnur. Die Devise lautet deshalb vor allem: Nicht mehr, sondern gesünder essen!

Wenn Sie sich bereits vor Ihrer Schwangerschaft abwechslungsreich und Ihren Bedürfnissen entsprechend ernährt haben, brauchen Sie sich nun nicht großartig umzustellen. Sie können essen, was Sie möchten, und dabei auch ruhig den hin und wieder auftretenden Gelüsten nachgeben. Glauben Sie mir, den viel zitierten Heißhunger auf sauren Hering mit anschließendem Stück Sahnetorte gibt es wirklich! Im Speiseplan schwangerer Frauen finden sich oft die kuriosesten Zusammenstellungen.

Stehen Sie zu Ihren Heißhungerattacken und besonderen Gelüsten, und verbergen Sie sie nicht, auch wenn Ihre Umwelt schmunzelt. Vielleicht benötigt Ihr Körper gerade wichtige Nährstoffe und signalisiert Ihnen so, was er braucht.

Qualität ist das A und O

Vor allem die Qualität der Nahrungsmittel spielt jetzt eine sehr wichtige Rolle. Fehlen Ihnen selbst wichtige Nährstoffe, so fehlen sie auch Ihrem Kind. Belasten Sie sich mit minderwertigen Lebensmitteln oder sogar mit Schadstoffen, so belasten Sie damit auch das Ungeborene. Um seinen Organismus aufzubauen, braucht Ihr Kind vor allem Eiweiß, Vitamine und Mineralstoffe. Ein Mangel an diesen Nährstoffen wirkt sich zunächst auf Ihren eigenen Körper aus, denn Ihr Kind nimmt sich, was es braucht, und zapft dabei notfalls auch Ihre Reserven an. Müdigkeit, Mattigkeit, Abgeschlagenheit, Nervosität, aber auch Haarausfall, Zahn-, Haut- und Verdauungsprobleme sind dann zum Beispiel mögliche Warnzeichen.

Die Rücksicht, die Sie automatisch auf das wachsende Leben nehmen, macht auch sensibel bei der Nahrungsmittelauswahl und beim Einkauf: Wählen Sie vor allem naturbelassene, wenig verarbeitete und frische Zutaten, wenn möglich aus Bio-Anbau. Diese Lebensmittel sind nicht mit schädlichen Pflanzenschutzmitteln oder Kunstdüngern belastet, und auf Zusatz-, Farb- und Aromastoffe wird bei der Verarbeitung konsequent verzichtet. Frische Lebensmittel sollten vorwiegend aus der Region kommen, in der Sie leben, und zudem zu den Jahreszeiten passen. Nur dann haben sie nicht bereits einen Großteil ihrer wertvollen Nährstoffe auf einem langen Transportweg hin zum Laden verloren.

Eine warme Mahlzeit am Tag unterstützt Ihre Vitalkräfte. Denken Sie als Berufstätige aber auch an kleine Snacks für zwischendurch. Manche Frauen finden es hilfreich, sich jeden Tag auf eine feste Pausenzeit einzustellen, in der sie sich Zeit und Ruhe beim Essen nehmen.

Ausgewogene Ernährung

In den ersten drei Schwangerschaftsmonaten steigt der tägliche Energiebedarf kaum an. Erst ab dem vierten Monat werden circa 10 Prozent mehr Kalorien pro Tag benötigt. Das heißt, mit rund 250 bis 300 zusätzlichen Kalorien am Tag ist Ihr Mehrbedarf gedeckt. Konkret bedeutet das: eine zusätzliche Scheibe Vollkornbrot mit Käse plus einer Tomate. Sie müssen jedoch nicht täglich Ihre Kalorien zählen oder auf die Waage steigen. Viel wichtiger ist es, dass Sie sich wirklich ausgewogen ernähren.

Anfänglich wird fast die Hälfte der Kalorien in Form von Fett und Eiweiß für die Leistung des Organismus gespeichert. Ein Drittel der aufgenommenen Menge benötigt Ihr Körper zum Aufbau der Plazenta sowie für das Wachstum der Gebärmutter und der Brust. Die übrigen Kalorien dienen dazu, Ihre Blutmenge zu steigern, durch die das wachsende Baby versorgt wird. In den letzten Schwangerschaftswochen benötigt das Ungeborene allein für sich 100 bis 150 Kalorien täglich, um seinen »Babyspeck« zu entwickeln. Ausgewogene Ernährung bedeutet eine lückenlose Versorgung mit allen lebensnotwendigen Nahrungsbestandteilen. Auf Ihrem täglichen Speiseplan sollten sich deshalb immer Produkte aus allen Nahrungsgruppen finden: Pasteurisierte Vollmilch oder Milchprodukte, Gemüse und Salate, Obst, Getreide, Fette und Öle, Eier, wenn Sie wollen gelegentlich auch Fisch und / oder Fleisch. Achten Sie auch bei den tierischen Lebensmitteln unbedingt auf eine hochwertige Qualität! Ihr »tägliches« Brot kaufen Sie am besten bei einem Bäcker, der statt fertiger Backmischungen frisch gemahlenes Vollkorn verwendet. Vollkornprodukte enthalten neben wichtigen Ballaststoffen besonders viele Vitamine der B-Gruppe, die für das Wachstum, das Nervensystem, die Blutbildung und die Energiegewinnung essenziell sind. Schon das Ungeborene setzt sich übrigens mit den Stoffen aus Ihrer Nahrung auseinander. Über den Geschmack des Fruchtwassers lernt es bereits früh verschiedenste Aromen und Geschmacksnoten kennen. Je abwechslungsreicher Sie also essen, umso feiner wird die Geschmacksentwicklung Ihres Kindes sein. Nach neuesten Erkenntnissen der Allergieforschung ist eine Vielfalt der Ernährung zudem ein guter Beitrag zur Vorbeugung von Allergien. Denn die vorgeburtliche Auseinandersetzung mit geringen Mengen möglicher Allergene fördert die kindliche Toleranzentwicklung. Wichtig ist, dass Sie die folgenden Nahrungsbausteine in ausgewogenen Anteilen zu sich nehmen. Bei einer normalen, bewussten Ernährung – kein Problem!

Bevorzugen Sie möglichst frische Produkte mit vielen Vitaminen und Mineralstoffen, die gleichzeitig wenig Kalorien haben.

Eiweiße

Von Beginn der Schwangerschaft an benötigt Ihr Kind das Eiweiß aus der Nahrung für sein Wachstum. Deshalb ist Ihr täglicher Eiweißbedarf jetzt erhöht.

Essen Sie vor allem Nahrungsmittel von besonders hoher biologischer Wertigkeit. Diese gibt an, wie viel vom betreffenden Nahrungseiweiß in Körpereiweiß umgewandelt werden kann. Je höher der Wert ist, umso wertvoller ist ein Eiweiß. Milch, Milchprodukte, Getreide und Kartoffeln sowie Fisch, Eier und Fleisch enthalten wertvolles Eiweiß. Tierische Lebensmittel wie Schweinefleisch und Wurst enthalten aber gleichzeitig viele versteckte Fette. Bevorzugen Sie deshalb pflanzliche Lebensmittel wie Vollkornprodukte und Hülsenfrüchte, aber auch Milch, Joghurt, Quark & Co.

Fette

Fette gehören zu den wichtigsten Energiespeichern im Körper. In der Schwangerschaft ist der Fettbedarf nicht erhöht, ein Fettanteil Ihrer Nahrung von 25 bis 30 Prozent (bis zu 80 Gramm täglich) reicht vollkommen aus. Achten Sie bei der Zusammenstellung auf eine Mischung aus tierischen und pflanzlichen Fetten. Vorsicht vor versteckten Fetten:

Eiweiße sind Bausteine des Lebens. Ein guter Lieferant ist Fisch. Als Seefisch trägt er zudem zur Versorgung mit Jod bei.

Die meisten Wurst- und Käsesorten, Fertiggerichte, Gebäck oder Desserts enthalten jede Menge davon! Native, kalt gepresste Pflanzenöle wie Oliven-, Sonnenblumen-, Raps- oder Distelöl, ungehärtete Margarine, Nüsse und Samen, Avocado und Oliven enthalten wertvolle ungesättigte Fettsäuren und die Vitamine A und E. Tierische Fette in Butter, Käse oder sogar Eigelb sind Lieferanten für Vitamin D und Lecithin. Nüsse, Samen oder Ölsaaten sind gesunde und natürliche Lieferanten ungesättigter Fettsäuren und weiterer Vitamine.

TIPP Vitaminaufnahme

Damit fettlösliche Vitamine – zum Beispiel das Vitamin A – vom Organismus besser aufgenommen werden können, mischen Sie einfach etwas Öl oder Sahne unter Ihren Möhrensalat.

Kohlenhydrate

Sie sind reine Energielieferanten für unsere Muskel- und Gehirnarbeit. 50 bis 55 Prozent der gesamten Energiezufuhr sollten aus Kohlenhydraten bestehen, wobei man minder- und hochwertige Kohlenhydrate unterscheidet.

• Erstere wie Haushalts- oder Fruchtzucker müssen vom Körper nicht mehr aufgespalten werden, sondern stehen dem Organismus sofort zur Verfügung. Sie lassen aber den Blutzuckerspiegel in die Höhe schnellen und machen nicht lange satt, sondern schon bald wieder Lust auf Süßes.

• Letztere muss der Körper erst nach und nach in ihre einzelnen Zuckerbausteine zerlegen, um sie verwerten zu können. Daher macht eine daraus bestehende Mahlzeit länger satt. Hochwertige Kohlenhydrate finden sich zum Beispiel in Obst, Getreide, Hülsenfrüchten und Gemüse. Sie enthalten neben Zucker auch Ballaststoffe, Stärke, Vitamine, Mineralstoffe und Spurenelemente, die für den Körper lebenswichtig sind.

Zucker und Süßstoffe

Sind Sie ein Schleckermäulchen? Dann verwenden Sie während Ihrer Schwangerschaft am besten Süßungsmittel wie Ursüße (getrockneter Zuckersaft), Ahornsirup, Agavendicksaft, Rohrohrzucker, Mascobado oder auch Honig.

• **Raffinierter, denaturierter Zucker:** Weißer Haushaltszucker gehört zu den minderwertigen Kohlenhydraten und wirkt sich negativ auf die Bakterien der Darmflora aus. Zudem ist Zucker ein Vitamin- und Mineralienräuber, denn Schokolade und Co. liefern keine dieser für die Verdauung notwendigen Baustoffe, sodass der Körper sie aus seinen Reservespeichern nehmen muss.

• **Süßstoffe:** Sie zählen zu den Lebensmittelzusatzstoffen, haben keinen Nährwert und werden vom Körper unverändert ausgeschieden. Zuckerersatzstoffe wie Saccharin, Cyclamat, Aspartam, Acesulfam, Thaumatin und Neohesperidin sind synthetische und natürliche Verbindungen mit einem intensiv süßen Geschmack, die sich vor allem in sogenannten zuckerfreien Getränken und Lebensmitteln finden. In üblichen Mengen genossen, schaden sie Ihnen höchstwahrscheinlich in der Schwangerschaft nicht.

Vorsicht ist allerdings bei der seltenen angeborenen Stoffwechselstörung Phenylketonurie (PKU) geboten: Dann dürfen Sie auf keinen Fall Aspartam zu sich nehmen, denn die darin enthaltene Aminosäure Phenylalanin kann nicht abgebaut werden. Und wenn sich diese im Organismus einer schwangeren Frau anreichert, kann dies das ungeborene Kind schädigen.

• **Zuckeraustauschstoffe:** Vorsichtig sollte auch Ihr Umgang mit Zuckeraustauschstoffen wie Sorbit, Mannit, Isomalt, Xylit, Maltit und Laktit sein. Zuckeraustauschstoffe können vom Dünndarm nicht vollständig aufgenommen werden und gelangen daher größtenteils unverändert in den Dickdarm. Dort binden sie Wasser und führen, wenn man zu viel davon zu sich genommen hat, zu Bauchkrämpfen, Blähungen und Durchfall. In der Schwangerschaft können dadurch sogar Wehen ausgelöst werden.

Süß mit Einschränkung

Wenn Sie zu vorzeitiger Wehentätigkeit neigen, verzichten Sie besser auf Lebensmittel mit Zuckeraustauschstoffen. Enthalten sie mehr als 10 Prozent davon, können Sie dies am Hinweis »kann bei übermäßigem Verzehr abführend wirken« erkennen. Genießen Sie künstliche Zuckerstoffe generell am besten nur in Maßen.

Vitamine, Spurenelemente und Mineralstoffe

Bei einigen dieser Substanzen ist der Bedarf in der Schwangerschaft deutlich erhöht, wie zum Beispiel bei Folsäure, Jod und Eisen. Wenn Sie sich konsequent mineralstoff- und vitaminreich ernähren, werden Sie jedoch zumeist ohne Ergänzungsmittel auskommen. Vitamine können durch Licht, Wärme und Sauerstoff zerstört werden. Essen Sie Obst und Gemüse möglichst roh und lagern Sie es nur kurze Zeit. Vitamin- und Mineralstofftabletten sollten Sie in der Schwangerschaft nur einnehmen, wenn ein echter Versorgungsmangel besteht. Ihr Arzt oder Ihre Hebamme nennen Ihnen Möglichkeiten, die Aufnahme des jeweiligen Stoffes zu begünstigen oder zu unterstützen. Nehmen Sie keine Nahrungsergänzungsmittel nach eigenem Ermessen ein. Noch weiß man wenig darüber, welche Auswirkungen eine Überdosierung haben könnte. Allerdings ist sicher, dass das fettlösliche Vitamin A bei Überdosierung zu schwerwiegenden Schädigungen des Kindes führen kann. Setzen Sie also lieber, auch in der Stillzeit und mit dem Baby, auf eine abwechslungsreiche, gesunde Kost.

Folsäure

Der Name Folsäure leitet sich vom lateinischen »folium« – das Blatt – ab, weil sie vor allem in grünen Blättern, Gemüse und Salat vorkommt. Folsäure zählt zur Familie der B-Vitamine (Vitamin B 9) und hat im menschlichen Organismus von der Zell- und Blutbildung bis hin zur Eiweißverwertung vielfältige Aufgaben. Besonders in der Schwangerschaft wird sie für die Entwicklung und das Wachstum des Embryos dringend benötigt.

Folsäurelieferanten

Folsäure ist enthalten in allen Blattsalaten, allen grünen Gemüsesorten (wie Spinat, Brokkoli, Romanesco, Grün-, Rosen- und Blumenkohl, grüner Paprika), Hülsenfrüchten, Weizenkeimen und Vollkornprodukten, Zitrusfrüchten (auch als Saft, vor allem Orangensaft), Sojabohnen, Spargel, Kartoffeln, Tomaten und Karotten, Eigelb, Fleisch und Fisch sowie in Bananen und Mangos. Folsäure ist gegenüber Sauerstoff und Hitze sehr empfindlich und geht schnell ins Kochwasser über. Garen Sie Gemüse deshalb nur kurz und mit wenig Flüssigkeit, und verwenden Sie das Kochwasser für eine Soße. Nehmen Sie Gemüse und Blattsalate nach dem Waschen sofort aus dem Wasser, und wärmen Sie Speisen nicht mehrmals auf.

Besteht ein gravierender Mangel an Folsäure, kann es im schlimmsten Fall zu einer Fehlbildung des Kindes kommen. In Deutschland wird etwa eines von 1 000 Babys mit einer Fehlentwicklung der Wirbelsäule geboren, die »Spina bifida« oder auch »offener Rücken« heißt. Dabei handelt es sich um eine Störung im Bereich des Rückenmarks und des Gehirns. Wenn Sie Ihren Körper bereits vor der Empfängnis durch eine ausgewogene und gesunde Ernährung ausreichend mit

Folsäure versorgt haben, minimiert sich das Risiko dieser Entwicklungsstörung erheblich. Da der Körper das Vitamin nicht selbst produzieren kann, empfehlen viele Frauenärzte bei einer geplanten Schwangerschaft, zusätzlich zur ausgewogenen Ernährung drei Monate vor sowie drei Monate nach der Empfängnis Folsäurepräparate mit einer Mindestdosis von 400 Mikrogramm pro Tag einzunehmen. Dasselbe gilt natürlich auch für die ungeplante Schwangerschaft. Hier beginnen Sie mit der Einnahme, sobald Ihr Arzt oder Ihre Hebamme die Schwangerschaft bestätigt hat. Ab der 13. Schwangerschaftswoche können Sie den erhöhten Folsäurebedarf im Normalfall gut durch reichlich Gemüse und Obst sowie ein mit Folsäure angereichertes Jodsalz abdecken. Besonders viel Folsäure enthalten Spinat, Kohl und Tomaten sowie Zitrus- und Beerenfrüchte. Eine weitere Einnahme von Folsäurepräparaten wird nur nach langer Pilleneinnahme, bei Mehrlingsschwangerschaften und Schwangerschaften in kurzer Folge empfohlen.

Eisen

Für Mutter und Kind ist Eisen wichtig für die Bildung der roten Blutkörperchen, die den lebenswichtigen Sauerstoff transportieren. In der Schwangerschaft benötigen Sie mit drei Milligramm pro Tag etwa doppelt so viel Eisen wie sonst, denn nun bildet Ihr Körper rund 30 bis 40 Prozent mehr Blut, damit die wachsende Gebärmutter ausreichend durchblutet und Ihr Kind optimal mit Nährstoffen versorgt wird. Üblicherweise werden mit der täglichen Nahrung rund 10 Prozent natürliches Eisen aufgenommen. Schwangere nehmen jedoch mehr auf als nicht schwangere Frauen.

Hier zeigt sich die Weisheit der Natur: Der Organismus passt sich sehr gut an die physiologischen Veränderungen an. Im letzten Schwangerschaftsdrittel ist die Eisenaufnahme aus der Nahrung sogar um ein Mehrfaches erhöht.

Eisenlieferanten

Stark eisenhaltige Lebensmittel sind zum Beispiel mageres rotes Fleisch, Vollkornmehl, Sonnenblumenkerne, Sesamsamen, Hülsenfrüchte, Rosenkohl, Grünkohl, Schwarzwurzeln, Erdbeeren und getrocknete Aprikosen. Um die Blutbildung anzuregen, ist Rote-Bete-Saft besonders geeignet.

Kommt es allerdings zu einer andauernden Eisenunterversorgung, leeren sich die mütterlichen Speicher rasch: Eisenmangel und die daraus entstehende Blutarmut (Anämie) können dazu führen, dass das Baby bei der Geburt sehr wenig wiegt oder zu früh zur Welt kommt. Ihr Blut-Eisenwert wird im Verlauf der Schwangerschaftsvorsorge deshalb regelmäßig kontrolliert. Eisenpräparate zur Unterstützung sollten Sie jedoch nur einnehmen, wenn Sie von Ihrem Arzt die Bestätigung haben, dass eine Unterversorgung vorliegt, denn eine unnötige Einnahme birgt auch Risiken.

Ein typisches Beispiel dafür ist Zinkmangel: Da Zink und Eisen auf dem gleichen Weg durch die Darmschleimhaut aufgenommen werden, blockiert ein Mehr an Eisen den gemeinsamen Transportweg, und es gelangt weniger Zink in die Körperzellen. Das Spurenelement Zink ist jedoch für das Wachstum des ungeborenen Kindes und für den komplikationsfreien Verlauf der Schwangerschaft ebenfalls lebensnotwendig.

Jod

Jod ist in der Schwangerschaft wichtig für eine gut funktionierende Schilddrüse des Kindes. Eine Unterversorgung kann zu körperlichen und geistigen Entwicklungsstörungen führen. Auch auf die mütterlichen Hormone wirkt sich ein Jodmangel aus. Sie sollten deshalb Ihre Jodversor-

Jodlieferanten

Um den erhöhten Bedarf über die Ernährung zu decken, essen Sie in der Schwangerschaft zweimal wöchentlich Seefisch wie Kabeljau, Seelachs oder Rotbarsch, trinken Sie täglich ein Glas Milch oder jodhaltiges Mineralwasser, und verwenden Sie beim Kochen Meersalz oder jodiertes Speisesalz.

gung ernst nehmen. Das Bundesinstitut für Risikobewertung empfiehlt, täglich zusätzlich 100 bis 150 Mikrogramm Jod zu sich zu nehmen. Wenn Ihnen das nicht möglich ist, besprechen Sie mit Ihrem Arzt eine regelmäßige Einnahme von Jodtabletten.

Kalzium

Ihr täglicher Kalziumbedarf beträgt jetzt rund 1,2 Gramm. Das ist genau die Menge, die in einem Liter Milch enthalten ist, doch zum Glück gibt es ja Alternativen (siehe Kasten).

Kalziumlieferanten

Wenn Sie keine Milch mögen, greifen Sie zu Hartkäse oder Sauermilchprodukten wie Dickmilch, Kefir, Butter- oder Schwedenmilch und Joghurt. Aber auch Nüsse und Hülsenfrüchte enthalten einen hohen Anteil dieses wichtigen Mineralstoffs.

Um die Aufnahme des Kalziums aus der Nahrung zu unterstützen, können Sie auch homöopathische Mineralstoffzubereitungen oder Schüßler-Salze einnehmen – fragen Sie diesbezüglich Ihre Hebamme um Rat. Nehmen Sie zu wenig Kalzium zu sich, deckt Ihr Kind seinen Bedarf durch das Kalzium aus Ihren Knochen. Das kann Ihr Osteoporoserisiko im Alter erhöhen.

Magnesium

Magnesium ist im Organismus besonders am Zellstoffwechsel beteiligt. Da es über die Erregbarkeit der Nervenzellen auch die Muskulatur beeinflusst, können Sie bei einem Mangel unter schmerzhaften Muskelkrämpfen leiden.

Magnesiumlieferanten

Natürliche Magnesiumquellen sind vor allem grünes Gemüse, Sonnenblumenkerne, Naturreis, Mandeln, Weizenvollkornmehl, Haferflocken, Bananen und Mineralwasser mit einem entsprechenden Magnesiumgehalt.

Ihr Bedarf an Magnesium steigt jetzt von 300 auf 450 Milligramm an. Ein Mangel kann in der Schwangerschaft jedoch nicht nur zu Muskelkrämpfen führen, sondern auch vorzeitige Wehen auslösen, was im schlimmsten Fall eine Fehl- oder Frühgeburt verursacht. Um dieses Risiko auszuschließen, verordnen viele Ärzte ein Magnesiumpräparat. Falls Sie aber gleichzeitig ein Eisenpräparat einnehmen, achten Sie darauf, dass zwischen der Einnahme von Eisen und Magnesium mindestens zwei Stunden liegen. Sonst kann Ihr Körper nicht die volle Menge beider Mineralstoffe aufnehmen. Zusatzpräparate sollten Sie nur in Absprache mit dem Arzt einnehmen.

Gesund durch den Tag

Fünf bis sechs kleine, über den Tag verteilte Mahlzeiten halten Ihren Blutzuckerspiegel konstant. Das ist wichtig, um Ihrem Kind eine möglichst gleichmäßige Energiezufuhr zu verschaffen. Gleichzeitig beugen Sie dadurch Übelkeit und Sodbrennen vor. Ein üppiges Mahl, das Sie vielleicht sogar erst spät abends zu sich nehmen, würde Ihnen wahrscheinlich gar nicht mehr guttun. Wenn Sie berufstätig sind, denken Sie an kleine Snacks für zwischendurch. Eine warme Mahlzeit am Tag unterstützt Ihre Vitalkräfte.
Bei der Zubereitung Ihrer Mahlzeiten sollten Sie generell darauf achten, dass nicht ein Großteil der wertvollen Inhaltsstoffe verloren geht. Knabbern Sie ruhig zwischendurch einmal ein Stück rohe Paprika, eine Möhre oder ein Stück Gurke. Verwenden Sie zum Würzen Ihrer Speisen viele frische Gartenkräuter, die einen hohen Vitamin-C-Gehalt haben.
Feste Essenszeiten sind eine gute Gelegenheit, Rhythmus und Struktur in Ihren Alltag zu bringen. Das bewusst geplante Essen hält Sie auch davon ab, einfach draufloszufuttern. Aber das Wichtigste: Nehmen Sie sich Zeit und Ruhe beim Essen, das fördert die Bekömmlichkeit und ist bereits eine gute Übung, um Ihrem Sprössling später ein Vorbild zu sein.

Getränke

»Abwarten und Tee trinken« – mehr als zu jedem anderen Zeitraum des Lebens findet dieses bekannte Sprichwort wohl in der Schwangerschaft seine Berechtigung. Denn genug Ruhe und eine ausreichende Versorgung mit Flüssigkeit sind von Anfang an ausgesprochen wichtig: Für Ihr Baby ist die in Ihrem Organismus zirkulierende Flüssigkeit Transportmittel wichtiger Nähr- und Vitalstoffe. Sein Stoffwechsel und Blutkreislauf sind von Ihrem ausgewogenen Flüssigkeitshaushalt abhängig.

Und auch für Sie selbst ist es nun – noch mehr als sonst – notwendig, ausreichend zu trinken: Ihr Blutvolumen vergrößert sich, und der Wasserumsatz im Stoffwechsel nimmt zu. Die inneren Organe arbeiten auf Hochtouren. Jeder Mangel an Flüssigkeit belastet Ihren Organismus zusätzlich. Sie müssen jedoch nicht gleich das Doppelte trinken: Zwei bis drei Liter über den Tag verteilt sind ausreichend. Ihr Kreislauf wird es Ihnen danken, und Sie beugen sogar lästigem Kopfschmerz und möglichen Wassereinlagerungen vor. Warten Sie mit dem Trinken aber besser nicht, bis Sie schon ein Durstgefühl haben, denn häufig ist es dann bereits zu spät. Ein Zusatzeffekt: So trainieren Sie schon in der Schwangerschaft für den erhöhten Flüssigkeitsbedarf in der Stillzeit.

Zum Umgang mit Lebensmitteln

Einige durch Lebensmittel übertragene Infektionen und Schadstoffe können das Ungeborene schädigen. Obwohl man Bakterien nicht sehen, riechen oder schmecken kann, sollte man immer mit ihrem Vorhandensein rechnen. Die Gefahr liegt dabei nicht unbedingt in der Besiedelung mit Keimen, sondern darin, dass sie sich in Lebensmitteln und auf Gegenständen schon bei Zimmertemperaturen sehr schnell vermehren können. Für Schwangere ist die Vermeidung von Toxoplasmose und Listeriose besonders wichtig.

Toxoplasmose

Hauptwirt des Toxoplasmoseerregers sind Katzen. Infizierte Tiere scheiden diesen mit dem Kot aus. Wird der Erreger dann durch Wind und Staub verteilt, kann er von Menschen oder Schlachttieren über die Nahrung aufgenommen werden. Wenn sich eine Frau, die noch keine Immunität gegen den Erreger besitzt, erstmalig während der Schwangerschaft infiziert, kann dies beim Baby zu erheblichen Behinderungen führen. Besonders wenn Sie eine Katze im Haus haben, sollten Sie auf Nummer sicher gehen und mit einem Bluttest feststellen lassen, ob Sie früher schon mit dem Erreger in Berührung gekommen sind und daher gegen Toxoplasmose immun sind. Bei Immunität besteht keinerlei Gefahr. Der sicherste Schutz vor der Infektion sind der Verzicht auf rohes Fleisch und ausreichende Hygienemaßnahmen beim Reinigen der Katzenkiste. Gemüse, Obst und Salat aus dem Garten oder Freilandanbau sollten Sie gründlich waschen, bevor Sie es essen.

Listeriose

Die Listeriose ist eine bakterielle Erkrankung und wird vor allem durch den Verzehr von Rohmilchprodukten, zum Beispiel von Weichkäse, übertragen, seltener durch andere Lebensmittel wie rohes Fleisch, Fisch, Gemüse oder durch Kontakt mit erkrankten Tieren. Der Erreger ist ein Stäbchenbakterium (Listeria monocytogenes), das weltweit vorkommt, sehr widerstandsfähig ist und sich auch noch bei Kühlschranktemperaturen vermehren kann. Es übersteht sogar Tiefgefrieren und Trocknen, wird aber durch Kochen, Braten, Sterilisieren und Pasteurisieren abgetötet.

Erste Zeichen einer Toxoplasmoseinfektion

Stellt Ihr Arzt eine Infektion mit Toxoplasmose fest, kann er diese mit Antibiotika behandeln und so verhindern, dass das Ungeborene Schädigungen davonträgt. Leider gehört der Toxoplasmosetest nicht mehr routinemäßig zur Schwangerenvorsorge und muss daher selbst bezahlt werden. Die Krankenkasse übernimmt die Kosten nur bei begründetem Verdacht. Dieser besteht zum Beispiel bei:

- Lymphknotenschwellung im Halsbereich
- Fieber, Kopfschmerz
- Muskel- und Gelenkschmerzen
- allgemeiner Abgeschlagenheit

Eine Infektion in der Frühschwangerschaft führt in der Regel zu einer Fehl- oder Frühgeburt oder zum Absterben des noch ungeborenen Kindes. Auch im letzten Schwangerschaftsdrittel ist die Übertragungswahrscheinlichkeit auf das Kind hoch und mit schwerwiegenden Fol-gen verbunden. Die Hälfte aller infizierten Neugeborenen stirbt.

So vermeiden Sie Lebensmittelinfektionen

- Waschen Sie Ihre Hände regelmäßig und gründlich mit Seife.
- Lagern Sie Fleisch, Fisch, Eier und Speisereste unbedingt im Kühlschrank.
- Unterbrechen Sie die Kühlkette von Lebensmitteln nicht, und überprüfen Sie regelmäßig die Temperatur von Kühlschrank und Tiefkühler.
- Bewahren Sie Lebensmittel getrennt voneinander auf, und bereiten Sie Speisen einzeln zu, um eine Übertragung von Erregern zu verhindern. Diese Vorsichtsmaßnahmen sind besonders wichtig bei allem, was nicht gekocht wird (Rohkost, Salat).
- Tauen Sie Tiefkühlprodukte immer im Kühlschrank auf.

Waschen Sie Gemüse und Obst von allen Seiten unter kaltem Wasser, und reiben Sie die einzelnen Stücke mit einem sauberen Tuch ab.

- Waschen oder schälen Sie Früchte, Gemüse, Salate und Küchenkräuter vor dem Verbrauch gut, auch wenn sie aus dem eigenen Garten stammen. Verarbeiten Sie diese nicht auf demselben Brett oder mit demselben Messer wie Fleisch oder Fisch.
- Kochen oder braten Sie Fleisch, Geflügel und Fisch vor dem Verzehr gut durch (Kerntemperatur mindestens 70 °C).
- Verzichten Sie auf Rohmilch und Rohmilchprodukte wie Weich- und Halbhartkäse (Feta-, Ricotta-, Harzer- und Schimmelkäse).
- Verzehren Sie keine rohen Eierspeisen (wachsweiche Frühstückseier, selbst gemachte Mayonnaise, Mousse au Chocolat, Zabaione, Tiramisu).
- Essen Sie kein rohes Fleisch (Tartar, Carpaccio, Rohwürste) und keinen rohen Fisch (Sushi, Austern, Räucherfisch).
- Waschen Sie Oberflächen, Geschirr und Kochutensilien gründlich ab, besonders wenn sie mit rohen Lebensmitteln in Berührung kamen.
- Tauschen Sie Spültücher und -bürsten regelmäßig aus, Lappen und Geschirrtücher wechseln Sie am besten täglich.

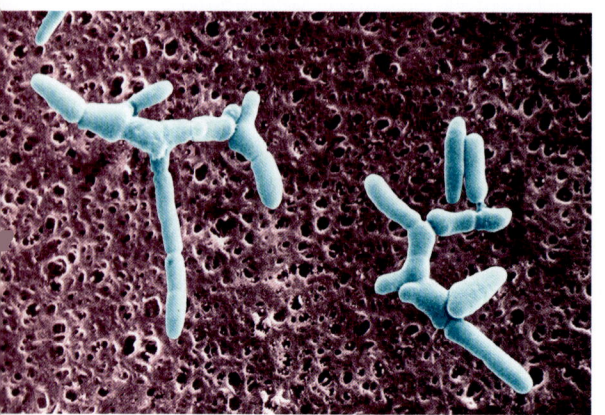

So sehen die Stäbchenbakterien, die Listerien, unter dem Mikroskop aus.

Vorsicht bei Genussmitteln

- Alkohol schädigt das ungeborene Kind. Es kommt zu Missbildungen an Herz, Nieren und Gliedmaßen sowie zu geistigen Behinderungen.
- Bei Kaffee, Schwarztee oder Cola gelangt das Aufputschmittel Koffein über die Plazenta in den Blutkreislauf des Ungeborenen und kann einen erhöhten Herzschlag und eine Überaktivierung des Nervensystems auslösen. In großen Mengen können sie auch Bluthochdruck begünstigen. Besonders im letzten Schwangerschaftsdrittel wird Koffein nicht mehr so schnell abgebaut, beschränken Sie sich dann auf Ihre morgendliche Tasse. Die in schwarzem und grünem Tee enthaltenen sekundären Pflanzenstoffe (Polyphenole) hemmen zudem die Eisenaufnahme.
- Energiedrinks enthalten noch mehr Koffein und sind häufig mit Guarana, Taurin oder anderen Zusätzen angereichert, deren Unbedenklichkeit für Schwangere noch nicht belegt ist.
- Tonic Water und Bitter Lemon enthalten den Bitterstoff Chinin, der die Gesundheit des Fötus beeinträchtigen und gegen Ende der Schwangerschaft vorzeitige Wehen auslösen kann.
- Auch Tabak ist während der Schwangerschaft tabu. Nicht nur das Nikotin, sondern viele andere Schadstoffe gehen beim Rauchen über die Plazenta in den Blutkreislauf des ungeborenen Kindes über. Die Folgen: Das Kind erhält zu wenig Sauerstoff, daraus können mögliche Entwicklungsverzögerungen entstehen. Auch die Gefahr einer Frühgeburt besteht.

Fit und gesund durch 40 Wochen

Natürliche Pflege

Gehen Sie in der Schwangerschaft liebevoll mit Ihrem Körper um, und verwöhnen Sie sich ruhig ein bisschen. Alles, was Ihnen hilft, sich rundherum wohlzufühlen, kommt auch Ihrem Baby zugute. Pflegeprodukte für die Schwangerschaft müssen hohe Ansprüche erfüllen, denn jetzt pflegen Sie sich für zwei. Achten Sie deshalb beim Einkauf auf natürliche, gut verträgliche Produkte. Eine wichtige Entscheidungshilfe kann Ihnen dabei auch eine Empfehlung unabhängiger Testinstitute sein. Neben anderen wichtigen Kriterien prüfen diese fortwährend auf kritische Inhaltsstoffe. Und die meisten Hersteller, die eine positive Bewertung bekommen haben, loben diese auf ihren Packungen auch aus.

Gesicht

Die Gesichtshaut reagiert besonders sensibel auf die Umstellungsprozesse der Schwangerschaft. Während die eine Frau jetzt aufblüht und durch die Schwangerschaftshormone einen frischen, rosigen Teint bekommt, blühen bei der nächsten höchstens Pickel auf den fahlen Wangen. Sorgfältige und sanfte Reinigung ist dann das A und O einer wirkungsvollen Gesichtspflege, die den empfindlichen Lipidmantel der Haut schützt. Manchmal hilft erst die Umstellung der Pflegeprodukte.

Das können Sie tun: Bei unreiner Haut gönnen Sie sich ein- bis zweimal wöchentlich ein Gesichtsdampfbad. Das regt den hauteigenen Ausscheidungsprozess an, öffnet verstopfte Poren und durchblutet den Teint. Haben Sie sehr trockene, überempfindliche Haut, verwenden Sie am besten neutrale Gesichtspflegeprodukte. Bei speziellen Fragen oder Problemstellungen genehmigen Sie sich eine verwöhnende Behandlung bei einer (Natur-) Kosmetikerin.

Pigmentflecke

Es kann auch vorkommen, dass sich in Ihrem Gesicht und an Ihrem Hals plötzlich vermehrt braune Flecken bilden. Diese starken Pigmentierungen (Chloasma) bilden sich nach der Schwangerschaft von selbst zurück. Auch Sommersprossen, Leberflecke oder Muttermale können sich verändern.

Schützen Sie Ihre (Gesichts-)Haut auch unbedingt vor zu viel Sonneneinwirkung. Sie ist jetzt viel lichtempfindlicher, und auch die Schwangerschaftsflecken können unter direkter Sonnenbestrahlung dunkler werden. Zum Schutz eignen sich vor allem Produkte, die einen mineralischen statt einen chemischen Sonnenfilter haben. Wenn Sie gerne ins Solarium gehen, verschieben Sie einen Besuch besser auf die Zeit nach der Schwangerschaft, um Ihre Haut zu schonen.

Haare

Bei vielen Frauen ist das Haar nun durch den Östrogeneinfluss besonders schön: Es wirkt kräftiger, seidiger und glänzender als sonst, und es wächst schneller. Doch bei manchen Schwangeren überwiegt der Progesteronanteil – das Haar fettet jetzt stärker, die bisherige Lockenpracht verwandelt sich in »Spaghetti-Strähnen«.

Das können Sie tun: Nehmen Sie zur Kopfwäsche nur handwarmes Wasser, wenig mildes Shampoo und massieren Sie Ihre Kopfhaut sanft. Das tut Ihnen gut und entspannt. Nach dem gründlichen Ausspülen föhnen Sie Ihr Haar nicht zu heiß oder lassen es besser nur an der Luft trocknen, damit es nicht zusätzlich belastet und spröde wird.

Haare färben

Wenn Sie Ihr Haar regelmäßig kolorieren oder Strähnchen färben, empfehlen sich in der Schwangerschaft sanfte Tönungen mit pflanzlichen Farbstoffen. Man weiß, dass die chemischen Substanzen herkömmlicher Haarfärbemittel über die Kopfhaut in die Blutbahn gelangen. Welche Auswirkungen diese Stoffe auf das ungeborene Kind haben, ist noch nicht genügend erforscht. Viele Friseure arbeiten jedoch bereits mit natürlichen Farbpigmenten. Fragen Sie vor Ihrem Besuch am besten nach. Oder Sie versuchen es mit der natürlichen Alternative Henna, einem pflanzlichen Färbemittel, das es in verschiedensten Farbtönen gibt. Das Bundesinstitut für Risikobewertung (BfR) hat Henna als gesundheitlich unbedenklich eingestuft. Alternativ und ohne Chemikalien können Sie sich auch farbige Echthaar-Strähnen, Bänder oder ähnliches ins Haar knüpfen lassen.

Bei mattem und glanzlosem Haar stabilisiert eine Spülung mit Zitronen- oder Essigwasser den pH-Wert von Kopfhaut und Haar.

Mund und Zähne

»Jedes Kind kostet einen Zahn«, heißt ein altes Sprichwort. Damit sich das nicht bewahrheitet, ist die Pflege der Zähne und der Mundhöhle in der Schwangerschaft besonders wichtig. Ebenso wie alle anderen Schleimhäute ist auch Ihre Mundschleimhaut jetzt verstärkt durchblutet und aufgelockert, das Zahnfleisch schwillt an. Gleichzeitig ist es wesentlich empfindlicher gegen Stoffwechselprodukte von Bakterien aus dem Zahnbelag (Plaque), und so kommt es häufiger als sonst zu Zahnfleischbluten.

Viele Frauen putzen ihre Zähne aus Angst, das Bluten könne sich noch verstärken, dann weniger gründlich. Durch die mangelnde Pflege können sich jedoch Zahnfleischentzündungen und Karies bilden. Studien belegen einen Zusammenhang zwischen der Besiedelung der Mundschleimhaut mit krankmachenden Keimen und einem Frühgeburtsrisiko. Die Bakterien haften besonders fest in den Zahnzwischenräumen, den Furchen in den Kauflächen der Backenzähne und an den Zahnhälsen. Die Stoffwechselprodukte der Bakterien werden geschluckt und können über die weiteren Verdauungswege ins Blut oder ins Fruchtwasser gelangen. Aus diesem Grund sollten Sie in der Schwangerschaft noch mehr Sorgfalt auf Ihre Mundhygiene legen als sonst. **Das können Sie tun:** Putzen Sie Ihre Zähne nach jeder Mahlzeit in kreisenden Bewegungen vom Zahnfleisch weg hin zum Zahn. Für schwer zugängliche Stellen und die Zahnzwischenräume verwenden Sie am besten ungewachste Zahnseide.

Regelmäßige Zahnpflege

Gehen Sie in der Schwangerschaft regelmäßig zum Zahnarzt, damit Veränderungen an Zähnen und Zahnfleisch frühzeitig erkannt und behandelt werden. Umfangreiche Behandlungen und Sanierungen sollten Sie aber möglichst auf die Zeit nach der Geburt verschieben.

Zungenbeläge

So selbstverständlich es für uns ist, unsere Zähne von Belägen zu befreien, so wenig Aufmerksamkeit widmen wir im Allgemeinen der Zunge. Die hier festsitzenden Abfallprodukte aus dem Körper schlucken wir zumeist mit der ersten Mahlzeit am Tage wieder herunter. Sie können den Zungenbelag mit einem Teelöffel abschaben oder einen speziellen Zungenschaber dafür verwenden. Wichtig ist, dass Sie die

TIPP **Zur Vorbeugung**

Um Zahnfleischentzündungen vorzubeugen, verwenden Sie regelmäßig ein Mundwasser. Sollte Ihr Zahnfleisch doch einmal entzündet sein, spülen Sie mit lauwarmem Salzwasser oder verdünnter Calendula-Essenz.

Zungenreinigung behutsam durchführen, um die empfindlichen Papillen und Geschmacksknospen nicht zu verletzen. Durch die Reinigung bekommen Sie nicht nur einen frischeren Atem und helfen, die Entstehung von Zahnbelag, Karies und Parodontitis einzudämmen. Das Reinigen der Zunge kann auch die Empfindlichkeit der Geschmacksrezeptoren, die sich auf der Zunge befinden, verbessern.

Zähneputzen bei Übelkeit

Wenn Sie unter morgendlicher Übelkeit leiden, kann es sein, dass das Zähneputzen einen Brechreiz auslöst. Putzen Sie dann nicht auf nüchternen Magen, und verwenden Sie zur Reinigung eine kleine Kinderzahnbürste oder Ihren Zeigefinger. Wenn es gar nicht anders geht, lassen Sie die Zahnpasta weg. Auch wenn es Ihnen jetzt schwerfällt, putzen Sie sich dennoch Ihre Zähne.
Wenn Sie erbrechen müssen, sollten Sie Ihre Zähne erst eine halbe Stunde später reinigen. Der Zahnschmelz wird nämlich durch die erbrochene Magensäure angeraut und ist sehr empfindlich gegen die Putzpartikel in der Zahnpasta. Spülen Sie den Mund gründlich mit Wasser aus, oder kauen Sie in diesem Fall einen zuckerfreien Zahnpflegekaugummi.

Baden und Duschen

Mit einem warmen, entspannenden Bad können Sie sich aus der Hektik des Alltags zurückziehen. Vieles, was Ihnen schwer erscheint, kann durch die Entspannung von Ihnen abfallen. In der Schwangerschaft sollte die Badetemperatur knapp über der Körpertemperatur liegen, also zwischen 37 °C und 38 °C, um den Kreislauf nicht zusätzlich zu belasten. Bleiben Sie nicht länger als eine halbe Stunde im warmen Wasser. Längeres Baden laugt die zumeist ohnehin trockene Haut noch mehr aus. Rosen-, Lavendel-, Melissen- oder Orangenblütenöl sind ideale Zusätze für ein Aromabad. Bei sehr trockener Haut duschen Sie lieber kurz und nicht zu heiß. Verwenden Sie zur Pflege ein mildes oder hautneutrales Produkt.

Der runde Bauch

Das Bindegewebe ist in der Schwangerschaft aufgelockert, damit die Haut sich dehnen und an das Wachstum des Kindes anpassen kann. Diese natürliche Veränderung führt oft zu trockener Haut, während gleichzeitig im Inneren des Gewebes der Flüssigkeitsanteil steigt. Dadurch erhöht sich die Neigung zu Schwellungen an Oberschenkeln, Po und Brust. Besonders stark belastet ist die Haut am Bauch. Hier können als Erstes Dehnungsstreifen entstehen, die als rot-violette Streifen, ähnlich einer Narbe, sichtbar werden.
Das können Sie tun: Schwangerschaftsstreifen lassen sich leider nicht immer völlig vermeiden. Sie können jedoch die Elastizität Ihrer Haut unterstützen, indem Sie den Bauch regelmäßig (am besten täglich) sanft mit einem Massagehandschuh massieren. Zur Unterstützung ist ein naturreines Pflanzenöl wie Weizenkeim-, Mandel- oder Sesamöl in Bioqualität am besten geeignet. Wenden Sie das Öl direkt nach dem Duschen an, und reiben Sie es in die noch feuchte Haut ein. Wenn Sie beide mögen, kann Sie auch Ihr Partner mit einer sanften Massage verwöhnen. Und wenn Sie dennoch Streifen bekommen sollten, trösten Sie sich: Sie verblassen nach der Schwangerschaft langsam, übrig bleiben dann nur feine silbrige Linien. Versuchen Sie, diese kleinen »Trophäen« nicht als kosmetischen Makel, sondern als sichtbare Folge einer außergewöhnlichen Leistung Ihres Körpers zu sehen, auf die Sie wirklich von ganzem Herzen stolz sein dürfen!

Intimpflege

Durch die Schwangerschaftshormone kommt es bei manchen Frauen nun verstärkt zu Ausfluss. Wenn auch Sie das Bedürfnis zu einer häufigeren Pflege Ihres Intimbereichs haben, verwenden Sie zur Reinigung des Genitalbereichs nur klares Wasser und dermatologisch getestete Waschsubstanzen. Diese sind mit einem pH-Wert von 4 auf das natürliche, saure Scheidenmilieu abgestimmt. Der Säureschutz in der Scheide wird von Milchsäurebakterien aufgebaut. Sinkt die Anzahl dieser Bakterien oder sind sie in ihrer Schutzfunktion beeinträchtigt, steigt die Gefahr einer Infektion, die für Ihr Baby schnell bedrohlich werden kann.

Unbedingt zum Arzt!

Wenn Sie einen ungewöhnlichen Geruch, Jucken, Brennen oder auch Rötungen im Genitalbereich feststellen, suchen Sie bitte sofort Ihren Arzt auf.

Dammmassage

Der »Damm« ist das Gewebe zwischen dem Scheideneingang und dem After, also genau der Bereich Ihres Körpers, der sich bei der Geburt gut dehnen sollte. Studien haben mittlerweile belegt, dass eine spezielle Form der Massage den Damm, besonders beim ersten Kind, hervorragend auf die Geburt vorbereitet. Beginnen Sie damit etwa ab der 34. Schwangerschaftswoche, und führen Sie die Massage selbst durch oder lassen Sie sich, wenn Sie beide es möchten, von Ihrem Partner massieren. Wichtig ist, dass Sie die Dammmassage regelmäßig, das heißt mindestens drei- bis viermal wöchentlich fünf bis zehn Minuten lang, durchführen.

Bei den ersten Malen kann es hilfreich sein, einen Spiegel zur Hand zu nehmen und sich das Gewebe zwischen dem Scheideneingang und dem After anzuschauen. Machen Sie die Massage anfangs am besten nach einem Bad, weil das Gewebe dann besser durchblutet und weich ist. Bevor Sie es sich in einer Ihnen angenehmen Position bequem machen, gehen Sie noch einmal zur Toilette. Dann benetzen Sie Ihre Finger mit einigen Tropfen Mandel-, Sesam- oder Weizenkeimöl aus biologischem Anbau oder benutzen Sie ein spezielles Dammmassageöl. Ihre Finger sollten gut und ohne Reibung über das Gewebe gleiten können. Die Massage sollte Ihnen keinerlei Schmerzen verursachen.

So gehen Sie vor

- Wenn Sie sich selbst massieren, benutzen Sie am besten Ihren Daumen. Ihr Partner kann seinen Zeigefinger nehmen. Führen Sie Daumen oder Zeigefinger etwa bis zum zweiten Fingerglied in die Scheide ein.

- Stellen Sie sich eine Uhr vor: Streichen Sie nun in einer sanften, rhythmischen Bewegung mit leichtem Druck von 3 auf 9 Uhr und wieder zurück. Das dehnt das Scheidengewebe und die umgebende Muskulatur. Es kann sein, dass sich anfangs das Gewebe noch sehr straff anfühlt, aber mit jeder Massage werden Sie erleben, wie es davon weicher und entspannter wird.

- Massieren Sie auf jeden Fall so lange, bis Sie ein leichtes Kribbeln bemerken. Dieses Kribbeln werden Sie später auch bei der Geburt des Kindes am Damm verspüren.

- Auch das Gewebe zwischen Scheide und After sollten Sie sanft zwischen Daumen und Mittelfinger massieren.

- In den letzten zwei Wochen massieren Sie zusätzlich noch die Schamlippen mit, um Rissen vorzubeugen.

Wenn Ihnen eventuell verbleibende Ölreste im Dammbereich unangenehm sind, waschen Sie sie einfach mit etwas warmem Wasser ab.

Am Damm sind die drei Muskelschichten des Beckenbodens miteinander verbunden. Regelmäßige Massagen kräftigen und durchbluten das Gewebe.

Beine und Füße

Wahrscheinlich wird Ihnen nun besonders bewusst, was Ihre Beine und Füße jeden Tag leisten. Ihre Beine fühlen sich vor allem am Abend und bei heißem Wetter schwer an, die Knöchel schwellen, und häufig werden besonders gegen Ende der Schwangerschaft sogar die Schuhe zu eng. Das hängt einerseits mit der Lockerung des Bindegewebes und den damit verbundenen Flüssigkeitseinlagerungen zusammen. Andererseits machen sich auch die erhöhte Blutmenge und das zunehmende Körpergewicht bemerkbar. Das Quergewölbe im Vorfußbereich senkt sich, der sogenannte Spreizfuß kann entstehen. Die rasche Gewichtszunahme begünstigt diesen Prozess.

Das können Sie tun: Entlasten Sie, so oft es geht, Ihre Beine, indem Sie sie hochlagern. Das kann in einem bequemen Liegestuhl sein, im Bett mit hochgestelltem Lattenrost im Beinbereich, oder Sie legen sich auf den Boden und strecken Ihre Beine an der Wand hoch. Wichtig ist, dass die Beine höher liegen als Ihr Becken, damit der Rückfluss des Blutes und der gestauten Flüssigkeit optimal unterstützt wird. Bürstenmassagen und kalte Güsse fördern die Durchblutung, aktivieren den Kreislauf und spornen so die Eigentätigkeit des Körpers an.

Auch Ihre Füße sind jetzt besonders belastet. Ihr gesamtes Körpergewicht verteilt sich auf diese beiden proportional kleinen Flächen. Ganz gleich, ob Fuß- und Beingymnastik, Wasser- oder Tautreten, ein Fußbad oder eine Fußreflexzonenmassage – all diese Maßnahmen fördern die Durchblutung, aktivieren den Kreislauf und spornen so die Eigentätigkeit des Organismus an. Noch dazu machen sie Spaß und beugen schlechter Laune vor.

Lust und Liebe

Mit ziemlicher Sicherheit wird Ihr Sexualleben nun eine große Veränderung erfahren. In welcher Weise, ist von Paar zu Paar sehr unterschiedlich. Das Wichtigste ist, sich bei Unsicherheiten und Zweifeln nicht voneinander zurückzuziehen. Versuchen Sie, offen und aufrichtig mit Ihrem Partner zu reden. Wenn Ihnen das schwerfällt, hilft vielleicht auch ein Gespräch mit Ihrer Hebamme – Sie wären nicht die Ersten, die sich in Bezug auf Sex und Nähe bei ihr kompetenten Rat holen.

Unterschiedliche Gefühle

Viele Frauen haben in der Schwangerschaft ein großes Bedürfnis nach Nähe, Zärtlichkeit und Intimität. Sie genießen ihre oftmals gesteigerte Erregbarkeit: Die vermehrte Durchblutung der Geschlechtsorgane, die Hormonumstellung und die ausgeprägte Empfindsamkeit machen in vielen Fällen öfter »Lust auf mehr«. Andere Frauen dagegen ziehen sich besonders zu Beginn der Schwangerschaft etwas zurück, weil sie die Beziehung zu ihrem Kind erst einmal allein aufbauen möchten, weil ihnen häufig übel ist oder sie sich durch die Gewichtszunahme unattraktiv fühlen.

Auch Männer reagieren in unterschiedlicher Weise: Während der eine von den üppigen Rundungen seiner Partnerin sinnlich sehr angesprochen wird, kann es sein, dass genau das einem anderen Mann zu viel ist.

In den letzten Jahren hat es zudem eine Vielzahl wissenschaftlicher Untersuchungen gegeben, welche die vorgeburtliche Wahrnehmungsfähigkeit eines Kindes belegen. Die Berichte über diese Thematik in den Medien sind zahlreich. Viele

Männer, aber auch Frauen sind dadurch verunsichert: Sie möchten ihr Kind weder körperlich noch seelisch verletzen und sind deshalb zurückhaltender, als es nötig wäre. Sie sorgen sich, durch das Ejakulat oder den Orgasmus Wehen oder sogar eine Fehlgeburt auszulösen. Manche Männer fürchten, dass ihr Penis keinen Raum mehr in der Scheide hat, und andere haben sogar das Gefühl, nicht mehr allein mit ihrer Partnerin zu sein.

Entwarnung bei Zweifeln

Keine Sorge, der Penis berührt das Ungeborene nicht, Fruchtblase und Fruchtwasser und das weiche Gewebe des Gebärmutterhalses sind ein gutes Schutzpolster. Bestimmte Hormone im Sperma können erst kurz vor der Geburt (wenn der Körper der Frau geburtsbereit ist) dazu führen, die Geburt voranzutreiben. Auch die Muskelkontraktionen beim Orgasmus können im Normalfall keine geburtswirksamen Wehen auslösen. Außerdem werden beim Orgasmus Endorphine, sogenannte Glückshormone, ausgeschüttet, die Sie Ihrem Kind nicht vorzuenthalten

brauchen. Lassen Sie es teilhaben an Ihrer Liebe zueinander! In einer komplikationslos verlaufenden Schwangerschaft bestehen keinerlei medizinische Bedenken gegen einvernehmlichen Sex.

Bedürfnis nach Zärtlichkeit und Nähe

Im Verlaufe der Schwangerschaft werden Ihre Bedürfnisse mehr und mehr den körperlichen und seelischen Veränderungen entsprechen. Sex zu haben heißt auch streicheln, schmusen, fühlen, riechen, zärtliches Geflüster und noch vieles mehr. Es muss nicht immer die körperliche Vereinigung sein. Signalisieren Sie Ihrem Partner deutlich, wie Sie Ihre Sexualität mit ihm teilen wollen, was Ihnen angenehm ist oder welche Stellung Ihnen gerade kuschelig und bequem ist.
Es ist jetzt noch wichtiger als sonst, dass Sie sich austauschen und miteinander sprechen.

Genießen Sie die Nähe und Intimität mit Ihrem Partner – vielleicht einfach nur, indem Sie zärtlich miteinander kuscheln.

Lassen Sie sich beraten!

Bei Neigung zu Fehlgeburten, drohender Frühgeburt und falscher Lage des Mutterkuchens, der sogenannten Placenta praevia, sollten Sie keinen Verkehr haben. Lassen Sie sich gegebenenfalls gemeinsam mit Ihrem Partner von Ihrem Frauenarzt oder Ihrer Hebamme beraten.

Liebesstellungen

Mit zunehmendem Bauchumfang wird die klassische Missionarsstellung mehr und mehr zur akrobatischen Artistiknummer werden. Viele Paare erforschen jetzt sexuelles Neuland und probieren bislang ungewohnte Praktiken und Stellungen. Gehen Sie mit Ihrer Lust experimentierfreudig um.

- Die Seitenlage entlastet Sie vor allem vom Gewicht Ihres Partners.
- In der »Löffelchenposition« dringt der Penis weniger tief ein.
- Wenn Sie oben liegen, kontrollieren Sie das Tempo, die Tiefe und Intensität der Penetration.
- Wenn Sie auf dem Rücken liegen möchten, kniet Ihr Partner am besten am Bettrand, Sie liegen vor ihm, und er dringt von vorne in Sie ein.
- Wenn Sie mögen, versuchen Sie es auch einmal im Vierfüßlerstand.

Prinzipiell gilt: Erlaubt ist, was Spaß macht. Ihr Körper signalisiert durch Lust oder Abneigung, was ihm guttut oder nicht. Wichtig ist es, die Empfindungen und Bedürfnisse des anderen richtig zu deuten und zu akzeptieren. Das Liebesleben in der Schwangerschaft kann so für Sie beide ein besonderes und verbindendes Erlebnis sein.

Sport und Bewegung

Wenn keine medizinischen Gründe dagegensprechen, ist gegen wohldosierten Sport mit Spaß und Babybauch nichts einzuwenden. Zwar ist die Schwangerschaft selbst bereits eine sportliche Herausforderung für Ihren Organismus, denn Herz-Kreislauf-System, Stoffwechsel, Atmung und viele Muskeln und Gelenke werden stark beansprucht. Doch ein gezieltes und angepasstes Fitnessprogramm verbessert die Blutzirkulation und die Sauerstoffversorgung Ihres Babys. Moderate Bewegung fördert zudem die Entwicklung des Kindes im Mutterleib und lindert viele der typischen Schwangerschaftsbeschwerden wie Rückenschmerzen, Krampfadern oder Wassereinlagerungen. Auch hält regelmäßiger Sport die Gewichtszunahme in natürlichen Grenzen, und Ihr Energieniveau steigt. Das macht Sie ausgeglichener. Beim Sport stärken Sie zudem viele der Muskeln, die Sie während der Wehen, der Geburt und später zur Rückbildung und beim Tragen des Babys benötigen.

Vorsicht bei Bauchgymnastik

Achten Sie jetzt darauf, Ihre Bauchmuskeln nicht durch gerade Sit-ups und ähnliche Übungen zu belasten. Ein geringes Auseinanderweichen des linken und rechten Bauchmuskels, die Rektusdiastase, gibt gegen Ende der Schwangerschaft Ihrem Baby normalerweise mehr Raum. Dabei bleibt allerdings die sehnige Verbindung zwischen den beiden Muskelanteilen bestehen. Werden die geraden Bauchmuskeln jedoch zu stark trainiert, wird die Verbindung überdehnt und kann auseinanderreißen.

Welche Sportarten?

Wenn Sie vor der Schwangerschaft ein Sportmuffel waren, lassen Sie es zu Beginn der Schwangerschaft etwas langsamer angehen. Gehen Sie nicht über Ihre Belastungsgrenze, denn wenn Sie Ihren Körper überhitzen, kann das dem Ungeborenen – besonders in den ersten Wochen – schaden. Machen Sie lieber ausgedehnte Spaziergänge in gemäßigtem Tempo, fahren Sie gemütlich einige Kilometer mit dem Rad, und gehen Sie in den ersten vier Monaten besser schwimmen als zum Fitnesskurs.

Falls Sie vor dem Babybauch schon sportlich aktiv waren, können Sie viele Sportarten von Anfang an weiter ausüben.

Tabu sind allerdings:

- Hochleistungssport und sportliche Wettkämpfe, ebenso erschöpfende Ausdauersportarten.
- Sportarten mit Wucht, Stoß, Schlag oder Gewalt.
- Schnelle Mannschaftssportarten wie Basket- oder Volleyball und alle anderen Sportarten, bei denen eine erhöhte Sturzgefahr besteht, wie Inline-Skaten oder Reiten. Dazu zählen auch die Wintersportarten wie Schlittschuhlaufen, Schlitten- und Skifahren.
- Es versteht sich von selbst, dass Tauchen, Gleitschirmfliegen, Klettern oder Bungee-Jumping jetzt gar nicht angesagt sind.

Uneingeschränkte Highlights für schwangere Sportskanonen:

- Radfahren, Schwimmen, Spazierengehen, Walken, Wandern, Golfen, Gymnastik und Tanzen

Schwimmen ist jetzt der ideale Sport. Der Auftrieb des Wassers ist entlastend, alle Bewegungen fallen leichter.

Spezielle Sportarten

Fitnesstraining

Gerätetraining kommt nur für sporterfahrene Schwangere und auch nur bis zum siebten Monat infrage. Reduzieren Sie auf jeden Fall sowohl die Gewichte als auch Ihre Wiederholungen um die Hälfte. Im gemäßigten Schritt können Sie das Laufband nutzen und auf dem Fahrradergometer gemütlich vor sich hin radeln. Falsche Bewegungsabläufe und -techniken beim Fitnesstraining können großen Schaden anrichten. In einem guten Studio werden Sie deshalb als Schwangere individuell beraten. Vertrauen Sie den Profis und fragen Sie lieber einmal mehr nach. Trainieren Sie ein- bis zweimal, jedoch nicht häufiger als viermal in der Woche.

Das ist wichtig beim Training:

- Achten Sie auf Ihre Pulsfrequenz. Sie sollte während der Schwangerschaft 140 Schläge pro Minute nicht übersteigen und in dieser Höhe auch nicht länger als 20 Minuten anhalten. Bei einem zu hohen Puls kann sonst das Kind nicht genug mit Sauerstoff versorgt werden. Der Puls ist allerdings individuell unterschiedlich und abhängig vom jeweiligen Trainingszustand. Eine gute Kontrolle bietet der sogenannte Talk-Test: Wenn Sie sich auch unter Belastung noch leicht unterhalten können, ist Ihre Trainingsintensität genau richtig.
- Trinken Sie ausreichend, und tragen Sie atmungsaktive Sportbekleidung.
- Gehen Sie niemals völlig bis an Ihre Belastungsgrenze: Dies kann im Einzelfall sogar Wehen auslösen oder bei Überhitzung dem Ungeborenen schaden.
- Gönnen Sie sich nach jeder Belastung unbedingt eine ausreichend lange Regenerationsphase.
- Spüren Sie nach, welche und wie viel Bewegung Ihnen guttut. Auch wenn Sie sich heute topfit fühlen, wird es Tage geben, an denen Ihnen eher nach Faulenzen zumute ist. Hören Sie auf Ihre innere Stimme, sie ist Ihr bester Coach!

Tai-Chi, Qi-Gong und Yoga

Die beliebten Entspannungstechniken aus dem fernen Osten finden auch bei Schwangeren immer mehr Verbreitung. Sanfte Körper- und Atemübungen unterstützen die Entwicklung des Körperbewusstseins und stärken Atmung und Nervensystem. Da viele Bewegungen von der Körpermitte ausgehen, können Sie Ihre Aufmerksamkeit gut in den Beckenbereich und zum Kind hin lenken. Die fließenden Bewegungsabläufe im eigenen Atemrhythmus helfen Ihnen, Ihren Beckenboden besser wahrzunehmen und diese wichtige Muskulatur zu kräftigen. In den Kursen kommt es nicht darauf an, komplizierte Techniken zu erlernen. Es sind meist einfache Übungen, die den Körper sanft dehnen und aktivierend kräftigen.

Durch Entspannung und Meditation lösen sich zudem Anspannungen und Stresssymptome leichter, Sie lernen, herausfordernden Situationen gelassener und selbstbewusster zu begegnen – eine gute Vorbereitung für die Geburt und das Leben mit einem Kind.

Orientalischer Tanz

Der orientalische Tanz ist ein Tanz aus dem Becken heraus – dem weiblichen Zentrum der Gefühle und Lebensfreude. Beim Bauchtanz trainieren Sie in fließenden und schwungvollen Bewegungen Ausdauer, Kraft, Koordination und Beweglichkeit. Ihre Muskulatur wird gekräftigt, gelockert und mobilisiert, die aufrechten Bewegungen schulen Ihre gesunde Haltung und verhindern Rückenbeschwerden. Das Tanzen fördert den Atemfluss und die Durchblutung der Beckenorgane und ist für Frauen mit unproblematischer Schwangerschaft bestens geeignet. Die bewussten Tanzbewegungen stärken auch die emotionale Bindung zum Kind. Die ruhigen, schaukelnden Bewegungen wiegen das Ungeborene sanft hin und her.

Eine tiefe Entspannung wie im Yoga schenkt Körper und Geist Ruhe und kann zu jeder Zeit leicht erlernt werden.

Reisen in der Schwangerschaft

Möchten Sie vor der Geburt noch einmal ganz bewusst Ihre Zweisamkeit in einem Urlaub genießen? Wenn Sie reiselustig sind und sich fit fühlen, steht dem im Allgemeinen nichts entgegen – vorausgesetzt natürlich, Ihre Schwangerschaft verläuft komplikationslos.

Die günstigste Zeit für eine Reise liegt zwischen der 14. und 27. Schwangerschaftswoche. In den ersten zwölf Wochen ist das Risiko einer Fehlgeburt noch wesentlich höher als danach. Ärzte und Hebammen empfehlen deshalb, in dieser sensiblen Phase auf anstrengende Reisen zu verzichten. Ab dem zweiten Schwangerschaftsdrittel sind Müdigkeit, Übelkeit, Kreislaufprobleme vorbei, und sicher werden auch Sie sich rundum wohlfühlen – eine gute Zeit zum Kofferpacken!

Im letzten Schwangerschaftsdrittel sind weitere Reisen nur noch bedingt empfehlenswert. Zum einen schränkt der nun große Bauch Ihre Mobilität ein, zum anderen besteht immer auch die Möglichkeit einer (Früh-)Geburt am Urlaubsort oder unterwegs. Der Abschluss einer Auslandsreiseversicherung, die auch für außereuropäische Länder gültig ist und einen medizinischen Rückholdienst beinhaltet, ist auf jeden Fall sinnvoll.

Schwangere, die im Ausland gebären, brauchen sich hinsichtlich der Staatsbürgerschaft keine Gedanken zu machen. Bei verheirateten Paaren mit einem deutschen Elternteil erhält der neue Erdenbürger automatisch die deutsche Staatsangehörigkeit. Bei Single-Müttern oder unverheirateten Paaren ist die Staatsangehörigkeit der Mutter ausschlaggebend – unabhängig vom Geburtsland. Um Komplikationen bei der Ausreise vorzubeugen, lassen Sie das Neugeborene gleich bei der Deutschen Botschaft oder dem Konsulat in Ihren Reisepass eintragen.

Absolutes Reiseverbot

Bei Mehrlingsschwangerschaften und Risiken wie einer drohenden Fehl- oder Frühgeburt (Blutungen, vorzeitige Verkürzung oder Öffnung des Gebärmutterhalses), Blutdruckkrisen, EPH-Gestose, Schwangerschaftsdiabetes, Blutarmut oder Komplikationen bei früheren Schwangerschaften gilt ein absolutes Reiseverbot.

Reiseziele

Falls Sie noch eine Fernreise unternehmen oder gar in ein touristisch wenig erschlossenes Land fahren möchten, sollten Sie bedenken: Die Infektionsmöglichkeiten dort sind groß, und vorbeugende Maßnahmen wie Malariaprophylaxe und spezielle Impfungen sind für Ihr Baby riskant beziehungsweise im ersten Schwangerschaftsdrittel sogar verboten.

Keine Sorge, wenn Sie schon gebucht haben, bevor Sie von Ihrer Schwangerschaft wussten: Reiserücktrittsversicherungen, die sonst ausschließlich bei Krankheit, Unfall oder Jobwechsel zahlen, haften auch bei einer Schwangerschaft. Sie müssen dann allerdings Ihre Reise stornieren, sobald Ihre Schwangerschaft vom Arzt festgestellt wurde, und nicht Wochen später. Wenn Sie schon bei der Buchung wussten, dass Sie ein Baby erwarten, zahlt die Versicherung meist nicht. Man beruft sich dort dann gern darauf, dass der Versicherungsfall vorhersehbar war.

Mit einem Urlaub in Europa sind Sie gut beraten: Keine lange Anreise, kein Jetlag, keine extreme Klimaveränderung, kein allzu großes Infektionsrisiko. Im Hochsommer sollten Sie allerdings auch südliche Ziele in Europa eher meiden, da große Hitze sehr belastend sein kann. Am verträglichsten sind für Sie Ferienorte, an denen die Temperaturen 28 Grad nicht übersteigen.

Bei einem Urlaub in den Bergen verzichten Sie am besten auf Gipfelstürme. Durch die andere Gewichtsverteilung und die Verlagerung Ihres eigenen Schwerpunktes sind Sie als Schwangere schwindelanfälliger und sollten wegen der Sturzgefahr nicht auf schmalen Pfaden kraxeln. Vermeiden Sie große Höhenunterschiede (auch mit der Seilbahn), denn bei abnehmendem Luftdruck oberhalb 2 000 Metern geraten Sie jetzt ohnehin leicht in Atemnot, was die Sauerstoffversorgung des Kindes beeinträchtigen würde.

Eine Kopfbedeckung und zuverlässiger Sonnenschutz mit erhöhtem Schutzfaktor ist in den Bergen ein Muss, denn Ihre Haut ist nun besonders lichtempfindlich.

TIPP Wichtige Wörter lernen

Im Ernstfall ist es nützlich, einige Begriffe rund um die Schwangerschaft in der jeweiligen Landessprache zu beherrschen. Ein Wörterbuch in der Sprache des Urlaubslandes ist deshalb ein wichtiger Reisebegleiter. Am besten notieren Sie sich aber schon vor der Reise die nötigen Wörter, damit Sie im Ernstfall schnell darauf zugreifen können. Zum Beispiel:

• Englisch: schwanger = pregnant; Wehen = contraction; Hebamme = midwife; Frauenarzt = gynecologist oder women's doctor; Krankenhaus = hospital

Unterwegs sein

Im Flugzeug

Bei einer normal verlaufenden Schwangerschaft sind Flugreisen prinzipiell kein Risiko. Das Fliegen bleibt auch in der Schwangerschaft die bequemste Fortbewegungsart und ist längeren Auto- oder Zugreisen sogar vorzuziehen, denn das Flugzeug ist das erschütterungsärmste Verkehrsmittel. Buchen Sie im Flieger den Sitz am Gang oder noch besser vor der Serviceeinheit, dann haben Sie mehr Platz für die Beine.

Grundsätzlich benötigen Sie aber ab der 28. Schwangerschaftswoche bei vielen Airlines ein ärztliches Attest, dass keine »flugeinschränkenden Risiken« bestehen. Ab der 34. Schwangerschaftswoche werden Sie auf Langstrecken nicht mehr an Bord genommen, und ab der 36. Schwangerschaftswoche müssen Sie dann bei den meisten Fluglinien auch für Kurzstrecken am Boden bleiben.

In der Bahn

Das Reisen mit der Bahn hat in der Schwangerschaft einige Vorteile: wenig Stress, ausreichend Platz und Bewegungsmöglichkeiten sowie eine geringe Unfallgefahr. Daher empfinden Schwangere Zugreisen oft als wesentlich angenehmer als lange Autofahrten oder Flüge. Planen Sie bei Bahnreisen ausreichend lange Umsteigezeiten ein, damit Sie sich nicht hetzen müssen. Eine Reservierung sichert Ihnen einen guten Platz, und Ihr Gepäck können Sie mit dem Kurierservice bequem von Haus zu Haus transportieren lassen. Er gilt innerhalb Deutschlands und für Österreich, Frankreich, die Niederlande und Südtirol. Koffer und auch Sondergepäck wie Fahrräder oder Golfausrüstungen werden abgeholt und direkt ins Ferienquartier geliefert.

Im Auto

Hier gilt vor allem: bitte anschnallen – und zwar richtig. Der untere Teil des Sicherheitsgurts verläuft am Becken entlang und nicht quer über den Bauch. Generell sollte der Gurt so tief als möglich unterhalb des Bauches sitzen. Damit der Gurt nicht verrutscht, wird im Handel ein Gurtadapter speziell für Schwangere angeboten. Er besteht aus einem flachen Kissen und einer daran befestigten Schlaufe, die den Beckengurt nach unten zieht.

Unbedingt zum Arzt!

Falls Sie in einen Unfall verwickelt sind, auch wenn er scheinbar nur harmlos ist: Lassen Sie sich unbedingt sofort untersuchen, damit eine vorzeitige Ablösung der Plazenta, die zu einer Fehl- oder Frühgeburt führen kann, erkannt werden könnte.

So fahren Sie sicher:

- Stellen Sie die Rückenlehne möglichst steil, und positionieren Sie Ihre Kopfstütze mit der Oberkante auf Scheitelhöhe. So sind Sie und Ihr ungeborener kleiner Beifahrer bei einem Verkehrsunfall bestmöglich geschützt.
- Achten Sie auf einen ausreichend großen Abstand zum Front-Airbag: Schieben Sie den Sitz so weit zurück, dass mindestens 25 Zentimeter Platz für das Luftkissen bleibt, bis es auf den Babybauch trifft.
- Machen Sie alle ein bis zwei Stunden eine Pause, in der Sie sich bewegen und ausreichend trinken.

Ernährung auf Reisen

Gerade auf Reisen in fremde Länder bekommt man schnell mal einen Durchfall. Auslöser sind Bakterien, Viren oder Gifte von Einzellern. In der Schwangerschaft ist es wichtig, diese Infektionen zu vermeiden: Denn bei schwerem Durchfall oder heftigem Erbrechen verliert der Körper schnell sehr viel Flüssigkeit – er kann austrocknen, die Nieren werden in ihrer Funktion eingeschränkt, und das Baby und Sie sind gefährdet.

So beugen Sie vor:

- Trinken Sie kein Leitungswasser, sondern kochen Sie es vorher zehn Minuten ab. Am besten verwenden Sie generell (stilles) Mineralwasser – auch zum Zähneputzen! Auf Eiswürfel verzichten Sie besser komplett, denn gefrorenes Wasser kann ebenso Krankheitserreger enthalten.
- Trinken Sie in warmen Ländern zwei bis fünf Liter Mineralwasser pro Tag, um einen Flüssigkeitsmangel zu vermeiden.
- Schälen Sie frisches Obst unbedingt, bevor Sie es essen. Die Globetrotterweisheit »Peel it, cook it, boil it or forget it!« (Schäle es, brate es, koche es oder vergiss es!) hat durchaus ihre Berechtigung.
- Greifen Sie statt zu Salat lieber zu gedünstetem Gemüse.
- Fisch und Fleisch essen Sie bitte keinesfalls roh oder nur medium, sondern komplett durchgebraten, also well done.
- Den unbekümmerten Genuss leicht verderblicher Speisen wie Eis- und Cremedesserts oder Mayonnaise verschieben Sie auch besser auf zu Hause.
- Packen Sie in Ihre Reiseapotheke wasserlösliche Elektrolyttabletten (Salzersatzlösungen), die Sie bei leichtem Durchfall im Urlaubsland in stillem Mineralwasser auflösen und zu sich nehmen.

TIPP Unterwegs

- Wählen Sie ein Reiseziel mit kurzer Anreise.
- Informieren Sie sich gründlich über die Gesundheitsversorgung am Reiseziel.
- Überprüfen Sie Ihren Versicherungsschutz. Klären Sie Fragen wie: Welche Kosten werden von der Versicherung bei Komplikationen übernommen? Wird ein Rettungsflug für Mutter und Kind bezahlt? Buchen Sie Pauschalreisen mit einer Reiserücktrittsversicherung.
- Planen Sie viel Zeit für Ihre An- und Abreise ein, damit keine Hektik aufkommt.
- Nehmen Sie nur so viel Gepäck mit, wie Sie tragen können. Benutzen Sie Rollkoffer, und nehmen Sie am Bahnhof oder Flughafen einen Gepäckwagen.
- Denken Sie an Ihren Mutterpass! Ihn sollten Sie nun immer dabeihaben.
- Machen Sie auf langen Reisen häufiger Pausen, und tragen Sie Kompressionsstrumpfhosen. Außerdem die Füße immer wieder kreisen lassen, Muskeln kurz anspannen, im Flugzeug, Bus oder Zug öfter auf und ab gehen.
- Reservieren Sie im Zug besser einen Gangplatz. Falls Sie des Öfteren zu Toilette müssen, brauchen Sie Mitreisende nicht immer bitten aufzustehen.
- Reisen Sie lieber abends, denn im Dunkeln sehen Sie den Horizont nicht schaukeln. Das kann Reiseübelkeit verhindern.
- Wenn Sie Ihr Reiseziel erreicht haben, planen Sie unbedingt auch Ruhephasen in Ihren Tagesablauf mit ein.
- Gehen Sie nie allein auf Touren, auch wenn Sie sich fit und leistungsfähig fühlen, und nehmen Sie immer vorsorglich Ihr Mobiltelefon mit.

Mit Tieren leben

Dürfen Bello und Mieze nun bleiben? Wenn Sie schon lange mit Ihrem Tier in einem Haushalt leben, besteht auch jetzt normalerweise kein Risiko. Es gibt nur ganz wenige Gründe, ein Haustier wegzugeben: Bei Tierhaarallergien oder wenn das Tier gefährlich, ein Hund etwa bissig oder die Schlange oder Spinne giftig ist. In Einzelfällen können Tierhaare Heuschnupfen oder Asthma auslösen. Wenn ein Elternteil selbst betroffen ist, ist das Erkrankungsrisiko des Babys leider auch größer. Deutsche Allergikerverbände empfehlen Eltern mit einer Tierhaarallergie deshalb, sich von ihrem Tier zu trennen, sobald Nachwuchs erwartet wird. Studien haben allerdings gezeigt, dass gesunde Kinder, die regelmäßig Kontakt zu Tieren hatten, ein deutlich stärkeres Immunsystem entwickelten.

Sauberkeit und Hygiene

Verzichten Sie generell darauf, sich von Ihrem Tier abschlecken zu lassen. Waschen Sie sich regelmäßig nach dem Kontakt die Hände und sorgen Sie dafür, dass Ihr tierischer Liebling alle notwendigen Impfungen bekommt und wurmfrei ist. Vorsicht gilt bei der Verwendung von Floh- und Zeckenhalsbändern – der Hautkontakt mit den stark wirksamen Chemikalien ist für Schwangere nicht in jedem Falle unbedenklich. Fragen Sie Ihren Tierarzt nach Alternativen. Alle Familienmitglieder sollten gegen Tetanus geimpft sein. Liegt Ihre letzte Impfung mehr als zehn Jahre zurück, können Sie diese auch jetzt noch auffrischen lassen. Die Immunisierung wird von der Ständigen Impfkommission (STIKO) auch für Schwangere empfohlen, sie gilt als unbedenklich.

Wenn Sie eine Katze und keine Toxoplasmose-Antikörper haben, ist es ratsam, den Toilettendienst zu delegieren, da die Toxoplasmose-Erreger über den Katzenkot übertragen werden können (siehe Seite 36). Ist dies nicht möglich, tragen Sie beim täglichen Reinigen des Katzenklos unbedingt Gummihandschuhe. Ihr Bett sollten Sie nun ebenfalls zur Tabuzone für alle Tiere erklären.

Hamster, Mäuse und Meerschweinchen können das seltene LCM-Virus (Lymphozytäre Choriomeningitis) übertragen, Frettchen und Ratten Leptospirose und Listeriose. Um eine Gefährdung des Ungeborenen auszuschließen, raten manche Experten, diese Tiere während der Schwangerschaft vorübergehend außer Haus zu geben. Sie können Ihr Tier aber auch testen lassen. Keinesfalls selbst pflegen sollten Sie Reptilien und Amphibien wie Schlangen, Bart-Agamen, Wasser- und Landschildkröten, Leguane, Chamäleons oder Geckos. Denn diese gehören zu den häufigsten Überträgern von Salmonelleninfektionen bei Schwangeren, Babys und Kleinkindern.

Bereiten Sie Ihren Vierbeiner schon früh auf das neue »Rudelmitglied« vor. Dann wird die erste Begegnung bestimmt unkompliziert.

Hilfe bei Beschwerden

Beschwerden von A–Z

In keiner anderen Lebensphase finden solch enorme Aufbauprozesse statt wie in der Schwangerschaft. Ihr Körper läuft auf Hochtouren. In relativ kurzer Zeit schafft er das ideale Umfeld für Ihr Baby, sodass es sich in 40 Wochen von einem winzigen Keim zu einem lebensfähigen Kind entwickeln kann. Zunehmend stellen Sie nun Ihre Vitalkräfte seiner Entwicklung zur Verfügung; dadurch verändern sich viele Vorgänge in Ihrem Organismus. Manchmal hat das gewisse »Nebenwirkungen«: Symptome wie Müdigkeit, morgendliche Übelkeit, Schwindel oder Verdauungsprobleme sind Teil einer ganz normalen schwangerschaftsbedingten Umstellung und keineswegs Zeichen einer Krankheit. Falls Sie während Ihrer Schwangerschaft von einer oder auch mehrerer dieser Unannehmlichkeiten betroffen sind – keine Sorge: Die meisten lassen sich gut mit nebenwirkungsarmen natürlichen Mitteln lindern. Medikamente sollten Sie nur nach Rücksprache mit Ihrem Arzt einnehmen.

Blasenentzündung

Schwangere Frauen neigen öfter zu Harnwegsinfekten, weil der pH-Wert der Scheide verändert und die Anzahl der für die Keimabwehr zuständigen Milchsäurebakterien vermindert ist. Durch die Schwangerschaftshormone ist außerdem der Muskeltonus herabgesetzt. Besonders die glatte Muskulatur im kleinen Becken ist weich und entspannt. Das ist notwendig, damit sich das Gewebe beim Wachsen und bei der Geburt des Kindes gut dehnen kann. Auch die Harnleiter sind weit gestellt, und der Urinfluss dadurch verlangsamt. Zudem verändern sich während der Schwangerschaft die Anteile von Zuckern, Eiweißen und Säuren (pH-Wert) im Urin. Aus diesen Gründen können sich Keime leichter anheften und vermehren. Schwerwiegende Harnwegsentzündungen in der Schwangerschaft werden fast immer mit einem Antibiotikum aus der Gruppe der Penicilline oder Cephalosporine behandelt – beide Wirkstoffgruppen sind für das Kind unbedenklich. Informieren Sie aber den behandelnden Arzt unbedingt über Ihre Schwangerschaft.

Vorsicht bei Medikamenten

Seien Sie bei der Medikamenteneinnahme während der gesamten Schwangerschaft vorsichtig. Da Schwangere aus ethischen Gründen nicht an Arzneimittelstudien teilnehmen dürfen, sind die meisten Medikamente nicht ausreichend auf schädigende Wirkung auf das ungeborene Leben geprüft. Medikamente, bei denen die Schwangerschaft eine Gegenanzeige ist, sollten Sie gar nicht erst einnehmen oder nach Rücksprache mit Ihrem Arzt sofort absetzen. Sofern Sie nicht schwer krank sind, ist Ihr Kind am sichersten, wenn Sie in der Schwangerschaft gar keine Medikamente einnehmen. Wenn Sie in der Frühschwangerschaft noch Amphetamine, Aufputsch- oder Betäubungsmittel, Opiate u. Ä. konsumiert haben, sprechen Sie mit Ihrem Arzt und Ihrer Hebamme.

Sanfte Hilfen

- Zur Vorbeugung sollten Sie mindestens zwei Liter pro Tag trinken. Der Urin ist sonst zu stark konzentriert und kann Stoffe enthalten, welche die Blasenwand und die Harnröhre reizen.
- Preiselbeersaft schützt gegen Neuinfekte und beschleunigt die Heilung von Blasenentzündungen. Der hohe Gehalt des Gerbstoffes Tanin wirkt auf natürliche Art entzündungshemmend und verhindert das Anhaften bestimmter Bakterien an den Schleimhäuten der Harnwege. Dadurch werden sie rascher wieder aus der Blase herausgespült.
- Zögern Sie Ihren Toilettengang nicht unnötig hinaus, und nehmen Sie sich Ihre kleine persönliche »P-Pause«. Eine unvollständige Blasenentleerung hinterlässt einen Rest Harn, in dem sich Bakterien vermehren können.
- Wechseln Sie Slipeinlagen jetzt besonders häufig, um Keimen ihren Nährboden zu entziehen.

Blutdruck, hoher (Hypertonie)

Häufig bleibt ein zu hoher Blutdruck in der Schwangerschaft zunächst einmal unbemerkt. Bei den Vorsorgeuntersuchungen wird Ihnen deshalb routinemäßig der Blutdruck gemessen. Ab einem Wert von mehr als 140 / 90 mmHg spricht man von einem erhöhten Blutdruck. Kontrollen und engmaschige Überwachung des Schwangerschaftsverlaufs sind dann ganz wichtig, um eine mögliche Präeklampsie (siehe Seite 75) zu verhindern.

Sanfte Hilfen

- Nehmen Sie sich viel Zeit für sich selbst, und reduzieren Sie so weit wie möglich alles, was von außen auf Ihre Sinne einströmt. Gehen Sie der alltäglichen Flut von Bildern eine Zeit lang aus dem Weg.
- Ausreichender Schlaf mit einem ausgeglichenen Tag-Nacht-Rhythmus wirkt sehr unterstützend. Und mit ausreichend Bewegung an der frischen Luft bekommt dann auch Ihr Baby automatisch eine Extraportion Sauerstoff.
- Auch durch Ihre Ernährung können Sie einen zu hohen Blutdruck in der Schwangerschaft beeinflussen, indem Sie sich eiweißreich ernähren und Ihre Speisen zusätzlich salzen (ein bis zwei Teelöffel am Tag).

Walken Sie in der Schwangerschaft lieber langsam auf längeren Strecken als schnell auf kurzen Strecken, und vergessen Sie das Trinken nicht.

Blutdruck, niedriger (Hypotonie)

Wenn der Blutdruck über einen längeren Zeitraum hinweg unter 100 / 60 mmHg liegt, wird die Durchblutung der Plazenta beeinträchtigt. Im Ernstfall kann das Kind zu wenig Sauerstoff bekommen, was das Risiko einer Fehl- oder Frühgeburt zur Folge hat. Außerdem können Sie während eines Schwindelanfalls oder Kreislaufkollapses stürzen. Tun Sie also unbedingt etwas gegen Ihren niedrigen Blutdruck.

Sanfte Hilfen

- Wenn Ihnen besonders nach dem Aufstehen schwindelig wird, schlafen Sie nachts mit leicht erhöhtem Oberkörper.
- Nehmen Sie sich morgens bewusst mehr Zeit für sich. Stehen Sie langsam (!) auf, frühstücken Sie eiweißreich, und gönnen Sie sich schon morgens ein großes Glas frisch gepressten Saft.
- Trinken Sie auch tagsüber reichlich und regelmäßig.
- Morgendliches Wechselduschen und leichte Bürstenmassagen bringen den Kreislauf auf Trab; hören Sie unbedingt mit der kühlen Temperatur auf.
- Regelmäßige Bewegung durch Ausdauersport wie Radfahren, Schwimmen, Walking oder leichte Gymnastik bringen zusätzlichen Schwung. Wichtig ist, dass Sie sich dabei wohlfühlen und sich nicht unter Leistungsdruck setzen. Nehmen Sie sich ganz bewusst Zeit für sich und Ihr Wohlbefinden.
- Sollte Ihnen schwindelig werden, legen Sie sich sofort hin, und lagern Sie kurzfristig Ihre Beine hoch. Dadurch wird das Blut aus den Beinen wieder in die obere Körperhälfte transportiert und auch das Gehirn rasch wieder mit genügend Sauerstoff versorgt.

Ihren Blutdruck können Sie auch selbst leicht regelmäßig überprüfen. In der Schwangerschaft ist es besonders wichtig, dass die Werte richtig liegen.

Brustspannen

Ihr Körper produziert jetzt mehr Östrogen und Progesteron. Dadurch bereitet sich die Brust auf das Stillen vor, das Brustdrüsengewebe wächst und verändert seine Struktur. Der Spannungsschmerz hält aber weder die ganze Schwangerschaft über an, noch ist er immer gleich stark, denn die Veränderungen geschehen schrittweise und individuell. Bald schon wird das Hormon Prolaktin vermehrt ausgeschüttet und einige Monate später hält die Brust bereits etwas Vormilch – das sogenannte Kolostrum – bereit. Brustspannen kann jedoch auch ein typisches Symptom für das baldige Eintreten der Regelblutung sein.

Sanfte Hilfen

- Nehmen Sie ein wohltuendes Bad mit einem entspannenden Zusatz von Orangen- oder Rosenblüten-Essenz.
- Legen Sie warme Ölkompressen, zum Beispiel mit verdünntem Sandelholz-, Melissen- oder Lavendelöl, auf die schmerzende Brust, so lange, wie es Ihnen guttut.
- Schmerzlindernd und entstauend wirken Auflagen mit Heilerde, Quark oder einem Zusatz von Ringelblumentinktur.
- Sind die Brüste sehr verhärtet, hilft eine Salbe aus Bingelkraut (Mercurialis perennis).

Dehnungsschmerzen

Menstruationsartige Schmerzen oder ein Ziehen im Becken, in den Leisten oder im Rücken sind in der Frühschwangerschaft relativ häufig. Die Gebärmutter muss noch ihre richtige Position im Becken »finden« und wird dabei noch nicht von den Beckenknochen gestützt. Das ist erst circa ab dem zweiten Schwangerschaftsdrittel so. Außerdem ist sie jetzt viel stärker durchblutet und deshalb schwerer als sonst. Während der Schwangerschaft legt die Gebärmutter etwa das Hundertfache an Volumen zu, um dem Baby genügend Raum zu bieten. Gegen Ende der Schwangerschaft wiegt sie mit 1 000 bis 1 500 Gramm ungefähr 20- bis 30-mal so viel wie zuvor. Die Mutterbänder müssen die nun immer größer werdende Gebärmutter halten und sich ebenfalls dehnen. Der dadurch entstehende Zug verursacht ziehende oder sogar krampfartige Schmerzen. Sie werden bei körperlicher Anstrengung, beim Umdrehen im Liegen und – nicht zu vergessen – bei sexueller Lust und nach dem Orgasmus oft erst einmal stärker. Um den Dehnungsschmerz zu lindern, haben Sie einige Möglichkeiten.

Sanfte Hilfen

- Tragen Sie eine Zeit lang eine Bauchstütze (gibt es im Sanitätshaus). Das ist ein spezieller Slip, der sich dem wachsenden Bauch anpasst. Das Material ist am unteren Bauch, an den Seiten und am Rücken verstärkt gewebt und stützt und entlastet deshalb gut.
- Immer hilfreich: Wärme in jeglicher Form! Ein Heizkissen, eine Wärmflasche oder eine warme Kompresse können Linderung bringen. Mit einem warmen Bad lässt sich die verkrampfte Rückenmuskulatur ebenfalls gut entspannen.

Durchfall

Solange Sie kein Fieber oder keine Schmerzen bei der Darmentleerung haben, Ihr Durchfall nicht blutig ist und Sie nicht matt und völlig kraftlos werden, brauchen Sie sich um Ihr Baby erst einmal nicht zu sorgen: Es wird noch immer gut versorgt. Wichtig ist allerdings, dass Sie nicht zu viel Flüssigkeit verlieren, denn dadurch sinkt Ihr Blutdruck – es kommt zu Kreislaufstörungen und Mattigkeit. Gleichzeitig fehlen Ihnen dann auch wichtige Mineral- und Nährstoffe.

Unbedingt zum Arzt!

Gehen Sie bei Fieber, Schmerzen und bei häufigem Durchfall, der länger als einen Tag anhält, unbedingt zum Arzt. Lassen Sie die Ursache abklären. In den letzten Schwangerschaftstagen ist Durchfall oft ein Anzeichen für den bevorstehenden Wehenbeginn.

Sanfte Hilfe

- Essen Sie zunächst etwas trockenen Zwieback oder ein paar Salzstangen, und trinken Sie viel Wasser oder Kräutertee. Eine Tasse warme Brühe wärmt von innen und tut richtig gut.
- Bauen Sie Ihre gestörte Darmflora langsam mit Magerquark, Naturjoghurt, zerdrückter Banane oder frisch geriebenen Äpfeln wieder auf.
- Getrocknete Heidelbeeren und einige Stückchen Bitterschokolade wirken »stopfend«. Im Ernstfall dürfen Sie auch Kohletabletten einnehmen.
- Verzichten Sie noch ein paar Tage auf eiweißreiche, fetthaltige, stark gesüßte oder schwer verdauliche Mahlzeiten.

Erkältung

Während der Schwangerschaft ist Ihr Immunsystem vollauf damit beschäftigt, Ihr Baby zu schützen. Das bedeutet, dass Sie selbst nun eventuell etwas anfälliger für Viren sein können, die Erkältungen und Grippe auslösen. Husten, Schnupfen & Co. können Sie in der Schwangerschaft am besten mit bewährten Hausmitteln in die Flucht jagen.
Wenn Sie sich nach einigen Tagen noch nicht besser fühlen oder aber schwer Luft bekommen, gehen Sie bitte zum Arzt. Dies könnten eventuell Anzeichen einer zusätzlichen Atemwegsinfektion sein, die ärztlich behandelt werden muss.

Sanfte Hilfe

- Trinken Sie mindestens zwei Liter am Tag. Ideal sind Kräutertees und vitaminreiche Fruchtsäfte. Heißer Holundersaft, Hagebutten-, Fenchel- oder Lindenblütentee, Zitrone mit Honig und Salbeitee

TIPP   Aus der Hausapotheke

Schleimlösend wirkt ein selbst gemachter Zwiebel- oder Rettich-Hustensaft. Reiben Sie dazu eine mittelgroße Zwiebel oder einen schwarzen Rettich auf und füllen Sie das Ganze zusammen mit der gleichen Menge Kandiszucker in ein sauberes Gefäß. Lassen Sie die Mischung etwa acht bis zehn Stunden stehen, und pressen Sie dann den Saft durch ein Tuch. Den aufgefangenen Sirup stellen Sie am besten kühl. Nehmen Sie fünf- bis sechsmal täglich einen Teelöffel davon.

(nicht in der Stillzeit trinken, da er eine milchreduzierende Wirkung hat!) lindern Husten und Halsschmerzen.
- Inhalieren Sie bei verstopfter Nase und Schnupfen mit einer Salzlösung oder mit einem Aufguss von Kamillenblüten. Nasenspülungen mit isotonischer Kochsalzlösung oder Meerwasserspray sind sanfte Alternativen.
- Gurgeln mit Salzwasser wirkt desinfizierend im Rachenraum. Rühren Sie einen Teelöffel Salz in einen Viertelliter warmes Wasser, und gurgeln Sie damit etwa fünf- bis sechsmal pro Tag. Das Wasser bitte nicht schlucken.
- Hängen Sie feuchte Tücher in Ihrem Schlafzimmer auf, das hilft bei trockenen Nasenschleimhäuten.
- Machen Sie ein warmes Fußbad, indem Sie eine Schüssel mit Wasser vorbereiten, das eine Temperatur von etwa 35 °C hat. Stellen Sie die Füße hinein, und steigern Sie die Temperatur unter langsamer Zugabe von warmem Wasser auf etwa 40 °C. Die medizinische Wirkung wird durch den Reiz der Wassertemperatur

und verschiedene Zusätze wie Salz, Lavendel oder Kamille erreicht. Trocknen Sie nach rund 15 Minuten die Füße gründlich ab, und ziehen Sie warme Socken an.

- Schlafen Sie sich gesund – Schlaf ist noch immer die beste Medizin!
- Sobald es Ihnen wieder besser geht, mummeln Sie sich am besten warm ein und machen Spaziergänge an der frischen Luft. Die mögen Erkältungsviren nämlich gar nicht.

Fieber

Im Prinzip zeigt Fieber einen nützlichen körpereigenen Heilungsvorgang an: Die erhöhte Körpertemperatur dient dazu, Bakterien, Viren und andere Keime abzutöten. Auch das alarmierte Immunsystem kann Krankheitserreger jetzt schnell bekämpfen.

Leichtes Fieber in der Schwangerschaft ist meist unproblematisch. Bis 38,5 °C handelt es sich um mäßiges Fieber. Temperaturen darüber bedeuten starkes Fieber und müssen behandelt werden, um dem Ungeborenen nicht zu schaden.

Sanfte Hilfe

- Solange die Temperatur nicht über 38,5 °C ansteigt, helfen Wadenwickel mit Zitronenwasser und viel, viel trinken!
- Bei hohem Fieber allerdings ist das Risiko einer Fehlgeburt oder vorzeitiger Wehen erhöht. Deshalb sollten Sie bei Körpertemperaturen über 38,5 °C zum Arzt gehen und zu fiebersenkenden Medikamenten greifen. Arzneimittel mit dem Wirkstoff Paracetamol können Sie kurzfristig und normal dosiert für einige Tage einnehmen. Die Wirkung einer Dosis von 500 Milligramm Paracetamol

hält circa sechs Stunden an. Sie dürfen innerhalb von 24 Stunden vier Einzeldosen einnehmen. Wenn möglich, vermeiden Sie aber eine häufigere Einnahme, besonders in der Spätschwangerschaft, weil dies eventuell Auswirkungen auf die Atemtätigkeit des Neugeborenen haben könnte.

Unbedingt zum Arzt!

Wenn der Anlass für Ihr Fieber nicht ganz klar ist oder Sie länger als zwei Tage erhöhte Temperatur haben, gehen Sie bitte zum Arzt. Sollten Sie Fieber bekommen, nachdem die Fruchtblase bereits geplatzt ist, fahren Sie umgehend in die Klinik! Es könnte sich um eine Infektion der Fruchthöhle (Amnioninfektionssyndrom) handeln, und dies wäre für Sie und Ihr Kind sehr gefährlich.

Hämorrhoiden

Hämorrhoiden sind erweiterte und gestaute Venen im Bereich des Enddarmes. Da in der Schwangerschaft das Bindegewebe hormonell bedingt gelockert ist, treten diese knotenförmigen, vorspringenden Gefäßerweiterungen relativ häufig auf. Das ist unangenehm, denn oft drücken, schmerzen oder jucken sie, in manchen Fällen können sie auch bluten oder sich entzünden.

Während der Geburt können Hämorrhoiden sich eventuell verschlimmern, da der venöse Rückfluss vorübergehend behindert wird. Für betroffene Frauen ist daher eine Geburt im Vierfüßlerstand entlastend. Doch in den meisten Fällen bilden sich Hämorrhoiden nach der Geburt innerhalb weniger Wochen ganz von allein wieder zurück.

Ein herzhaftes, ballaststoffreiches Müsli fördert die gesunde Verdauung.

Sanfte Hilfe

- Ernähren Sie sich ballaststoffreich. Müsli, Obst, Vollkornbrot oder Weizenkleie sind ideal, um die Verdauung anzuregen.
- Trinken Sie stets ausreichend, mindestens zwei bis drei Liter täglich.
- Achten Sie darauf, dass Ihr Stuhlgang weich und regelmäßig bleibt, damit Sie nicht pressen müssen.
- Sitzbäder mit warmem Kamillentee, Lavendelöl oder einem Aufguss aus Hamamelis- oder Eichenrinde lindern den Juckreiz. Langes Sitzen oder Stehen sollten Sie vermeiden.
- Zusätzlich kann Ihnen Ihr Arzt eine Salbe oder Analzäpfchen verschreiben, pflanzliche Hämorrhoidalmittel sind in der Schwangerschaft unbedenklich.

Hautjucken

Durch die gesteigerte Stoffwechseltätigkeit kommt es bei fast jeder fünften Frau in der Schwangerschaft zu juckenden Ausschlägen. Meistens beginnt der Juckreiz mit dem dritten Schwangerschaftsmonat und kann sich bis zur Geburt erheblich steigern. Durch die starke Dehnung ist die Haut besonders im Bereich des Bauches zusätzlich sehr beansprucht.

In seltenen Fällen kann der Juckreiz auch den gesamten Körper befallen und tritt dann besonders nachts auf.

Unbedingt zum Arzt!

Färbt sich zusätzlich zu einem starken, anhaltenden Juckreiz Ihre Haut gelblich oder ist Ihnen häufig gleichzeitig übel, kann das auf eine Störung des Leberstoffwechsels hinweisen. Auch dunkler Urin und helle Stühle sind Anzeichen für einen Übertritt von Gallensäuren ins Blut. Eine fachärztliche Behandlung ist unbedingt notwendig.

Sanfte Hilfe

- Um den akuten Juckreiz zu lindern, bereiten Sie sich einen Tee aus Stiefmütterchenkraut (aus der Apotheke) zu. Tragen Sie den leicht abgekühlten Tee mit einem weichen Waschlappen direkt auf Ihre Haut auf und lassen ihn dann ohne Abtrocknen einziehen. Je nach Stärke des Juckreizes können Sie diese Waschungen mehrmals täglich wiederholen.
- Verzichten Sie auf ausgedehnte warme Vollbäder und alkalische Seifen. Ein kurzes Bad mit Zusätzen wie Meersalz, Molke oder Kleie tut der Haut jedoch ebenso gut wie rückfettende Ölbäder.
- Zur täglichen Hautpflege verwenden Sie besser reines Mandel-, Avocado- oder Olivenöl. Pflegemilch und -lotionen enthalten meistens Alkohol, der die Haut zusätzlich austrocknet.

Karpaltunnelsyndrom

Ständiges Kribbeln in den Fingern, ein taubes Gefühl oder brennende Schmerzen in der betroffenen Hand deuten auf ein sogenanntes Karpaltunnelsyndrom hin. Durch vermehrte Wassereinlagerung wird der Druck im Gewebe erhöht, dadurch werden die empfindlichen Nervenkanäle »gequetscht«, und es kommt zu Empfindungsstörungen. Die Symptome sind zwar unangenehm, aber harmlos und verschwinden auch nach der Geburt in vielen Fällen von selbst wieder.

Sanfte Hilfe

- Ernähren Sie sich vorübergehend eiweißreich, salzen Sie zusätzlich und trinken Sie viel, um die Nierentätigkeit anzuregen.
- Wenn Sie starke Schmerzen haben, können Sie sich auf Rezept Ihres Arztes eine Schiene anpassen lassen, um die Hand vorübergehend ruhig zu stellen.
- Tägliche Finger- und Handdehnungsübungen helfen ebenfalls.

Kopfschmerzen

Durch die Hormonumstellung kann es vorkommen, dass Sie in der Frühschwangerschaft nun manchmal Kopfschmerzen haben. Ebenso oft aber sind Belastungen, Stress, eine verspannte Körperhaltung, Sauerstoffmangel, ein niedriger Blutzuckerspiegel, Erschöpfung oder Überanstrengung die Auslöser.
Wenn Sie schon vorher häufig unter Kopfweh litten, kann sich dieses in der Schwangerschaft merklich bessern oder sogar ganz verschwinden. In seltenen Fällen können sich die Kopfschmerzen in der Schwangerschaft aber auch verstärken.

Positive Veränderungen gibt es fast immer für migränegeplagte Frauen. Während der Schwangerschaft sind sie oft völlig von diesen Schmerzen befreit. Doch leider nicht für immer: Nach der Geburt kehrt die Migräne in den meisten Fällen zurück.

Sanfte Hilfe

- Trinken Sie ausreichend, am besten zwei bis drei Liter Wasser, ungesüßten Tee oder verdünnte Saftschorlen.
- Stellen Sie sich ein paar Minuten ans geöffnete Fenster oder gehen Sie ein wenig an der frischen Luft spazieren.
- Nehmen Sie ein warmes Fußbad, es regt den Stoffwechsel an und kann das Schlimmste oft noch verhindern.
- Auch Verspannungen im Schulter-Nacken-Bereich können Auslöser sein. Dann hilft vor allem Wärme in Form von Kirschkern- oder Dinkelspelzkissen, Wärmflasche oder Hotpack.
- Wenn das nicht hilft, legen Sie sich in einen abgedunkelten, ruhigen Raum, und versuchen Sie zu schlafen. Ein kühler oder warmer Waschlappen beruhigt und fördert den Schlaf.
- Lassen Sie sich ein liebevolle Massage geben, das tut ebenfalls immer gut.
- Reiben Sie Stirn, Schläfen und Nacken mit verdünntem Pfefferminzöl ein, das wirkt kühlend und belebend. Wenden

Unbedingt zum Arzt!

Kommen Symptome wie Flimmern vor den Augen, Übelkeit und Schwindel zu Ihren Beschwerden hinzu, müssen Sie zur Abklärung möglichst schnell zum Arzt, denn dies könnte auf eine Eklampsie (siehe Seite 75) hinweisen.

Sie das Öl nicht pur an, sondern geben Sie zwei Tropfen davon auf einen Esslöffel Oliven- oder Sonnenblumenöl. Achten Sie darauf, dass nichts davon in die Augen gelangt.

- Leiden Sie häufiger unter Kopfschmerzen, helfen Ihnen Entspannungsübungen, zum Beispiel aus dem Autogenen Training, Yoga, Tai-Chi oder Qi-Gong.

Nur selten hat Kopfschmerz eine ernste Ursache. Wenn Sie jedoch zusätzlich einen hohen Blutdruck und Eiweiß im Urin haben, kann die Ursache eine Präeklampsie sein (siehe Seite 75). Anzeichen dafür sind Sehstörungen, plötzliches Anschwellen von Füßen, Händen oder Gesicht und eventuell Schmerzen im Oberbauch. Gehen Sie dann bitte sofort zum Arzt!

Müdigkeit

Ihr gesamter Organismus und Ihr Seelenleben vollbringen jetzt Höchstleistungen, die an Ihren Energiereserven zehren können. Fühlen Sie sich matt und abgeschlagen, gönnen Sie sich ruhig eine kleine »Auszeit«, ganz ohne schlechtes Gewissen. Sie sind nun in anderen Umständen und sollten sich nicht an Ihrem vor der Schwangerschaft üblichen Alltag messen. Gönnen Sie sich viel Ruhe. Geben Sie gerade während der ersten drei Monate Ihrem eventuell erhöhten Schlafbedürfnis nach. Keine Sorge, das ist nur eine vorübergehende Phase: Schon bald fühlen Sie sich wieder frisch und munter.

Sanfte Hilfe

- Trinken Sie viel, mindestens zwei Liter am Tag – am besten Wasser.
- Unterstützen Sie Ihren Stoffwechsel mit regelmäßigen kleinen Snacks: Ein Stück frisches Obst oder Gemüse, ein paar Trockenfrüchte, Nüsse oder Mandeln, ein Müsliriegel geben Energie. Eine Tasse heiße Brühe bewahrt Sie vor dem Mittagstief.
- Vermeiden Sie alles, was schwer verdaulich, zu fett oder zu viel ist.
- Machen Sie zwischendurch Gymnastik bei geöffnetem Fenster: Füße im Fußgelenk beugen, strecken und kreisen; Hände zu Fäusten ballen und entspannen; Grimassen schneiden, Kiefer lockern und lachen; Schultern hochziehen und fallen lassen, kreisen ...

Nasenbluten

Wie alle Schleimhäute ist auch die Nasenschleimhaut jetzt stärker durchblutet. Durch die Hormonumstellung und das

Das Sitzen auf einem elastischen Pezziball kann Muskeln und Bänder entlasten, vor allem auch bei der Computerarbeit.

Symptom Nasenbluten

Häufiges Nasenbluten kann auch durch erhöhten Blutdruck entstehen. Weisen Sie bei der nächsten Vorsorgeuntersuchung Ihre Hebamme oder Ihren Frauenarzt darauf hin.

höhere Blutvolumen können die zarten Gefäße in der Nase leichter platzen und bluten. Auch bei häufigem Nasenbluten in der Schwangerschaft müssen Sie sich normalerweise keine Sorgen machen. Eine Gefährdung für Sie oder Ihr Kind ist damit auf keinen Fall verbunden. Der Blutverlust ist sehr gering – die Blutung sieht meist schlimmer aus, als sie ist.

Sanfte Hilfe

- Wenn es wieder einmal passiert, beugen Sie Ihren Kopf sofort nach vorn und lassen das Blut ablaufen. Sobald die Blutung etwas nachlässt, drücken Sie die Nasenflügel mit Daumen und Zeigefinger fest zusammen, bis sie ganz aufhört.
- Legen Sie einen kalten Waschlappen oder ein Coldpack in den Nacken oder auf Stirn und Nase. Dadurch verengen sich die Blutgefäße, und die Blutung kommt schneller zum Stillstand.
- Putzen Sie sich vorübergehend nicht die Nase. Das Schnäuzen kann sonst den soeben entstandenen Wundschorf lösen, und es könnte erneut bluten.

Ödeme

Während der Schwangerschaft sind diese Wassereinlagerungen und die damit verbundenen phasenweisen Schwellungen von Fingern, Beinen und Füßen ganz normal und meist nicht bedenklich. Am ehesten merken Sie es vielleicht an Ihren Ringen, die plötzlich zu eng sitzen, oder daran, dass sich die Bündchen Ihrer Socken als Rillen am Bein abzeichnen. Am meisten macht sich dies am Ende des Tages bemerkbar, nach langem ausgedehntem Stehen oder Sitzen und besonders an warmen Tagen. Entwässerungsmittel dürfen auf keinen Fall eingesetzt werden, das gilt auch für pflanzliche Mittel, wie zum Beispiel Brennnesseltee.

Sanfte Hilfe

- Entlasten Sie, so oft es geht, Ihre Beine, indem Sie sie hochlagern. Das kann in einem bequemen Liegestuhl sein, im Bett mit hochgestelltem Lattenrost im Beinbereich, oder Sie legen sich auf den Boden und strecken Ihre Beine an der Wand hoch. Wichtig ist, dass die Beine höher liegen als Ihr Becken, damit der Rückfluss des Blutes und der gestauten Flüssigkeit optimal unterstützt wird.
- Bürstenmassagen und kalte Güsse fördern die Durchblutung, aktivieren den Kreislauf und spornen so die Eigentätigkeit des Körpers an.
- Vermeiden Sie es, enge Kleidung oder Schuhe zu tragen. Eine Soforthilfe bei geschwollenen Füßen ist ein Fußbad mit Salzwasser.

Rückenschmerzen

Damit das Kind durch den engen Beckengürtel geboren werden kann, lockern Hormone die Gelenkverbindungen auf, sie werden vorübergehend instabiler. Das betrifft auch die Wirbelsäule. Wegen des größer werdenden Bauches nehmen viele Schwangere zudem eine ungesunde Körperhaltung ein und gehen ins Hohlkreuz. Das zunehmende Gewicht belastet die Rückenmuskulatur jetzt stärker. Bei schwachem Bindegewebe kommt es manchmal zu einer Blockade des Kreuzbeingelenks. Heftige Schmerzen treten auf, wenn das Kind auf den Ischiasnerv drückt.

Sanfte Hilfe

- Im Akutfall helfen kurzzeitige Bettruhe und Wärme am besten.
- Tragen Sie flaches, höchstens halbhohes Schuhwerk.
- Schwimmen, vor allem Rückenschwimmen, ist jetzt ideal, weil Sie durch die Entlastung der Muskeln im Wasser den Teufelskreis von Schmerz – Verspannung – Schmerz unterbrechen können.
- Gezielte Gymnastik und eine aufrechte Haltung kräftigen die Muskulatur. Bereits eine leichte Übung, siehe Abbildungen, hilft dabei.

Im Wechsel:
1 Rücken Wirbel für Wirbel zum Katzenbuckel runden, Becken nach vorne schieben.
2 Bauch leicht Richtung Boden drücken, der Rücken ist im Hohlkreuz.

- Tragen oder heben Sie nichts Schweres, das ist schlecht für die Wirbelsäule. Außerdem spannen Sie dabei die Bauchmuskulatur an, und der dabei entstehende erhöhte Druck im Bauchraum trägt dazu bei, dass die geraden Bauchmuskeln zu sehr auseinanderweichen (siehe auch Kasten Seite 46). Darüber hinaus belasten Sie Ihren Beckenboden unnötig.

Schlafstörungen

Ab dem zweiten Schwangerschaftsdrittel haben viele Frauen einen schlechten Schlaf. Verantwortlich dafür ist jetzt vor allem das Stillhormon Prolaktin. Es sorgt dafür, dass der Tiefschlaf abnimmt und Sie häufiger wach werden. Wahrscheinlich fällt Ihnen trotz allem das Aufstehen und das schnelle Wieder-Einschlafen zunehmend leichter – und das stellt schon eine sanfte Vorbereitung auf die Stillzeit dar. Auch wird es jetzt immer schwieriger, die richtige Schlafposition zu finden, denn der Bauch scheint ständig im Weg zu sein. Und wenn Sie endlich eingeschlafen sind, strampelt das Baby, oder Sie müssen wieder mal zur Toilette, haben Sodbrennen oder Wadenkrämpfe. Vielleicht träumen Sie nun auch besonders lebhaft oder haben vermehrt Albträume.

Sanfte Hilfe

- Entspannungsübungen, ein warmes Lavendel- oder Rosenblütenbad vor dem Schlafengehen, ein Tee aus Melisse, Hopfen oder Baldrian helfen bei Schlaflosigkeit ebenso wie das berühmte Glas warme Milch mit Honig.
- Leichte Abendmahlzeiten und ein kleiner Spaziergang, der Ihren ungestümen Nachwuchs in den Schlaf schaukelt,

unterstützen ebenfalls einen ruhigen Nachtschlaf.

- Schaffen Sie sich optimale Schlafbedingungen, indem Sie Ihr Schlafzimmer gründlich lüften, sich zum Schlafen auf die linke Seite legen und das obere Bein mithilfe eines Stillkissens abstützen. Falls Sie eine harte Matratze haben, behelfen Sie sich mit einem weichen Unterbett oder einem kleinen Schaffell, das Sie im Bereich der Hüfte unterlegen.

Schlafmittel sind tabu!

Schlafmittel sind in der Schwangerschaft absolut keine Option! Auch bei üblicher Dosierung gehen sie direkt in den kindlichen Blutkreislauf über und belasten Ihr Ungeborenes.

Sodbrennen

Vor allem ab der zweiten Hälfte der Schwangerschaft nimmt hormonell bedingt der normale Spannungszustand des Magens leicht ab. Da auch der Magenpförtnermuskel etwas schlaffer wird, kann der Mageninhalt jetzt leichter in die Speiseröhre zurückfließen. Ist der Magen zudem durch große Mahlzeiten gut gefüllt, vergrößert sich das Risiko, dass Magensaft aufsteigt. Zusätzlich wird der Druck auf die inneren Organe durch die immer größer werdende Gebärmutter zunehmend stärker. Auch plötzliche Tritte des Babys können solchen Druck auf den Magen ausüben, dass Magensaft zurück in die Speiseröhre schwappt. Die Folge davon können Spannungs- oder Völlegefühl, Übelkeit, saures Aufstoßen, ein brennendes Gefühl hinter dem Brustbein bis in die Speiseröhre und Sodbrennen sein.

Sanfte Hilfe

- Meiden Sie sehr saure, fettige oder frittierte Speisen. Auch Süßigkeiten und Kaffee reizen den Magen.
- Essen Sie lieber öfter kleine Portionen statt wenige große. Kauen Sie lange und gründlich.
- Machen Sie nach dem Essen regelmäßig einen kleinen Spaziergang.
- Wenn Sie dennoch Sodbrennen haben, kauen Sie zwei bis drei Mandeln so lange, bis ein geschmackloser Brei entstanden ist. Dieser Brei bindet die Magensäure. Auch Heilerdekapseln zur innerlichen Einnahme (Apotheke oder Reformhaus) binden Säure.
- Werden Sie vor allem nachts von Sodbrennen geplagt, gilt: nach 18 Uhr nichts mehr essen und mit leicht erhöhtem Oberkörper schlafen. Um höher zu liegen, eignet sich ein Stillkissen, das Sie noch gut gebrauchen können, wenn Ihr Kleines auf der Welt ist.

Symphysenschmerz (Schambein)

Wie alle Gelenkverbindungen kann auch die knorpelige Schambeinfuge jetzt gedehnt und gelockert werden. Diese Lockerung in der Schwangerschaft ist sinnvoll, weil das knöcherne Becken auf diese Weise eine Dehnfuge entwickeln kann. Für den Durchtritt des Kindes bei der Geburt ist die Symphyse dadurch etwa 3 mm breiter. Allerdings können die hormonbedingte Lockerung und die Dehnung der Schambeinfuge auch Schmerzen verursachen. Diese strahlen oft auch in die Oberschenkel und in das Kreuzbein aus und sind beim Stehen und Gehen besonders stark. Bis zu 10 Prozent aller Schwangeren sind von Schambein-

65

beschwerden betroffen. In seltenen Fällen (0,02 bis 0,3 Prozent) kann es bei der Geburt zu einer Durchtrennung der Bänder (Symphysenruptur) kommen.

Sanfte Hilfe

- Lassen Sie sich einen speziellen orthopädischen Stützgürtel in einem Sanitätshaus anpassen. So werden Ihr Rücken und Ihr Beckenboden entlastet sowie der Bauch gestützt, das lindert den Schmerz.
- Auch eine ausreichende Kalzium- und Vitamin-D-Zufuhr ist nun besonders wichtig, um das Gewebe zu kräftigen.
- Eine weitere Hilfe ist eine Salbe aus Arnika in Kombination mit Beinwell (Symphytum), die Sie in der Apotheke bekommen. Tragen Sie die Salbe regelmäßig an der schmerzenden Stelle auf.
- Setzen Sie sich, wenn möglich, nicht breitbeinig hin, und heben Sie keine schweren Gegenstände. Lassen Sie, auch wenn es schwerfällt, das größere Geschwisterkind vorübergehend »am Boden«.

Wenn Sie sehr starke Schmerzen haben, wird es eventuell nötig, ein Schmerzmittel einzunehmen: Sprechen Sie mit Ihrem Arzt oder mit Ihrer Hebamme darüber.

Übelkeit und Erbrechen

Übelkeit ist für etwa 70 Prozent aller Frauen leider eine normale Begleiterscheinung in der Schwangerschaft. Kein Grund zur Besorgnis also, sondern eher ein Zeichen dafür, dass alles in Ordnung ist. Die Ursache ist wissenschaftlich noch nicht eindeutig geklärt. Vermutlich verursacht das über die Plazenta abgegebene Schwangerschaftshormon HCG die Symptome. Zwischen der achten und zehnten Woche der Schwangerschaft ist der HCG-Spiegel

Unbedingt zum Arzt!

Bei ständiger Übelkeit und häufigem, starkem Erbrechen suchen Sie unbedingt Ihren Gynäkologen auf. Ist Ihr Nährstoff-, Wasser- und Elektrolythaushalt gestört, kann das Sie und Ihr Kind gefährden. Wenn Sie gleichzeitig Gewicht verlieren oder wenn Sie gar keine Nahrung mehr bei sich behalten können, kann eine Infusionstherapie im Krankenhaus notwendig sein.

auf dem Höhepunkt und sinkt dann leicht ab. Das erklärt, warum die Übelkeit nach der zwölften Woche meist nachlässt. Manchen Frauen ist nur flau im Magen, anderen verderben bestimmte Gerüche jeden Appetit. Der alte Begriff »Morgenübelkeit« ist dabei jedoch irreführend. Denn den Frauen, die am schlimmsten betroffen sind, ist über Tage und Wochen hinweg von morgens bis abends speiübel. Die Hälfte davon erbricht regelmäßig.

Sanfte Hilfe

- Gehen Sie jetzt erst einmal alles ein bisschen ruhiger an als sonst, und lassen Sie sich verwöhnen.
- Trinken Sie, am besten noch im Bett, ein bis zwei Tassen mit Traubenzucker gesüßten Ingwertee (wenn Ihr Partner morgens keine Zeit hat, um ihn frisch zu kochen, bereiten Sie den Tee am Abend vorher zu und halten ihn in einer gut isolierten Thermoskanne warm).
- Stehen Sie langsam auf, und vermeiden Sie abrupte Bewegungen, denn bereits dies kann den Brechreiz auslösen.
- Essen Sie tagsüber häufiger kleine, frischkostreiche Mahlzeiten, und verzichten Sie auf Fettiges.

- Bei anhaltender Übelkeit helfen oftmals Bitterstoffe, wie aus Radicchio-, Rucola- oder Löwenzahnsalat, Artischocken oder Pampelmusen.
- Trockenobst, am besten in Bioqualität und ohne Schwefelzusatz, kann bei stärkerem Erbrechen den erhöhten Elektrolytverlust ausgleichen. Es enthält besonders viel Kalium.
- Auch eine Akupunkturbehandlung oder ein Akupressurarmband (Seaband) können Ihre Übelkeit lindern.

Ein kleiner Trost: Viele Frauen haben zu Beginn ihrer Schwangerschaft eine natürliche Abneigung gegen schnell verderbliche Lebensmittel wie Fleisch, Fisch, Geflügel, Eier und Milch, die Bakterien und andere krank machende Keime enthalten könnten. In der Zeitspanne der Übelkeit liegt also auch eine schützende Weisheit der Natur: Sie dauert in etwa so lange an, bis alle Zellen des Embryos differenziert und seine Organe gebildet sind, nämlich 12 bis 13 Schwangerschaftswochen. Gerade in dieser ersten Zeit müssen sich viele Frauen erst an den Gedanken gewöhnen, bald Mutter zu sein. Ein ausführliches Gespräch mit Ihrer Hebamme kann sehr unterstützend sein und Ihre Erwartungen und Fragen klären.

Verstopfung

In der Schwangerschaft ist die Spannung der Darmmuskulatur aufgrund der Hormonwirkung herabgesetzt. Dadurch wird der Darm oftmals etwas träge, er transportiert den Nahrungsbrei nicht mehr schnell genug und entzieht ihm das darin enthaltene Wasser. Die Folge: Der Stuhl wird hart, was dann wiederum die Darmentleerung schwierig macht. Gehen Sie zur Toilette, sobald Sie den ersten Druck verspüren. Versuchen Sie es am besten gleich morgens nach dem Aufstehen und dann jeweils eine halbe Stunde nach den Mahlzeiten, um Ihren Darm zu rhythmisieren.

Beratung bei Darmproblemen

Nehmen Sie keine Abführmittel auf eigene Veranlassung! Wenn Sie Schmerzen beim Stuhlgang haben und Ihren Darm über längere Zeit nicht ohne Druck entleeren können, sprechen Sie mit Ihrer Hebamme oder Ihrem Arzt.

Sanfte Hilfe

- Beobachten Sie Ihren Körper, setzen Sie ihn nicht »unter Druck«. Pressen Sie beim Stuhlgang nicht, denn das schadet Ihrem Beckenboden.
- Mischen Sie Weizenkleie, Leinsamen oder Flohsamenschalen unter Ihr Müsli, und regen Sie so die Darmtätigkeit an. Wichtig: Gleichzeitig viel trinken!
- Essen Sie Vollkornprodukte, rohes Obst oder Gemüse, Sauerkraut oder Sauerkrautsaft, Joghurt, saure Sahne, Feigen, getrocknete Pflaumen oder Aprikosen und Rhabarber. Eine gute Wirkung lässt sich auch mit reifen, weichen Kiwis erzielen. Sie enthalten verdauungsfördernde Enzyme, die abführend wirken.
- Bewegen Sie sich regelmäßig. Schon ein täglicher Spaziergang von einer halben Stunde wird sich positiv auf Ihre Darmtätigkeit auswirken.

Wadenkrämpfe

Wadenkrämpfe treten in der Schwangerschaft häufig auf und sind oft erstes Anzeichen eines Magnesiummangels. Meistens

67

werden Sie nachts davon betroffen sein und schlecht Schlaf finden. Das ist zwar lästig, braucht Sie aber nicht zu beunruhigen: Ihr Bedarf an Magnesium ist jetzt leicht erhöht (siehe auch Seite 35). Andere mögliche Ursachen für Wadenkrämpfe in der Schwangerschaft sind die Aufnahme von zu viel Phosphor, zum Beispiel in Fertigmahlzeiten, Snacks und kohlesäurehaltigen Soft-Drinks, ein Kalziummangel sowie der Druck des sich dehnenden Uterus auf die Beinnerven.

Sanfte Hilfe

- Um vorzubeugen, essen Sie häufig Vollkornprodukte und viel grünes Gemüse, auch Milch und Milchprodukte sind geeignete Magnesiumlieferanten. Trinken Sie zusätzlich magnesiumhaltiges Mineralwasser.
- Bei einem akuten Wadenkrampf strecken Sie das betroffene Bein aus, ziehen Sie die Zehen nach oben und zum Körper hin, und stemmen Sie Ihre Fußsohlen fest gegen eine Wand oder das Fußende Ihres Bettes. Stehen Sie dann

auf, und laufen Sie zwei Minuten auf den Fersen umher. Drücken Sie danach die ganze Fußsohle kräftig gegen den Boden, und beugen Sie dabei die Knie.

Achtung Magnesiumeinnahme!

Magnesium hat eine entspannende Wirkung auf die glatte Muskulatur, deshalb wird es hoch dosiert auch zur Hemmung vorzeitiger Wehentätigkeit angewendet. Ab Ende der 38. Schwangerschaftswoche sollten Sie aber kein Magnesium mehr einnehmen, denn ab dann möchte sich die Gebärmutter mit ein paar »Übungswehen« auf die bevorstehende Geburt vorbereiten. Ist sie jedoch weiterhin »ruhiggestellt«, muss die Geburt oft künstlich eingeleitet werden.

Zahnfleischentzündung

Wenn Ihr Zahnfleisch geschwollen, gerötet oder bläulich verfärbt ist und Sie beim Zähneputzen Schmerzen haben, liegt wahrscheinlich eine Entzündung vor. Nehmen Sie diese Beschwerden ernst, denn dadurch haben Sie ein erhöhtes Risiko, eine Frühgeburt oder ein untergewichtiges Kind zu bekommen. Durch die Zahnfleischentzündung gelangen schädliche Substanzen der Bakterien in die Blutbahn, die vorzeitige Wehen auslösen können. Gehen Sie in jedem Fall zum Zahnarzt. Er wird sich Ihr Zahnfleisch ansehen, vorhandene Zahnfleischtaschen reinigen und Ihnen ein desinfizierendes Mundspülmittel für die weitere Pflege zu Hause verschreiben. Falls es nötig wird, einen Zahn zu sanieren, dürfen Sie sich auch eine Betäubungsspritze mit einem in der Schwangerschaft zugelassenen Lokalanästhetikum geben lassen.

Die Arbeit der Beinmuskulatur, die sogenannte Venenpumpe, unterstützt die Blutzirkulation. Wippen Sie abwechselnd von den Zehen 1 auf die Fersen 2.

Schwanger mit Hindernissen

Komplikationen

Natürlich wünscht sich jedes Paar, dass die Schwangerschaft unkompliziert verläuft. Auch wenn dies bei einem Großteil aller Schwangerschaften der Fall ist, kann es dennoch zu Problemen, Krankheiten oder Risiken kommen. Wenn Sie unsicher sind, Zweifel oder Ängste haben, gehen Sie auch außerhalb der Vorsorgetermine zum Arzt oder zur Hebamme.

Blutungen

Je nachdem, zu welchem Zeitpunkt einer Schwangerschaft Blutungen auftreten, gibt es verschiedene mögliche Ursachen dafür. Auch die Stärke der Blutung variiert entsprechend.

- **Einnistungs- oder Nidationsblutung:** Ungefähr neun bis zehn Tage nach der Zeugung bemerken manche Frauen eine sehr leichte hellrote Blutung (weniger als periodenstark). Die befruchtete Eizelle nistet sich in der Gebärmutterwand ein, und dabei tritt etwas Blut aus den Blutgefäßen des Uterus aus. Die Blutung hört jedoch nach spätestens 24 Stunden von allein auf.
- **Schmierblutung in der Frühschwangerschaft:** In der Frühschwangerschaft gibt es manchmal leichte Blutungen zu einem Zeitpunkt, an dem eigentlich die Regelblutung eingesetzt hätte. Ursache dafür ist ein leichter Mangel an Progesteron, denn das Gelbkörperhormon sorgt in der Schwangerschaft dafür, dass die Menstruation ausbleibt. Diese Blutungen sind meist unbedenklich.
- **Kontaktblutung:** Die Gebärmutter wird in der Schwangerschaft besonders gut mit Blut versorgt. Manchmal wächst auch etwas Gewebe aus dem Gebärmutterhalskanal auf dem äußeren Muttermund weiter. Bei Berührung, zum Beispiel durch die Untersuchung beim Frauenarzt oder bei der Hebamme oder während des Geschlechtsverkehrs, fängt es dann leicht an zu bluten. Das ist in der Regel jedoch völlig harmlos.
- **Blutung mit Schmerzen:** Kommt es im ersten Drittel der Schwangerschaft zu Blutungen, die eventuell sogar von Schmerzen im Unterbauch begleitet werden, besteht der Verdacht auf eine Schwangerschaft außerhalb der Gebärmutter (Extrauterin-Gravidität) oder eine Fehlgeburt.
- **Risse von Blutgefäßen** in der Gebärmutterschleimhaut führen auch zu Blutungen. Ihr Frauenarzt klärt per Ultraschall, ob dies harmlos ist oder ob eine vorzeitige Plazentaablösung droht.
- Blutungen im letzten Schwangerschaftsdrittel sind fast immer Blutungen der Plazenta – siehe ab Seite 71.

Sofort in die Klinik!

Blutungen sollten Sie immer dann rasch abklären lassen, wenn Schmerzen im Unterbauch oder im unteren Rücken hinzukommen oder die Blutung nicht aufhört. Sind die Schmerzen sehr stark oder krampfartig oder ist der Blutverlust groß, lassen Sie sich sofort in eine Klinik bringen.

Infektionen

Eine einfache Erkältung schadet Ihrem Kind sicherlich nicht, aber einige wenige Krankheiten können wirklich gefährlich werden, indem sie den Verlauf Ihrer Schwangerschaft komplizieren und zu teils erheblichen Schäden beim Baby führen. Einige Infektionen sind für das Kind sogar nach der Geburt noch bedrohlich. Glücklicherweise sind die meisten Frauen immun gegen viele dieser Erkrankungen. Meiden Sie aber während Ihrer Schwangerschaft auf jeden Fall Menschen, die an einer Infektion leiden, und achten Sie unbedingt darauf, was Sie essen.

Storch-Infektionen

Die gefährlichen Infektionen werden unter dem Begriff STORCH zusammengefasst:

- S Syphilis
- T Toxoplasmose
- O Other Infections (andere Infektionen). Diese umfassen unter anderem B-Streptokokken, Gonorrhoe, Chlamydien, Windpocken, Masern, Mumps, Tuberkulose
- R Röteln
- C Cytomegalie
- H Herpes simplex, Hepatitis B und C, HIV, Humanes Papillomavirus

Vaginale Infekte

Vaginale Infekte werden in der Schwangerschaft aufgrund des reichlich vorhandenen Ausflusses (Fluor) von betroffenen Frauen nicht immer bemerkt. In Studien hat man jedoch nachgewiesen, dass vagi-

nale Infekte in der Schwangerschaft die häufigste Ursache für vorzeitige Wehentätigkeit, einen vorzeitigen Blasensprung und eine Frühgeburt sind. Man weiß heute, dass die Milchsäurebakterien in der Scheide nur dann eine Schutzfunktion haben, wenn sie Wasserstoffperoxid produzieren. Fehlen diese Bakterien oder bilden sie zu wenig Wasserstoffperoxid, können schädigende Keime nicht ausreichend abgewehrt werden.

Lassen Sie am besten einen speziellen Abstrich (Vaginalstatus) bei Ihrer Hebamme oder Ihrem Arzt durchführen. Dabei wird die Schutzflora Ihrer Scheidenschleimhaut überprüft und festgestellt, ob infektionsauslösende Keime in der Scheide vorhanden sind. Milchsäurepräparate, zum Beispiel als Scheidenzäpfchen, können den Wiederaufbau der Schutzflora sinnvoll unterstützen. Ihr Arzt wird Ihnen ein geeignetes Präparat verschreiben. Wichtig und hilfreich für eine gesunde Scheidenflora ist auch die regelmäßige, aber sanfte Pflege im Intimbereich.

Unbehandelt können manche Bakterien während der Geburt eine Gefahr für das Kind darstellen.

Fehlgeburt

Die Fehlgeburt ist die häufigste Schwangerschaftskomplikation, das Risiko ist in den ersten zwölf Wochen am höchsten und sinkt mit fortschreitender Schwangerschaftsdauer. Zu den wichtigsten Ursachen zählen:

- genetische Auffälligkeiten des Embryos
- Infektionen
- hormonelle Störungen oder Fehlbildungen der Gebärmutter beziehungsweise der Plazenta
- Blutgruppenunverträglichkeiten (siehe Seite 170).

Alarmzeichen für eine Fehlgeburt

Wachsam sollten Sie sein, wenn Sie Anzeichen für Störungen der Scheidenflora oder Infektionen wie einen übel riechenden oder stark vermehrten Ausfluss, Juckreiz oder Brennen in der Scheide oder im äußeren Intimbereich haben. Auch stärkere menstruationsähnliche Beschwerden in Form von Rücken- und / oder Bauchschmerzen sowie ein Ziehen in den Leistenbeugen oder im Rücken und Schmierblutungen können erste Alarmzeichen sein.

Längst nicht immer gibt es frühe Anzeichen für eine Fehlgeburt, so wie sich auch die Ursache nicht immer eindeutig klären lässt. Bei einem Verdacht wird Ihr Arzt den Wert des Schwangerschaftshormons HCG in Ihrem Blut bestimmen und mittels Ultraschall nachsehen, ob die Schwangerschaft intakt ist. Er kann dadurch auch Rückschlüsse auf eine Mehrlingsschwangerschaft, eine Schwangerschaft außerhalb der Gebärmutter oder eine Fehlgeburt ziehen. Leichte Schmierblutungen, die in den ersten Wochen der Schwangerschaft auftreten, lassen sich mit reichlich Bettruhe normalerweise in den Griff bekommen.

Ist eine Fehlgeburt jedoch nicht mehr aufzuhalten oder bereits passiert, bekommen Sie eine Kurznarkose, und die Gebärmutterhöhle wird ausgeschabt, damit Sie vor Infektionen geschützt sind. Diesen Eingriff nimmt Ihr Gynäkologe ambulant in der Praxis oder in der Klinik vor. In dieser Zeit ist Ihre Hebamme auch für Sie da. Sie kann Ihnen helfen, Ihre Erfahrung und Erlebnisse seelisch zu verarbeiten und zu trauern. Die Kosten dafür übernehmen ebenfalls die Krankenkassen.

Röteln-Viren unter dem Mikroskop. Im Rahmen der Mutterschaftsvorsorge werden bei allen Schwangeren Röteln-Antikörper bestimmt.

Tief sitzende Plazenta (Placenta praevia)

Normalerweise nistet sich der Mutterkuchen im oberen Bereich der Gebärmutter ein, manchmal befindet er sich aber auch im unteren Segment. Der untere Teil der Gebärmutter wird jedoch schon bei den leichtesten Wehen und Wachstumsbewegungen gedehnt. Deshalb besteht die Gefahr, dass sich die Plazenta teilweise oder sogar vollständig ablöst. Je tiefer die Plazenta sitzt beziehungsweise je näher sie dabei an den Muttermund heranreicht, umso größer wird die Gefahr, dass sie beim Wachsen den inneren Muttermund vollständig bedeckt. Dann wäre dem Kind nicht nur der normale Geburtsweg versperrt, sondern beim Öffnen des

71

Muttermunds würde sich die Plazenta auf jeden Fall ablösen. Im gelösten Bereich sind die Gefäßverbindungen zwischen der Gebärmutterschleimhaut und dem Mutterkuchen unterbrochen, es kommt zu Blutungen (siehe unten).

Bei beginnenden leichten Blutungen hilft es manchmal noch, Bettruhe einzuhalten und die Gebärmutter mit wehenhemmenden Mitteln ruhig zu stellen. Manche Schwangere mit tief sitzender oder ganz vorliegender Plazenta müssen wochenlang strenge Bettruhe einhalten, was zu einer echten Geduldsprobe werden kann. Außerdem bekommen sie Medikamente, welche die Lungen des Ungeborenen rascher reifen lassen (siehe auch Seite 74).

Der Mutterkuchen, an den das Baby sich hier schmiegt, ist 40 Wochen lang seine zentrale Versorgungsstation.

Sofort in die Klinik!

Wenn Ihr Arzt beim Ultraschall eine tief sitzende Plazenta diagnostiziert hat, lassen Sie sich bei frischen hellroten Blutungen am besten sofort in eine Klinik bringen, denn dies könnte auf eine Plazentaablösung hinweisen und für Sie und Ihr Baby lebensbedrohlich sein.

Vorzeitige Plazentalösung (Abruptio placentae)

Eine vorzeitige Plazentalösung ist zum Glück sehr selten. Man unterscheidet zwischen großflächigen oder randständigen Ablösungen des Mutterkuchens, die für Mutter und Kind je nach Schwere der Blutung lebensgefährlich sein können. Es gibt auch zentrale Ablösungen, bei denen der noch intakte Rand des Mutterkuchens die Blutung abdichtet. Die Mutter verliert hierbei kein oder nur wenig Blut über die Scheide, weil es sich hinter der abgelösten Plazenta ansammeln und zu einer Art Bluterguss umwandeln kann. Diese Form der Plazentalösung lässt sich häufig noch mit strenger Bettruhe behandeln. Löst sich allerdings mehr als ein Drittel der Plazentaoberfläche, wird die Sauerstoffzufuhr so stark eingeschränkt, dass das Kind sogar sterben kann. Auch Verletzungen und Druckveränderungen, etwa aufgrund eines Unfalls, können einer Plazentaablösung vorausgehen. Bei einer weit fortgeschrittenen Schwangerschaft wird dann ein Kaiserschnitt (siehe Seite 131) vorgenommen. Bei einer Plazentalösung, die mit einem Schock oder starken inneren Blutungen einhergeht, muss das Baby mit einem Notfallkaiserschnitt (siehe Seite 136) auf die Welt geholt werden.

Um die Wehenhäufigkeit sicher beurteilen zu können, werden die Abstände von Wehenbeginn zu Wehenbeginn gemessen.

Vorzeitige Wehen

Im Normalfall bereitet sich der Körper erst kurz vor dem Termin mit Übungswehen auf die Geburt vor, manchmal beginnen sie aber auch schon wesentlich früher. Ob es sich um vorzeitige Wehen oder Übungswehen handelt, ist nicht einfach einzuschätzen, denn beide Wehenarten unterscheiden sich von Dauer und Intensität her so gut wie überhaupt nicht. Bei beiden Wehenarten wird Ihr Bauch unangenehm hart, oder Sie verspüren einen starken Druck nach »unten«. Das kann schmerzhaft sein, muss es aber nicht. Haben Sie also mehr als drei Wehen in einer halben Stunde, die circa eine Minute andauern, gehen Sie auf Nummer sicher und rufen Sie vorsorglich Ihren Arzt oder Ihre Hebamme an, da es sich um vorzeitige Wehen handeln könnte.

Manchmal genügt bereits Ruhe in Kombination mit einem Magnesiumpräparat, um die Wehen im Zaum zu halten. Oft hilft es den betroffenen Frauen auch, wenn sie belastende Lebensumstände verändern und eine Zeit lang nicht arbeiten müssen.

Gründe für vorzeitige Wehen

Die Ursachen für vorzeitige Wehen sind vielfältig und noch längst sind nicht alle bekannt oder erforscht:

- Infektionen im Genital- oder Harnwegsbereich
- Mehrlingsschwangerschaften
- Veränderungen und Erkrankungen der Gebärmutter wie gutartige Tumore (Myome) oder Fehlbildungen
- vorzeitige Eröffnung des Muttermunds bei gleichzeitiger Verkürzung des Gebärmutterhalses (Zervixinsuffizienz)
- Mangelversorgung des Kindes durch Plazentainsuffizienz
- chronische Erkrankungen der Mutter wie Diabetes, Asthma oder Nierenerkrankungen, Störungen des Hormonhaushalts
- schwangerschaftsbedingte Erkrankungen wie HELLP-Syndrom oder Präeklampsie (siehe ab Seite 75)
- Komplikationen vonseiten des Kindes wie Infektionen, Fehl- oder Missbildungen sowie Stoffwechselerkrankungen des Kindes
- gesundheitsschädigende Lebensgewohnheiten wie übermäßiger Nikotin-, Alkohol- oder Drogenkonsum
- vorausgegangene Fehlgeburt, Frühgeburt oder Schwangerschaftsabbrüche
- körperlicher und seelischer Stress
- Teenagerschwangerschaften
- vorzeitiger Blasensprung
- Störung des Stoffwechselhaushalts, zum Beispiel Magnesiummangel

Maßnahmen gegen eine Frühgeburt

Haben die Wehen den Gebärmutterhals jedoch bereits verkürzt oder den Muttermund geöffnet, droht eine Frühgeburt (siehe Seite 141), und Sie werden in die Klinik eingewiesen. Dort versucht man, die Wehen mit Medikamenten (Tokolyse) als Infusion oder per Tabletten zu hemmen, und Sie bekommen strenge Bettruhe verordnet. Da bei Frühgeborenen die Lunge noch unreif und für die eigenständige Atmung außerhalb des Mutterleibs nicht ausreichend vorbereitet ist, wird diese Reifung vor der 34. Schwangerschaftswoche mit Medikamenten wie Kortison beschleunigt. Geschieht dies nicht, müssen die Frühchen meist künstlich beatmet werden.
Beruhigt sich die Lage wieder, dürfen Sie nach Hause zurückkehren, müssen sich aber weiterhin schonen.

Bei Diabetes besteht ein höheres Risiko für eine Präeklampsie. Messen Sie daher regelmäßig mit einem Blutzuckermessgerät Ihre Werte.

Keine Wehenhemmer mehr

Nach der 34. Schwangerschaftswoche wird zumeist kein wehenhemmendes Medikament mehr eingesetzt. Die Geburt darf dann ihren Lauf nehmen.

Schwangerschaftsdiabetes

Der Schwangerschaftsdiabetes, auch Gestationsdiabetes genannt, ist eine bestimmte Form der Zuckerkrankheit, die erstmalig während der Schwangerschaft auftritt beziehungsweise erkannt wird. Nach der Geburt verschwindet sie in den meisten Fällen wieder, zurück bleibt jedoch ein erhöhtes Risiko, im späteren Lebensalter an einem Diabetes mellitus Typ II zu erkranken.

Ein Gestationsdiabetes zeigt sich meist erst an seinen Folgeerscheinungen, da er normalerweise keine Beschwerden macht. Bei den Vorsorgeuntersuchungen wird deshalb Ihr Urin regelmäßig auf Zucker untersucht. Zwar ist ein einzelnes erhöhtes Laborergebnis noch kein sicheres Anzeichen, denn der Zuckerspiegel kann auch einmal zum Beispiel aufgrund der veränderten Hormonlage erhöht sein. Zwischen der 24. und 27. Schwangerschaftswoche gibt ein Blutzuckersuchtest (oraler Glukosetoleranztest) genauere Hinweise auf Ihre Stoffwechseltätigkeit, um einen Schwangerschaftsdiabetes sicher ausschließen zu können.

Die Wirkung auf das Baby

Für das ungeborene Kind ist ein Gestationsdiabetes gefährlich. Zum einen wird der Mutterkuchen nicht optimal durchblutet, zum anderen aber ist das Kind auch unmittelbar von der Stoffwechsel-störung betroffen. Es reagiert auf den hohen Blutzuckeranteil, den es über die Nabelschnur zugeführt bekommt, mit einer erhöhten Insulinproduktion und baut den Zucker als Fett in den eigenen Körper ein. Dadurch wird es dicker und größer (Makrosomie), als es dem Schwangerschaftsalter entspräche. Es kommt deshalb häufiger zu einem Kaiserschnitt oder einer Saugglockengeburt (siehe Seite 130). Gleichzeitig produziert das Baby mehr Urin, den es ins Fruchtwasser »ablässt« – die Fruchtwassermenge nimmt zu. Beides sind Risikofaktoren für eine Frühgeburt. Auch die Organe entwickeln sich oftmals nicht in normalem Tempo. Betroffene Kinder haben außerdem ein höheres Risiko, eine Neugeborenengelbsucht (siehe Seite 160) zu bekommen, da sie mit einem höheren Anteil an rotem Blutfarbstoff auf die Welt kommen, der in der Schwangerschaft die Sauerstoffversorgung gewährleistet hat.

Präeklampsie (Gestose)

Die Präeklampsie ist eine schwangerschaftstypische Erkrankung, die meist erst in der zweiten Hälfte vorkommt; nur selten tritt sie vor der 20. Schwangerschaftswoche auf. Die Ursachen sind noch immer nicht ganz geklärt.
Anzeichen sind
• ein erhöhter Blutdruck (Hypertonie),
• vermehrte Eiweißausscheidung im Urin (Proteinurie),
• Wassereinlagerungen (Ödeme).
Diese Anzeichen werden fast immer bei den Vorsorgeuntersuchungen erkannt. Bleiben die Symptome unbehandelt, oder treten sie gleichzeitig auf, kann dies zu einer lebensbedrohlichen Eklampsie mit Krämpfen, Bewusstlosigkeit und mögli-

chem Organversagen der Mutter führen. Mutter und Kind sind dann in akuter Lebensgefahr!
3 bis 5 Prozent aller erstgebärenden Frauen sind von einer Präeklampsie betroffen, bei fast der Hälfte aller Frühgeburten ist sie die Ursache. Bei Frauen, die bereits geboren haben, besteht nur ein 0,5-prozentiges Risiko.
Gefährdet sind Sie, wenn Sie in einer vorherigen Schwangerschaft schon einmal an einer Präeklampsie gelitten haben oder die Krankheit bereits bei Ihrer Mutter oder Ihrer Schwester aufgetreten ist.
Ein höheres Risiko besteht bei Mehrlingsschwangerschaften, bei Schwangeren über 40 und unter 20 Jahren, bei stark untergewichtigen Frauen und Frauen mit Vorerkrankungen wie Diabetes oder Nierenerkrankungen.

Möglichkeiten, um vorzubeugen

• Neben einer regelmäßigen, engmaschigen Überwachung und Medikation durch Ihren Frauenarzt müssen Sie sich unbedingt schonen und sich sehr viel Ruhe und Schlaf gönnen. Pflegen Sie jetzt Ihren eigenen Rhythmus. Schalten Sie auch im (Berufs-)Alltag unbedingt einen Gang zurück!
• Wenn Sie bereits Kinder haben, lassen Sie sich am besten von einer Haushaltshilfe unterstützen. Ihre Krankenkasse trägt in diesem Fall die Kosten und wird Ihnen auch bei der Suche behilflich sein. Sie benötigen lediglich eine Verordnung Ihres Arztes.
• Ein Vitamin D-Mangel kann die Entstehung einer Präeklampsie begünstigen. Achten Sie von Anfang an auf eine ausreichende Vitamin D-Zufuhr.
• Ernähren Sie sich jetzt eiweiß- und kalorienreich. Gute Eiweißlieferanten sind

Hülsenfrüchte wie Linsen oder Kicher-
erbsen, aber auch Getreide, mageres
Fleisch, Kartoffeln und Tofu. Milch,
Buttermilch, Joghurt, Magerquark und
Schnittkäse weisen ebenfalls einen
hohen Eiweiß- und Vitamin D-Gehalt
auf. Am besten kombinieren Sie die
Nahrungsmittel miteinander, um das
Eiweiß noch besser zu verwerten (siehe
auch Seite 29).

• Salzen Sie Ihre Speisen zusätzlich.
Früher wurde empfohlen, den Salzkon-
sum einzuschränken und entwässernde
Reis-Obst-Tage einzulegen. Heute weiß
man aber, dass dies das Risiko einer
Präklampsie erhöht. Oft entstehen
frühzeitige Wassereinlagerungen nämlich durch einen Mangel an bestimmten
Nährstoffen wie Eiweiß, Vitamine und
normales Kochsalz (Natriumchlorid).
Diese helfen normalerweise, die Flüssigkeit in den Blutgefäßen festzuhalten und
dadurch die gesteigerte Blutmenge im
Verlauf der Schwangerschaft zu erhalten. Haben Sie bereits Ödeme, steigern
Sie zur Regulierung Ihre Nährstoff-
aufnahme, damit der Organismus das
gebundene Wasser mit dem Urin wieder
ausscheiden kann. Die Symptome sollten
bereits innerhalb weniger Stunden deutlich nachlassen und nach einigen Tagen
sogar ganz verschwunden sein.

Wichtig ist nun Schonung, vermeiden Sie jede Anstrengung.

Stationäre Aufnahme

Nehmen Ihre Beschwerden dennoch
nicht ab oder steigt der Bluthochdruck
auf mehr als 150 / 95 mmHG an, müssen
Sie zur engmaschigen Überwachung
ins Krankenhaus, um eine Eklampsie
zu verhindern. Dort liegen Sie in einem
abgedunkelten Zimmer, damit Sie von
möglichst vielen Reizen abgeschirmt sind,
und bekommen Blutdrucksenker und Beruhigungsmittel über eine Infusion. Ihre
Urinwerte werden häufig kontrolliert und
die Herztöne des Kindes regelmäßig mit
dem CTG überprüft.
Wenn Sie am Termin oder mindestens in
der 34. Schwangerschaftswoche sind, wird
Ihr Arzt als Therapie eine Geburtseinleitung erwägen, um Ihr Kind und Sie vor
weiteren Komplikationen zu schützen.

HELLP-Syndrom

Das HELLP-Syndrom ist eine besonders schwere Verlaufsform der Präeklampsie, bei der sich die Blutgerinnungswerte drastisch verschlechtern und bestimmte Leberwerte gefährlich ansteigen. Der Begriff HELLP setzt sich zusammen aus:

- **H** für hemolysis = Auflösung der roten Blutkörperchen
- **EL** für elevated liver enzymes = Erhöhung der Leberwerte
- **LP** für low platelet count = Verminderung der Blutplättchen

Die Erkrankung tritt in den meisten Fällen erst in der zweiten Hälfte der Schwangerschaft auf. Sie kann sich innerhalb weniger Stunden entwickeln und für Mutter und Kind lebensbedrohlich werden – die mütterliche Sterblichkeit liegt bei bis zu 3 Prozent, die kindliche bei circa 25 Prozent. Die meisten der betroffenen Frauen haben starke Schmerzen im rechten Oberbauch, die auch in Rücken und Schultern ausstrahlen können. Viele leiden zusätzlich unter Übelkeit und Erbrechen. Zeitgleich können – müssen aber nicht – alle Symptome einer Präeklampsie auftreten, wie Kopfschmerzen, Seh- und Hörstörungen, Schwellungen an Gliedmaßen und eine plötzliche starke Gewichtszunahme.

Bei einem akuten HELLP-Syndrom bekommen Sie neben Medikamenten, die den Blutdruck senken, auch Gerinnungshemmer wie Heparin, um eine Blutgerinnung innerhalb der Gefäße zu verhindern und damit Thrombosen zu vermeiden. In den meisten Fällen wird die Schwangerschaft rasch durch einen Kaiserschnitt beendet. In seltenen Fällen entsteht die Erkrankung auch erst im Frühwochenbett. Auch dann besteht aufgrund der möglichen Gerinnungsstörung Lebensgefahr für die Mutter.

Plazentainsuffizienz

Mit diesem Begriff bezeichnet man eine eingeschränkte Leistungsfähigkeit der Plazenta, die dazu führt, dass das ungeborene Baby nicht ausreichend versorgt wird. Man unterscheidet zwei Formen der Plazentainsuffizienz.

Chronische Plazentainsuffizienz

Durch einen anhaltenden Nährstoffmangel verringern sich das Wachstum des Kindes und die Menge des Fruchtwassers in der Schwangerschaft.
Gründe dafür können sein:

- Schwangerschaftsdiabetes
- Präeklampsie
- Tabak-, Alkohol- oder Drogenmissbrauch während der Schwangerschaft
- Terminüberschreitung und Übertragung

Die Funktionsfähigkeit der Plazenta kann bislang leider nicht vorsorglich mit Medikamenten verbessert werden, man kann nur die erkannten Ursachen mit entsprechenden Arzneimitteln behandeln. Die Entwicklung des Kindes wird in regelmäßigen Abständen durch Ultraschalluntersuchungen und CTG-Kontrollen überprüft. Mit einem Doppler-Ultraschall kann der Arzt die Durchblutung des Mutterkuchens und der Nabelschnurgefäße kontrollieren. Auch an bestimmten Hormonwerten im mütterlichen Blut kann er erkennen, ob die Plazenta noch ausreichend funktioniert.

Bei einer Terminüberschreitung lässt sich mit einem sogenannten Wehenbelastungstest ebenfalls erkennen, ob das Kind unter einer Belastung noch ausreichend Sauerstoff bekommt. Ist die Plazenta bereits schlecht durchblutet, wird sie unter Wehen nur wenig Sauerstoff zum Kind transportieren können. Im CTG fällt dann die kindliche Herzfrequenz ab. Ist das Baby in Gefahr, wird die Schwangerschaft per Kaiserschnitt vorzeitig beendet.

Akute Plazentainsuffizienz

Sie tritt unvermittelt vor oder während der Geburt auf und zeigt sich durch akuten Sauerstoffmangel des Kindes sowie eine entsprechend beeinträchtigte Herztätigkeit des Ungeborenen.
Gründe können sein:
- vorzeitige Plazentalösung
- Blutungen der Gebärmutter
- Nabelschnurkomplikationen während der Geburt

Bei akutem Plazentaversagen kann die Sauerstoffunterversorgung zu einer bleibenden Schädigung bis hin zum Tod des Kindes führen. Abhängig vom Geburtsfortschritt und -verlauf wird die Geburt durch einen Kaiserschnitt, mit der Saugglocke oder der Geburtszange beschleunigt.

Auch bei einer Beckenendlage ist der geplante Kaiserschnitt nur eine Option unter mehreren Entbindungsmöglichkeiten.

Beckenendlage

Zum Ende der Schwangerschaft liegen 3 bis 4 Prozent aller Kinder in Beckenendlage (BEL), das heißt, nicht der Kopf, sondern der Po oder Po und Füße sind die vorangehenden kindlichen Körperteile. Zwar ist oft auch dann eine vaginale Geburt möglich, dennoch kommt durch einseitige Information und Verunsicherung für viele Eltern nur der Kaiserschnitt als Entbindungsform infrage. Dabei gibt es die folgenden alternativen Möglichkeiten:
- **Das Kind zum Drehen veranlassen:** Sie selbst können Ihr Kind vielleicht noch dazu bringen, sich zu drehen, indem Sie sich 2- bis 3-mal täglich für 10 bis 15 Minuten in die Knie-Ellenbogen-Lage begeben. Dabei stützen Sie sich, anders als beim Vierfüßlerstand, nicht nur auf Knie und Hände, sondern auf die kompletten Unterarme (siehe Seite 79). Das geht gut auf einer bequemen Unterlage, vielleicht mit einem dicken Kissen unter dem Bauch. Diese Lage ist für das Kind sehr unbequem, es wird dadurch veranlasst, sich zu bewegen, um eine angenehmere Position zu finden – möglichst mit dem Kopf in Richtung Beckenausgang.
- **Äußere Wendung:** Vor der Behandlung, die in der Klinik von einem erfahrenen Geburtshelfer ab der 37. Schwangerschaftswoche durchgeführt wird, macht der Arzt einen Ultraschall, um zu sehen, wo genau die Plazenta liegt. Außerdem bekommen Sie ein wehenhemmendes Medikament, damit die Gebärmutter sich nicht zusammenzieht und so den

Raum verkleinert, den das Kind zum Drehen benötigt. Der Gynäkologe fasst dann von außen mit der einen Hand den Po des Kindes und führt ihn nach oben. Mit der anderen Hand wird das Köpfchen rückwärts geführt. Diese Methode ist auf jeden Fall einen Versuch wert: Die Erfolgswahrscheinlichkeit liegt bei etwa 60 Prozent!

- **Moxibustion:** Das Heilverfahren der traditionellen chinesischen Medizin wirkt ebenfalls unterstützend. Dabei wird Ihre Hebamme eine »Heilpflanzenzigarre« aus Beifuß über einem bestimmten Akupunkturpunkt an Ihrem kleinen Zeh abbrennen. Das tut nicht weh, der Punkt wird nur erwärmt. Die Gebärmutter entspannt sich dadurch, und das Kind bewegt sich mehr. Immerhin lässt sich fast die Hälfte aller Kinder in Beckenendlage so zu einer Drehung bewegen.

Kein Drehen und Wenden

Lässt sich Ihr Baby gar nicht zum »Salto« motivieren, gibt es meistens einen wichtigen medizinischen Grund dafür, warum es verkehrt herum liegt. So können Verwachsungen der Gebärmutter, Nabelschnurumschlingungen oder eine zu kurze Nabelschnur und Ähnliches eine rechtzeitige Wendung verhindern. Doch längst nicht immer ist dann ein Kaiserschnitt nötig. Eine vaginale Geburt kann trotzdem möglich sein, wenn Sie zuvor ausführlich untersucht und beraten werden und Ihre Geburtshelfer gut ausgebildet und erfahren sind.

Gehen Sie bei einer Beckenendlage 2- bis 3-mal täglich für 10 bis 15 Minuten in die Knie-Ellbogen-Lage. Das verschafft Ihrem Kind Spielraum zu einer spontanen Drehung.

Gut vorbereitet

Ab dem zweiten Schwangerschaftsdrittel ist es sinnvoll, sich auf die Geburt vorzubereiten. Melden Sie sich möglichst ab der 20. Schwangerschaftswoche bei einer Hebamme, Geburtsvorbereiterin oder Physiotherapeutin an. Außerdem werden Sie sich wahrscheinlich schon Gedanken machen, an welchem Ort Ihr Kind zur Welt kommen soll oder welche Möglichkeiten es gibt, die Geburt selbst sanft anzustoßen, wenn das Baby auf sich warten lässt.

Aktiv und entspannt in anderen Umständen

Kurse zur Geburtsvorbereitung

Zwar ist ein Geburtsvorbereitungskurs kein Muss, aber es wird Ihnen umso leichter fallen, sich ganz auf den natürlichen Vorgang der Geburt einzulassen, je besser Sie Ihren sich verändernden Körper kennen und je mehr Vertrauen Sie in Ihre eigenen Fähigkeiten und Kräfte entwickeln. Dazu dient ein solcher Kurs in erster Linie. Darüber hinaus ist es hilfreich zu wissen, welche Atem- und Entspannungsübungen Ihnen guttun und wie Sie mit schwangerschaftsbedingten Veränderungen umgehen können. Sie können sich über verschiedene Gebärpositionen, Geburtsorte, Babypflege und das Stillen informieren und sich mit anderen werdenden Müttern austauschen. In einem guten Vorbereitungskurs gibt es auch immer ausreichend Zeit, um in einem geschützten Rahmen Ängste, Probleme und persönliche Fragen anzusprechen.

Verschiedenste Angebote

Für hebammengeleitete Kurse übernimmt die gesetzliche Krankenkasse die Kosten für 14 Stunden à 60 Minuten. Es gibt spezielle Kurse für Paare, für Frauen, die schon geboren haben, und für Schwangere ohne Partner. Auch Kompaktkurse am Wochenende werden angeboten. Müssen Sie zum Beispiel aufgrund einer drohenden Frühgeburt viel liegen, sollten Sie die Möglichkeit zum individuellen Unterricht durch eine Hebamme nutzen. Sie kommt zu Ihnen nach Hause und wird Sie entsprechend Ihrer Situation auf die Geburt vorbereiten. Die Kosten dafür werden ebenfalls von der Krankenkasse übernommen, wenn Ihr Arzt Ihnen ein Rezept ausstellt.

Auch Familienbildungsstätten, Frauengesundheitszentren und Kliniken bieten Vorbereitungskurse an. Achten Sie darauf, dass die Kurse nicht zu groß sind, damit sich eine vertraute Atmosphäre entwickeln kann und Sie sich trauen, auch über intime Dinge zu sprechen. Fragen Sie unbedingt nach der Qualifikation der Kursleiterin. Das gilt übrigens auch für Zusatzangebote wie Yoga, Tai-Chi, Shiatsu, Aerobic, Bauchtanz etc. Weitere Stunden oder Angebote müssen Sie, ebenso wie Partnergebühren, privat bezahlen.

Den Atem kennenlernen

Im Alltag nehmen wir unsere Atmung nur dann bewusst wahr, wenn sie aus dem Rhythmus gerät – wenn wir zum Beispiel außer Atem sind oder vor Schreck die Luft anhalten.

Über den Atem erfahren wir vieles über uns selbst, denn unsere Gedanken und Gefühle wirken unmittelbar auf ihn ein.

Frauen neigen dazu, bei Stress eher flach zu atmen. Das kann zu Verspannungen der Bauch- und Brustmuskeln führen. In der Schwangerschaft ist es jedoch wichtig, dass Sie zu einer Atmung finden, die bis tief in den Bauch fließt. Dadurch werden Sie und Ihr Kind besser mit Sauerstoff versorgt, und Ihre Muskulatur bleibt weich. Wenn bei der Geburt die Wehen kräftiger und schmerzvoller werden und das Dehnungsgefühl im Beckenboden zunimmt, ist es gar nicht so einfach, tief in den Bauch zu atmen. Der Sinn von Atemübungen vor der Geburt liegt also darin, sich den Vorgang der lockeren Bauchatmung zunächst bewusst zu machen und

Richten Sie Ihre Aufmerksamkeit auf die eigene Atmung. Ein bewusstes Beobachten und Erspüren der Luftströme ist die Grundlage für einen tiefen, gleichmäßig fließenden Atem.

durch wiederholtes Üben so weit zu festigen, dass er auch unter der Anstrengung der Geburt noch funktioniert. In den meisten Geburtsvorbereitungskursen werden deshalb die Wahrnehmung Ihres Atems und Ihr Atemfluss geschult. Singen, tönen, seufzen, stöhnen, gähnen, pfeifen, lachen – all das harmonisiert und reguliert das Atemgeschehen auf natürliche Art und Weise. Während der Geburt wird Ihre Hebamme Sie auf jeden Fall unterstützend begleiten und Ihnen, wenn es notwendig ist, hilfreiche Atemanleitungen geben.

Umgang mit Angstgefühlen

Die Angst vor Schmerzen ist völlig normal, es wäre eher ungewöhnlich, wenn Sie sie nicht hätten. Sprechen Sie Ihre Sorgen ruhig im Geburtsvorbereitungskurs an. Ihre Hebamme erklärt Ihnen sicher, dass die Wehen und der damit verbundene Schmerz Sie keinesfalls überrollen werden. Zu Beginn fühlen sie sich eher an wie starke Menstruationsschmerzen. Mit Voranschreiten der Geburt steigert sich der Schmerz natürlich, jedoch so, dass Sie sich darauf einstellen können. Die in Wellen verlaufenden Eröffnungswehen bauen sich langsam auf, steigern sich zum Höhepunkt und ebben langsam wieder ab. Je nach Fortschritt der Geburt haben Sie dazwischen kleinere oder größere Pausen, in denen Sie sich erholen können. Körpereigene, opiatähnliche Hormone lindern den Schmerz zusätzlich.

Eine gute Geburtsvorbereitung verhindert, dass der Wehenschmerz durch Ihre Ängste noch größer wird und Sie in den Teufelskreis von Schmerz und Verspannung geraten. Denn wer gelernt hat, sich zu entspannen und auf seine Atmung zu konzentrieren, hat zwar immer noch große Schmerzen, kann aber besser damit umgehen und fühlt sich nicht ausgeliefert. Die schmerzfreie Geburt ist ein Mythos und der Geburtsschmerz ein unumgängliches Ereignis. Er wird eine der stärksten körperlichen Erfahrungen sein, die Sie in Ihrem Leben machen werden, doch Sie werden aus diesem Erlebnis in Ihrer Persönlichkeit gestärkt hervorgehen. Das Glücksgefühl nach der Geburt wird Sie zudem allen Schmerz vergessen lassen.

TIPP Der werdende Vater

Neben geteilten Freuden und Sorgen beschäftigen Mann und Frau in Schwangerschaft und Säuglingszeit grundsätzlich verschiedene Themen. Oft wird gegen Ende eines Geburtsvorbereitungskurses ein Partnerabend angeboten – nutzen Sie diese Gelegenheit, um sich zu informieren und mit anderen werdenden Vätern auszutauschen. Das wird Sie darin unterstützen, Ihren neuen Platz im veränderten Familiengefüge zu finden.

Angst vor der neuen Situation

Immer weniger Frauen können sich heute noch auf die Unterstützung einer Großfamilie verlassen. Manche stellen fest, dass sie unbestimmte Ängste vor dem Neuen und Unbekannten haben, zum Beispiel mit dem Kind nicht zurechtzukommen, keine Muttergefühle entwickeln zu können, überfordert zu sein. Es hilft, den eigenen Ängsten ins Auge zu blicken. Der unbezwingbare »Mount Everest« schmilzt dann so manches Mal zum »Matterhorn« – zu einer großen Heraus-

forderung, die jedoch zu bewältigen ist. Suchen Sie das Gespräch mit Ihrer Hebamme, und seien Sie sich bewusst, dass Sie auch nach der Geburt nicht allein dastehen, sondern weiter verständnisvoll und kompetent von einer erfahrenen Fachfrau begleitet werden.

Gebärpositionen

Im Kurs werden Ihnen von der Kursleiterin verschiedene Gebärpositionen gezeigt, die Sie vorab schon ausprobieren können. So finden Sie heraus, welche Ihnen angenehm sind. Das kann sich während der Geburt unter kräftigen Wehen allerdings noch einmal ändern und ganz anders darstellen als bei den »Trockenübungen«. Die Wahl der Gebärhaltung hängt letztlich davon ab, in welcher Körperstellung Sie Ihre Kräfte am besten mobilisieren können. Ganz gleich, wie Sie sich entscheiden oder wie oft Sie die Position im Verlauf der Geburt wechseln, Ihre Füße beziehungsweise Unterschenkel sollten festen Halt auf dem jeweiligen Untergrund haben und Ihr Atem frei und ungehindert fließen können. Nutzen Sie auch Angebote wie zum Beispiel den Gebärhocker, und wechseln Sie Ihre Lage und Haltung je nachdem, wie es Ihnen gerade guttut.

Aufrechte Gebärpositionen

Zu den aufrechten (vertikalen) Gebärhaltungen zählen Geburten im Stehen, Hocken, Knien und Sitzen. Gemeinsam ist diesen Positionen, dass Sie dazu den Halt und die Stütze eines Partners benötigen. Er wird meist hinter Ihnen stehen oder sitzen und Sie stützen, indem er mit beiden Armen unter Ihren Achseln nach vorne greift und Ihnen die Möglichkeit gibt, sich zurückzulehnen.

1 Kniend können Sie das Becken gut bewegen und so die Geburt unterstützen.
2 Hocken vergrößert den Beckenausgang; das fördert das Tiefertreten des Babys.

Vorteile der aufrechten Gebärpositionen

- Ihr Atem kann ungehindert im eigenen Rhythmus fließen.
- Der Druck, den Gebärmutter und Kind auf die großen Blutgefäße im Becken ausüben, ist viel geringer als in der Waagerechten, die Gebärmutter und die Plazenta werden besser durchblutet, so bekommt Ihr Kind mehr Sauerstoff.
- Sie können Ihr Becken bewegen und kreisen lassen, dadurch kann sich das kindliche Köpfchen leichter den richtigen Weg bahnen.
- Der Beckenausgang ist im Stehen größer, es ist mehr Platz für das Köpfchen. In den Wehenpausen rutscht es deshalb nicht so schnell wieder zurück.
- In aufrechter Position nutzen Sie die Schwerkraft besser und Sie können auch aktiver mitarbeiten. Eröffnungs- und Endphase sind daher meist kürzer als in liegender Position.
- Bei aufrechten Gebärhaltungen gibt es seltener Geburtsverletzungen. Scheide und Damm werden mehr geschont, weil die Schwerkraft die Geburt so besser unterstützt.

Bei einer Geburt im Stehen gibt es folgende Hilfsmöglichkeit:
- **Gebärseil:** Beim aufrechten Stehen werden die Beinmuskeln stark beansprucht und ermüden daher schnell. Zur Entlastung können Sie sich während der Wehen aber an einem »Gebärseil« festhalten – einem fest gewebten, langen Tuch, das an einem Haken an der Decke befestigt ist. Das »Seil« können Sie als Schlaufe unter Ihren Achseln hindurchführen, sich richtig hineinhängen und tragen lassen. So können Sie sich frei bewegen. Geburtshelfer und Begleitperson können Sie dabei von allen Seiten unterstützen.

Bei der Geburt in der Hocke können Sie entweder auf dem Boden oder auf dem Bett hocken. Zwei Helfer, zu beiden Seiten neben Ihnen, können Sie abstützen und festhalten. Hier bieten sich folgende Hilfsmittel an:

- **Pezziball:** Dieser zwischen 45 und 75 cm große Kunststoffball wird normalerweise für gymnastische Übungen verwendet. Sie kennen ihn wahrscheinlich bereits aus dem Geburtsvorbereitungskurs. Während der Geburt können Sie sich im halben Vierfüßlerstand darauf ausruhen, im Sitzen darauf wippen oder Ihr Becken kreisen lassen und sich mithilfe des Balls selbst den Rücken massieren. Sie können sich aber auch mit gespreizten Beinen daraufsetzen und sich von Ihrem Partner von hinten stützen lassen.
- **Gebärstuhl:** Dieses Hilfsmittel sieht aus wie eine Verbindung von gynäkologischem Untersuchungsstuhl und Liege mit verstellbarem Rückenteil.
- **Gebärhocker:** Der Stuhl ohne Lehne hat eine Aussparung in der Mitte. Viele Frauen empfinden das Sitzen oder Hocken während der Wehen als angenehm, weil sie aktiver sein können, die Geburtswege sich besser weiten und die Wehen effektiver sind. Treten Komplikationen auf, müssen Sie allerdings auf ein Gebärbett wechseln, damit Sie medizinisch versorgt werden können.
- **Roma-Rad:** Diese besondere Art von Gebärstuhl sieht aus wie eine Mischung aus Wiege und Hollywoodschaukel. Zwei geschwungene Radkonstruktionen tragen einen an Seilen befestigten sesselähnlichen Hocker, der Ihnen ein Gefühl der Schwerelosigkeit vermittelt. Während der Wehen können Sie darin wippen, schaukeln, pendeln – oder was immer Sie entspannt. Nicht jede Klinik verfügt über diesen Gebärstuhl, erkundigen Sie sich vorher danach.

Nicht aufrechte Gebärpositionen

Dazu zählen die Rückenlage (auch als schräge Rückenlage mit höher gestelltem Kopfteil möglich), die Seiten- und die Halbseitenlage, der Vierfüßlerstand und die Knie-Ellbogen-Lage.

Die leider noch häufig anzutreffende Rückenlage, auch Steinschnittlage genannt, weil in dieser Position früher Blasensteine entfernt wurden, ist aus Hebammensicht die ungünstigste aller Gebärpositionen. In der statischen Position können Sie sich nicht frei bewegen und die für Sie gerade angenehmste Haltung einnehmen. Genau damit würden Sie aber intuitiv einen hilfreichen Gegenimpuls zum Wehenschmerz setzen und ihn abmildern können.

Bei der Wassergeburt gleitet das Kind sanft vom Fruchtwasser in eine warme, flüssige und damit vertraute Umgebung.

Vorteile der waagerechten Positionen

- Gute Entspannungsmöglichkeiten in den Wehenpausen.
- Für Arzt und Hebamme ist der Damm gut sicht- und erreichbar.
- Um die Endphase im Ernstfall zu beschleunigen, kann der Geburtshelfer mit dem Kristeller-Handgriff nachhelfen (siehe Kasten Seite 130).
- Im Vierfüßlerstand (oder in der Knie-Ellbogen-Lage) ist das Becken gut beweglich und der Beckenausgang leicht vergrößert.

Wassergeburt

Mehr als ein Drittel aller werdenden Mütter wollen ihr Baby in der Wanne bekommen. Viele Kliniken werben mit diesem Angebot und präsentieren ihre Gebärwannen bei den Informationsabenden. Tatsächlich aber schwimmt nur eines von 20 Kindern auf die Welt, denn für die Geburtshelfer ist die gebeugte Haltung am Wannenrand sehr anstrengend. Fragen Sie beim Infoabend deshalb nach der Zahl der tatsächlich in der Wanne geborenen Kinder. Vielleicht können Sie dort auch einmal in der Wanne probesitzen und verschiedene Gebärpositionen austesten. Das Geburtsbecken sollte so tief sein, dass Ihnen das Wasser im Sitzen bis zur Brust reicht, damit der Auftrieb genutzt werden kann. Das Becken muss zudem stabil genug sein, damit Sie sich mit Beinen und Armen abstützen können, und so groß, dass Sie sich frei darin bewegen können. Die angenehme Temperatur von 37 °C in der Gebärwanne fördert Ihre Durchblutung und verbessert damit den Stoffwechsel in vielen Gewebebereichen.

Das warme Wasser entkrampft Ihre überanstrengte Muskulatur, wodurch auch die Schmerzen sinken und Sie besser entspannen können. Gut durchblutete, leicht bewegliche Muskulatur schmerzt zudem weniger. Das Gewebe lässt sich besser dehnen, ohne Verletzungen zu erleiden. Deshalb kann bei Wassergeburten häufiger auf einen Dammschnitt verzichtet werden. Die Geburt dauert auch bei großen Kindern oft weniger lange, weil die Beckenbodenmuskulatur elastischer ist und den dehnenden Kräften des Kindes auch weniger Widerstand bietet.

Eine Wassergeburt ist auch nicht gefährlich für Ihr Baby, denn Neugeborene verfügen noch über eine natürliche Schutzfunktion, den sogenannten Diving- oder Tauch-Reflex. Dieser verhindert, dass sie nach der Geburt Wasser in die Lungen einatmen. Der Atemreflex wird erst ausgelöst, wenn das Baby an die Wasseroberfläche und damit zum ersten Mal mit Luft in Berührung kommt. Bei hygienisch einwandfreiem Zustand der Gebärwanne gibt es normalerweise auch kein Infektionsrisiko für das Baby.

Eine Wassergeburt ist nicht möglich bei ...

- Risikoschwangerschaften
- Frühgeburten (vor der 37. Schwangerschaftswoche)
- auffälligem CTG
- Mehrlingsschwangerschaften
- Beckenendlagen
- Viruserkrankungen der Mutter wie HIV oder Hepatitis
- vorzeitigem Blasensprung
- grünem Fruchtwasser
- Periduralanästhesie

Wo entbinden? Babys Geburtsort

Wo soll unser Baby zur Welt kommen? Diese Frage stellt sich allen werdenden Eltern schon frühzeitig. Um den optimalen Geburtsort zu finden, sollten Sie möglichst viele und unterschiedliche Informationsangebote nutzen. Ein guter Beginn Ihrer Entscheidungsfindung ist ein Gespräch mit Ihrer Hebamme oder Ihrem Frauenarzt. Beide können Ihnen erste Einschätzungen zu Kliniken und Geburtshäusern in der Umgebung geben. Geburtshäuser und Hebammenpraxen bieten im Vorfeld eine ausführliche und vor allem individuelle Beratung an. Geburtskliniken ermöglichen zumeist kostenlose Informationen und Besichtigungen der Entbindungsmöglichkeiten. Doch auch Geburtsklinik ist nicht gleich Geburtsklinik, die Unterschiede sind immens: Es gibt riesige Unikliniken, Perinatalzentren, städtische und Kreiskrankenhäuser, mit Belegsystem oder ohne, anthroposophische, konfessionelle und private Häuser etc. Um eine individuelle Entscheidung treffen zu können, sollten Sie sich deshalb erst einmal überlegen, was Ihnen selbst wichtig ist.

Klinikgeburt

In den Industrieländern kommen heute 98 Prozent aller Kinder in Kliniken zur Welt. In den meisten Krankenhäusern finden sich mittlerweile moderne und gut ausgestattete geburtshilfliche Abteilungen, die verschiedenste Geburtsarten in freundlicher Atmosphäre anbieten. Wenn Sie also generell ein großes Sicherheitsbedürfnis haben oder sich bereits in der Schwangerschaft höhere Risiken abzeichnen, sind Sie in einem technisch und personell gut ausgestatteten Perinatalzentrum oder einer Universitätsklinik mit angeschlossener Intensivabteilung für Neugeborene am richtigen Platz. Auch bei einer Mehrlingsschwangerschaft oder wenn es in Ihrer medizinischen Vorgeschichte eines der folgenden Probleme gab, sind Sie zur Geburt dort sicher aufgehoben:

- mehr als ein vorausgegangener Kaiserschnitt
- Gebärmutterkomplikationen, zum Beispiel vorausgegangene Operationen oder Fehlbildungen wie ein doppelter Uterus
- hoher Blutverlust
- therapiebedürftiger Diabetes
- Gestose, Präeklampsie, HELLP-Syndrom
- Bluthochdruck
- Plazentainsuffizienz und entsprechende Mangelversorgung des Kindes
- vorzeitige Plazentalösung
- Blutgerinnungsstörung, Thrombose, schwere Blutarmut.

Doch in über 95 Prozent aller Fälle verläuft die Schwangerschaft völlig normal, und Sie können zur Geburt in jedes Krankenhaus mit einer geburtshilflichen Abteilung gehen. Die meisten Eltern entscheiden sich aus praktischen Gründen für ein Haus in der Nähe ihres Wohnortes. Wichtig ist, dass Sie mit einem guten Gefühl dorthin gehen und Vertrauen zum Personal entwickeln können.

Im Geburtsvorbereitungskurs wird häufig bereits über Erfahrungen mit den umliegenden Kliniken gesprochen. An den mittlerweile gängigen Informationsabenden können Sie sich zusätzlich Ihr eigenes Bild machen. Dabei kommt es weniger darauf an, dass der Kreißsaal mit schickem Inventar durchgestylt ist. Auch spricht ein Angebot aller gerade im Trend liegenden alternativ-medizinischen Therapiemaßnahmen zwar für ein gutes Klinikmarketing, aber nicht unbedingt für die Qualität der praktizierten Geburtshilfe. Entscheidend ist im Wesentlichen, dass sich die Einstellung und das Handeln des geburtshilflichen Teams mit Ihren Vorstellungen und Bedürfnissen decken. Dabei spielen Respekt, Zuwendung und gegenseitige Achtung eine größere Rolle als beispielsweise die Einrichtung. Achten Sie darauf, dass man Ihnen unvoreingenommen begegnet und Ihnen ausreichend Zeit und einen schützenden Raum bietet.

Entscheidungshilfe

Diese Fragen können Ihnen bei der Entscheidungsfindung helfen:
- Wie ist die Atmosphäre in der Klinik? Welche Haltung hat das Personal? Wie werden Sie empfangen?
- Wie viele gebärende Frauen werden gleichzeitig von einer Hebamme betreut?
- Können Sie Ihre betreuende Hebamme mitbringen?
- Gibt es einen Raum, in dem Sie sich während Ihrer Wehen auch frei bewegen können?

Geduld, Vertrauen, Achtung und Respekt der Geburtshelfer sind ebenso wichtig wie Erfahrung und aktuelles Fachwissen.

- Bleibt Ihre Intimität gewahrt? Wie viele Menschen sind bei der Geburt vonseiten der Klinik anwesend?
- Werden aufrechte und alternative (hockend, im Vierfüßlerstand, am Seil) Gebärhaltungen unterstützt?
- Gibt es eine ausreichend große Gebärwanne, und wie viele Babys werden tatsächlich im Wasser geboren?
- Ist eine Periduralanästhesie möglich? Wie viele Frauen bekommen tatsächlich eine PDA gelegt?
- Wie häufig werden Schmerzmittel eingesetzt?
- Wie sind die Statistiken bei Damm- und Kaiserschnitten?
- Wie groß ist die Anzahl der Geburtseinleitungen?
- Besteht die Möglichkeit zu einem 24-Stunden-Rooming-in oder zum Familienwochenbett?
- Kann Ihr Partner auch nach einem Kaiserschnitt über Nacht bei Ihnen und dem Kind bleiben?
- Wie wird das Stillen gefördert? Wird auf das »Zufüttern« verzichtet?

Nutzen Sie alle Angebote am gewählten Geburtsort, um in Bewegung zu bleiben.

- Gibt es eine Stillberaterin?
- Gibt es geregelte Besuchszeiten?

Stationär oder ambulant?

Um diese Frage zu beantworten, hören Sie am besten genau in sich hinein und überlegen sich, was Ihnen persönlich guttut.

Das spricht für die stationäre Geburt:
- Wenn Sie sehr auf medizinische Versorgung vertrauen und Wert darauf legen, dass jederzeit Fachpersonal erreichbar ist und Sie rundum versorgt und entlastet werden.
- Wenn Sie bereits Kinder haben und in den ersten Stunden und Tagen möglichst uneingeschränkt Zeit mit Ihrem Neugeborenen verbringen wollen, um es kennenzulernen. Oft trügt jedoch der Schein, und Mutter und Kind werden durch Arzt-, Pflege- und Hebammenvisiten, die Besucherströme der Zimmernachbarin, Lärm auf dem Flur etc. in der Klinik mehr gestört als zu Hause.

Das spricht für die ambulante Geburt:
- Wenn die Anwesenheit von Partner und Kind / Kindern und das frühe, ungestörte Zusammenwachsen der neuen Familie so wesentlich für Sie sind, dass

Sie möglichst viel Zeit zu Hause verbringen möchten.

- Wenn Sie die Krankenhausatmosphäre und Routinemaßnahmen als unangenehm und einschränkend empfinden und sich in Ihren eigenen vier Wänden am wohlsten fühlen.
- Wenn Sie zu Hause von Ihrem Partner, Freunden, Eltern unterstützt und versorgt werden.

Nachsorge bei ambulanter Geburt

Nach einer ambulanten Geburt können Sie in der Regel mit Ihrem Kind nach zwei bis sechs Stunden nach Hause gehen. Voraussetzung dafür ist, dass Sie eine Nachsorge-Hebamme haben, die Sie beide mindestens zehn Tage lang betreut. Wenn Sie am Vormittag aus der Klinik entlassen werden, kann Ihre Hebamme Sie noch am gleichen Tag zum ersten Mal besuchen. Sie wird auch alle für die Pflege im Wochenbett notwendigen Materialien mitbringen.

Die Nachsorge-Hebamme

Prinzipiell haben Sie, genauso wie bei der Wahl Ihres Arztes, freie Hebammenwahl. Am besten ist es natürlich, wenn Sie die Hebamme, die Sie in der Schwangerschaft und bei der Geburt begleitet, anschließend zu Hause weiter betreut. Das ist allerdings nur möglich, wenn Ihre Hebamme freiberuflich oder als Beleghebamme arbeitet. Letztere haben einen Vertrag mit einer oder mehreren Kliniken und können »ihre« Frauen dort betreuen. Verantwortungsbewusste Hebammen übernehmen allerdings nur eine begrenzte Anzahl von Betreuungen, deshalb sollten Sie sich so früh wie möglich eine Hebamme zur Nachsorge suchen.

Auch wenn Sie alleinstehend sind, können Sie ambulant entbinden. Wichtig ist aber, dass Sie Freunde oder Verwandte haben, die Sie versorgen und für Sie da sind.

Hebammengeleiteter Kreißsaal

In einem hebammengeleiteten Kreißsaal überwachen und leiten ausschließlich Hebammen in eigener Verantwortung alle natürlich verlaufenden Geburten in der Klinik. In Deutschland gibt es derzeit vierzehn dieser besonderen geburtshilflichen Einrichtungen (Stand April 2015). In Schweden, Norwegen, Dänemark, England, der Schweiz und in Österreich hat sich dieses Modell bereits seit Anfang der 1990er-Jahre etabliert. Wegen der hervorragenden Ergebnisse und der großen Zufriedenheit der Familien werden die Projekte sogar von den dortigen Gesundheitsbehörden unterstützt. Wissenschaftliche Studien belegen nämlich, dass gesunde Frauen in einem hebammengeleiteten Kreißsaal genauso sicher gebären wie in den üblichen Klinikkreißsälen. Einzige Voraussetzung für diese Form der Geburt: Sie haben einen unauffälligen Schwangerschaftsverlauf und den Wunsch nach einer selbstbestimmten, natürlichen Geburt.

Im hebammengeleiteten Kreißsaal werden Sie in einer kontinuierlichen 1:1-Betreuung begleitet: Sie müssen sich »Ihre« Hebamme also nicht mit anderen werdenden Eltern teilen. Sie wird Sie nach Ihren eigenen Wünschen und Vorstellungen fragen und sich an Ihren Bedürfnissen orientieren. Um den gesunden, normalen Geburtsverlauf zu unterstützen und nicht

91

Sicher – auch bei Problemen

Falls während der Geburt im hebammen-geleiteten Kreißsaal doch einmal medizinische Maßnahmen erforderlich werden, gibt es festgelegte Kriterien, wann der zur Verfügung stehende Arzt hinzugezogen wird. Dann kann die Geburt Ihres Kindes ohne Wechsel der Räumlichkeiten und der Hebamme jederzeit unter ärztlicher Leitung weitergehen.

zu stören, ist man beim Einsatz medizinischer Eingriffe zurückhaltend. Sie werden vorrangig mit natürlichen Hilfsmitteln und Methoden bestärkt, die Geburtsarbeit nach Ihren eigenen Möglichkeiten selbstständig zu meistern. So können Sie Ihr Kind in ungestörter Atmosphäre außerhalb der Klinikroutine zur Welt bringen. Im Hebammenkreißsaal gibt es zudem weit weniger Damm- und Kaiserschnitte, Zangengeburten oder künstliche Geburtseinleitungen. Und auch der Einsatz von Schmerzmitteln ist geringer.

Geburtshaus

Auch in den zumeist von Hebammen geleiteten Geburtshäusern betrachtet man Schwangerschaft, Geburt, Wochenbett und Stillzeit als natürliche, gesunde Vorgänge und unterstützt das aktive, selbstbestimmte Gebären. Dadurch lernen werdende Eltern, an persönliche Fähigkeiten, Kenntnisse und Kräfte anzuknüpfen und selbstbewusst mit den eigenen Bedürfnissen und Entscheidungen umzugehen – wichtige Voraussetzungen für das weitere Leben mit einem Kind. Geburtshaushebammen betreuen Frauen,

die diese Form der Begleitung wünschen, meistens schon in der Schwangerschaft. Die zuständige Hebamme kümmert sich auch während der gesamten Geburt ausschließlich um Sie. Die Betreuung ist dadurch sehr intensiv und vertraut. So weiß die Hebamme um Ihre Vorstellungen und kann sich ganz darauf einstellen. Auch Geburtshaushebammen kennen die Grenzen der außerklinischen Geburtshilfe und wissen genau, welche Verantwortung sie haben. Ob Sie Ihr Kind also in einem Geburtshaus bekommen können, klären Sie am besten mit dem dortigen Team ab. Es gibt Risiken, die das ausschließen:

- Beckenendlage
- Mehrlingsschwangerschaft
- Stoffwechselerkrankungen der Mutter
- Frühgeburten oder kindliche Mangelversorgung durch eine unzureichende Plazentafunktion

Sollte es bei der Geburt unvorhergesehene Komplikationen geben, werden Sie in der Regel in ein Krankenhaus verlegt. Viele Kliniken ermöglichen auch dann die weitere Geburtsbegleitung durch Ihre Geburtshaushebamme.

TIPP Ihre Geburtstasche

Damit Sie für den großen Tag gut vorbereitet sind, packen Sie Ihre persönlichen Utensilien am besten bereits zwei Monate vor dem Geburtstermin in eine Tasche und halten diese ab jetzt griffbereit. Auch wenn Sie eine Hausgeburt oder eine ambulante Geburt planen, sollten Sie für einen eventuellen Klinikaufenthalt vorbereitet sein. Denken Sie auch an Mutterpass und Versicherungskarte.

Checkliste Geburtstasche

Für die Mutter

✓ mehrere Nachthemden, Schlafanzüge oder geknöpfte Hemden, die sich zum Stillen vorn weit genug öffnen lassen

✓ nicht zu knappe, kochfeste Baumwoll-slips

✓ BHs, ein bis zwei Nummern größer als bisher

✓ Stilleinlagen aus Baumwolle, Wolle / Seide oder Seide

✓ warme, möglichst rutschfeste Socken, auch im Sommer!

✓ Hausschuhe, in die Sie leicht hinein-schlüpfen können

✓ Bademantel

✓ bequeme Kleidung für den Weg nach Hause, deren Größe etwa dem fünften bis sechsten Schwangerschaftsmonat entspricht

✓ dicke, saugfähige Binden oder Flocken-windeln

✓ Kontaktlinsenträgerinnen: Brille nicht vergessen

✓ Lippenpflegestift

✓ Toilettenartikel

✓ Fön

✓ Personalausweis

✓ Mutterpass

✓ Versicherungskarte

✓ Bücher, Musik, persönliche Kleinig-keiten, zum Beispiel ein kleines Kissen

✓ eventuell ein eigenes Stillkissen, wenn Sie schon eines haben

✓ Mobiltelefon und Adressbuch

✓ Kleingeld, zum Beispiel für Getränke- oder Snackautomaten

✓ Stift und Papier, eventuell ein Tagebuch für Ihre persönlichen Notizen

✓ Foto- oder Videokamera (beim Neu-geborenen bitte keinen Blitz benutzen)

Für das Baby

✓ Unterwäsche, Hemdchen, Strampel-anzug, warme Söckchen

✓ Jacke und Mütze für den Heimweg

✓ beim Abholen: rückwärtsgerichtete Babyliegeschale fürs Auto

Und das braucht der Partner

✓ bequeme Kleidung (am besten im Zwie-belschalenprinzip, denn ganz sicher wird es Ihnen nicht nur warm ums Herz …)

✓ bequeme Schuhe

✓ Lesestoff

✓ Proviant

Hausgeburt

Grundsätzlich ist eine Geburt ein natürlicher Vorgang, der keiner besonderen medizinischen Eingriffe bedarf. Früher war es selbstverständlich, sein Kind zu Hause zu gebären, heute wird es jedoch in unserer Gesellschaft meist als weltfremd empfunden, und die Eltern, die eine Hausgeburt planen, werden regelrecht angefeindet. Unter Umständen müssen sie sich anhören, wie unverantwortlich sie handeln, und dass dieses in Zeiten hoher medizinischer Versorgungsstandards schon fast fahrlässig sei.

Lassen Sie sich davon nicht verunsichern: Wenn Sie und Ihr Partner sich einig sind, spricht bei einer problemlos verlaufenden Schwangerschaft nichts gegen eine Hausgeburt. Denn zahlreiche nationale und internationale Studien belegen seit Langem deren Sicherheit.

Die Hausgeburtshebamme

Haben Sie sich dafür entschieden, sollten Sie sich baldmöglichst mit einer Hausgeburtshebamme in Verbindung setzen. Leider ist das, je nach Wohnort, nicht immer ganz einfach. Es gibt bundesweit nur noch sehr wenige Hausgeburtshebammen, und diese sind häufig ausgebucht. Weil sie sich ihrer Verantwortung bewusst sind, nehmen sie nämlich nur eine bestimmte Anzahl von Betreuungen an, um die Versorgung und die Bereitschaftsdienste gewährleisten zu können.

Ihre Hebamme wird mit Ihnen über alle notwendigen medizinischen und organisatorischen Voraussetzungen sprechen und Ihnen auch die Risiken und gegebenenfalls Gründe nennen, bei denen eine Hausgeburt nicht infrage kommt. Solch ein Grund ist zum Beispiel:

- eine Mehrlingsschwangerschaft
- eine bestimmte Erkrankung wie Gestose oder Schwangerschaftsdiabetes
- Beckenendlage
- Blutungen in der Spätschwangerschaft

Ob die Möglichkeit einer Hausgeburt für Sie in Betracht kommt, liegt vor allem im Ermessen Ihrer Hebamme, die für diese Entscheidung die Verantwortung trägt. Überlegen Sie gemeinsam mit Ihrer Hebamme, welcher Raum in Ihrer Wohnung am besten zur Geburt geeignet ist. Das muss auch nicht zwangsweise das Schlafzimmer sein. Kissen, Schaumstoffelemente, Bettlaken, die an Balken oder Haken geknotet werden können, sind sinnvolle Hilfsmittel, um Sie während der Geburt zu entlasten. Auch ein Gebärhocker ist eine Anschaffung, die sich bei einer Hausgeburt lohnen kann.

Komplikationen und Risiken bei der Hausgeburt

Durch die enge Begleitung und den regelmäßigen Kontakt zur Hebamme entsteht in der Hausgeburtshilfe oft ein sehr vertrauensvolles Verhältnis. Nähe und Verständnis wirken sich positiv auf den Geburtsverlauf aus, die Wahrscheinlichkeit für Komplikationen während der Geburt wird dadurch verringert. Solange die Geburt normal verläuft, ist die Anwesenheit eines Arztes nicht notwendig und auch nicht gesetzlich vorgeschrieben. Zudem gibt es kaum noch niedergelassene Frauenärzte, die bereitwillig ihren Praxisbetrieb verlassen, um zu einer Hausgeburt zu kommen. In den letzten Jahren ist es deshalb unter Hebammen üblich geworden, statt eines Arztes eine zweite Kollegin hinzuzuziehen.

Doch auch wenn die komplette Schwangerschaft ohne Komplikationen verlaufen ist, kann es bei der Geburt trotzdem zu Grenzsituationen oder Zwischenfällen kommen. Um die Gesundheit von Mutter und Kind nicht zu gefährden, muss die Geburt dann manchmal in einer Klinik zu Ende gebracht werden. Mögliche Gründe für eine Verlegung in die Klinik sind beispielsweise:

- Geburtsstillstand über einen längeren Zeitraum hinweg
- Verdacht auf Infektion der Geburtswege, Fieber
- Erschöpfung der Mutter
- schlechte Herztöne des Kindes
- Verdacht auf vorzeitige Plazentalösung
- unvollständige Plazenta

Erhebungen, die die Gesellschaft für Qualität in der außerklinischen Geburtshilfe (QUAG) jährlich in Deutschland durchführt, zeigen, in einem Vergleich von Nichtrisikoschwangeren, dass außerklinische Geburten genauso sicher sind wie Klinikgeburten. Nur 12 bis 15 Prozent

aller Hausgeburten enden mit einem kontrollierten Transport ins Krankenhaus. Beruhigend dabei: 92,5 Prozent dieser Verlegungen finden ganz in Ruhe statt, nur in 7,5 Prozent ist Eile geboten.

Kostenübernahme

Die Kosten für eine Hausgeburt und die anschließende Betreuung im Wochenbett werden von der Krankenkasse übernommen. Die Kosten für die Rufbereitschaft Ihrer Hebamme, die zumeist in den fünf Wochen rund um Ihren Geburtstermin über 24 Stunden täglich besteht, werden von den gesetzlichen Kassen leider nur sehr selten erstattet. Dennoch sollten Sie verhandeln: Schließlich kostet die Hausgeburt Ihre Kasse nur einen Bruchteil der Klinikentbindung. Private Versicherungen bezahlen für Hausgeburten deshalb manchmal sogar eine Prämie. Fragen Sie also nach.

Oft ist für eine Hausgeburt der Wunsch ausschlaggebend, dass das Kind in Ruhe und in der vertrauten Umgebung geboren wird.

Regeln Sie schon vor der Geburt, wer danach den Haushalt und die Versorgung der Geschwisterkinder übernimmt.

Checkliste Hausgeburt

Organisatorisches

✓ Falls die Geburt nachts losgeht, sollte Ihr Hauseingang von außen beleuchtet sein, damit die Hebamme problemlos hereinfindet.

✓ Das Geburtszimmer sollte zu jeder Tages- und Nachtzeit beheizbar sein. Wird die Heizung nachts über eine zentrale Steuerung abgesenkt, brauchen Sie eine zusätzliche Wärmequelle.

✓ Wenn Sie Rhesus-negativ sind, benötigen Sie ab Beginn der Hebammen-Rufbereitschaft ein Rezept für die Anti-D-Prophylaxe.

✓ Legen Sie fest, was nach der Geburt mit der Plazenta geschehen soll.

✓ Sorgen Sie für die Betreuung von Geschwisterkindern. Wer steht gegebenenfalls rasch und flexibel zur Verfügung?

Materialien

✓ Wasserfeste Unterlagen, um Bett oder Polster zu schützen. Gut geeignet ist ein großes Wachstuch oder eine feste Plastikplane.

✓ Badetücher, Handtücher, Bettlaken, Leintücher

✓ Zellstofftücher, Zellstoffunterlagen (Unterseite mit Plastik beschichtet)

✓ Eiswürfel und Kühlelemente

✓ eventuell ein großer Gymnastikball

✓ eine verstellbare Lampe, die den Dammbereich hinreichend hell ausleuchten kann, zum Beispiel eine Schreibtisch- oder Stirnlampe

✓ Müllbeutel zum Entsorgen des benutzten Materials

✓ Schüssel für die Plazenta

✓ Zellstoffeinlagen, Flockenwindeln und Binden für den Wochenfluss

✓ Damit das Baby nicht friert: eine Wärmelampe über dem Wickeltisch

TIPP Offen bleiben

Am besten fixieren Sie sich nicht zu sehr auf eine einzige Variante, Ihr Kind zur Welt zu bringen. Bleiben Sie grundsätzlich offen für weitere Möglichkeiten, dann können Sie sich und Ihrem Partner eine Enttäuschung ersparen, wenn sich bei der Planung doch noch etwas ändern muss.

Geschwisterkinder bei der Hausgeburt

Die Anwesenheit von Geschwisterkindern bei einer Geburt ist eine sehr persönliche und individuelle Entscheidung, die Sie am besten ebenfalls gemeinsam mit Ihrer Hausgeburtshebamme abwägen sollten. Normalerweise ist es die Aufgabe der Eltern, die Bedürfnisse ihrer Kinder wahrzunehmen. Und genau dies ist mitunter während der Geburt nicht möglich. Sie sollten diese Verantwortung vollständig abgeben können, um sich ganz dem Gebären hinzugeben. Das Wichtigste ist also, dass vertraute Menschen im Haus sind, die sich bei der Geburt ausschließlich um Ihre Kinder kümmern und die ein Gespür dafür haben, wie diese sich fühlen. Ältere Kinder müssen sich jederzeit frei entscheiden können, ob sie bleiben wollen oder nicht. Wenn ein Kind lieber gehen möchte, sollte ein Erwachsener anwesend sein, der es begleiten kann.

Die Geburt eines Geschwisterchens verändert vieles, der eigene Platz im familiären Gefüge wird plötzlich infrage gestellt. Wenn das Geschwisterchen da ist, kommt es häufig vor, dass die Großen plötzlich selbst wieder ein Babyverhalten annehmen und zum Beispiel wieder nach ihrem schon abgelegten Schnuller verlangen. Etwa ab dem zweiten Lebensjahr wittern Kinder im Baby einen Rivalen. Lassen Sie Ihrem großen Kind Zeit, und unterstützen Sie es dabei, in seine neue Rolle zu finden.

Hilfe für die erste Zeit

Suchen Sie sich eine Mütterpflegerin. Sie sind meistens selbst Mutter und werden durch Hebammen ausgebildet. Ihr Wissen und Können setzen sie dort ein, wo die Tätigkeit der Hebamme nach der Geburt aus zeitlichen und organisatorischen Gründen endet: bei der täglichen Babypflege, der Organisation des Familienalltags mit seinen vielfältigen Aufgaben wie Haushalt, Betreuung der Geschwisterkinder, Bewältigung von Stress und vieles mehr. Informationen darüber, wo Sie eine solche Familienlotsin finden, gibt es beim Verein für Mütter und Familienpflege (siehe Anhang Seite 187).

Wie erfolgt die Erstuntersuchung?

Die sogenannte Basisuntersuchung U1 wird etwa zwei bis vier Stunden nach der Geburt vorgenommen, wenn sich Mutter und Kind ein wenig von den Strapazen der Geburt erholt haben und sich einander annähern konnten. Sie dient dazu, die Reife des Neugeborenen zu bestimmen und Erkrankungen und Fehlentwicklungen so früh wie möglich zu erkennen. Dadurch können therapeutische Maßnahmen rechtzeitig eingeleitet werden. Bei einer Hausgeburt oder Geburt im Geburtshaus übernimmt diese Erstuntersuchung fast immer die Hebamme. Sie weiß, worauf sie achten muss, und wird, wenn nötig, einen Kinderarzt hinzuziehen (siehe ab Seite 144).

Vorbereitung auf das Leben mit dem Baby

Säuglingspflegekurs

Wissen Sie, was Pucken, Luren, ein Tummy-Tub oder die Finkelsteinregel sind? Falls ja, haben Sie bestimmt bereits Nachwuchs. Falls nein, ist dies auch kein Problem, denn dann wird Ihnen das spezielle Wissen um Wickelmethoden (Pucken) und -tücher (Luren), spezielle Badegefäße und den Nahrungsbedarf von Flaschenkindern nach der Finkelsteinregel in einem Säuglingspflegekurs vermittelt. Ein solcher Kurs wendet sich vor allem an die Eltern, die ihr erstes Kind erwarten und bislang noch keine Erfahrung im Umgang mit Neugeborenen sammeln konnten. Neben Themen wie Wickeln, Baden und Anziehen werden auch Tipps zum Stillen, zur Säuglingsernährung und zum Umgang mit alltäglichen Wehwehchen vermittelt. Aber auch Informationen zum Säuglingsschlaf und der optimalen Gestaltung von Babys Schlafplatz helfen werdenden Eltern weiter.

Eine Teilnahme ist bereits ab Mitte der Schwangerschaft sinnvoll, denn viele praktische Tipps für die Erstausstattung, die nötigen (und unnötigen) Anschaffungen des ersten Jahres und zur Handhabung von Tragehilfen runden das Angebot eines guten Kurses ab. Säuglingspflegekurse werden von Hebammen, Elternschulen, Zentren für Geburtsvorbereitung, Familienbildungsstätten oder Kliniken angeboten.

Spezielles Hilfsangebot

Für Risikoschwangere, die an keinem regulären Kurs teilnehmen können oder möchten, bieten manche Hebammen auch Säuglingspflege-Einzelkurse als Hausbesuche an. Bei einer drohenden Frühgeburt erhalten Sie von Ihrer Hebamme beispielsweise wichtige Informationen zum Thema »Känguruhen« und erfahren, warum dieses auf der Intensivstation der Kinderklinik so wichtig für Sie und Ihr Neugeborenes ist. Außerdem können Sie mit ihr bei einem bevorstehenden längeren oder frühzeitigen Klinikaufenthalt vor dem Entbindungstermin weitere zentrale Fragen, wie zum Beispiel die Organisation einer Haushaltshilfe oder Fragen zum Abpumpen, Aufbewahren und Transport von Muttermilch, in Ruhe klären. Dies kann sehr entlastend sein – fragen Sie bei Ihrer Hebamme nach.

TIPP Sinnvoll anzuschaffen

Das Angebot an Babykleidung und Babyzubehör ist riesig. Aber ein Baby benötigt am Anfang meist weniger als man denkt. Am besten lassen Sie sich bei Ihren Einkäufen von den Checklisten für die Erstausstattung leiten. Weitere Dinge können Sie auch später noch nach Bedarf zukaufen.

Grundausstattung für Ihr Baby

Babykleidung

✓ sechs kleine Bodys, Größe 56 bis 62, mit seitlichen Druckknöpfen; alternativ: mit großem Kopfausschnitt. Je nach Jahreszeit mit langen und / oder kurzen Ärmeln, im Winter Wolle / Seide- oder Frotteebodys mit langen Ärmeln

✓ sechs Oberteile mit langen Ärmeln, Größe 56 bis 68

✓ sechs Strampler oder Hosen, Größe 56 bis 68

✓ vier Strumpfhosen oder Leggings mit Füßchen

✓ zwei Mützchen aus Wolle, Seide oder Baumwolle in Größe 62 und 68

✓ drei Paar dicke Söckchen oder zwei Paar Babystrickschuhe, drei Paar dünne Babysöckchen

✓ vier Frotteehöschen

✓ sechs Lätzchen oder Mullwindeln, wenn das Baby spuckt

Wickeln und Pflegen

✓ Einmal- oder Stoffwindeln

✓ Windeleimer mit Deckel

✓ Wickelkommode oder Wickelaufsatz für die Badewanne

✓ Wickeltisch-Heizstrahler

✓ gepolsterte, abwaschbare Wickelauflage

✓ eine kleine Waschschüssel

✓ zwei Moltontücher

✓ Feuchttücher / Zellstofftücher

✓ Babybadewanne / Badeeimer, Badethermometer

✓ sechs Waschlappen

✓ zwei Kapuzenbadetücher

✓ Babyöl, Wundcreme

✓ Babynagelschere

✓ Babybürste

Babys Schlaf

✓ drei bis vier einteilige Schlafanzüge

✓ Stubenwagen oder Wiege für die ersten drei Monate oder ein Kinderbett

✓ wasserdichter Matratzenschoner oder Betteinlage

✓ eine leichte Bettdecke für den Kinderwagen

✓ zwei größenverstellbare Schlafsäcke, je nach Jahreszeit mit und ohne Ärmel

✓ eine Wolldecke

Mit Baby unterwegs

✓ Tragetuch

✓ eine Mütze (Material je nach Jahreszeit) sowie Jacke oder Overall und Handschuhe für den Winter

✓ Kinderwagen

✓ Babyliegeschale fürs Auto

✓ Reisebett

Nützliches

✓ zehn Mullwindeln als Unterlage für den Kopf und als Spucktuch

✓ Wärmflasche

✓ Babyphone

✓ digitales Babyfieberthermometer

Vorbereitung aufs Stillen

Am besten bereiten Sie sich auf das Stillen vor, indem Sie und Ihr Partner sich bereits jetzt ausführlich informieren und sich jemanden suchen, der Sie in Ihrem Vorhaben unterstützt. Das kann eine Freundin sein, die selbst gestillt hat, oder eine Hebamme oder Stillberaterin, der Sie Fragen stellen können und die Sie bei auftretenden Problemen unterstützt. Zu einer guten Stillvorbereitung gehört auch die Organisation für die Zeit nach der Geburt. Verteilen und delegieren Sie schon jetzt Hausarbeiten, und begrenzen Sie Ihre Besucherzahlen. Denn Stillen bedeutet vor allem, sich in Ruhe und ohne Ablenkung oder gar Verpflichtungen den Bedürfnissen Ihres Babys widmen zu können. Und auch Ihre eigenen Bedürfnisse sollten Sie auf keinen Fall vernachlässigen! Bestimmt gibt es auch eine Stillgruppe in Ihrer Nähe, dort können Sie schon während der Schwangerschaft Kontakte knüpfen und sich informieren.

Die Brust verändert sich

Bereits in der Schwangerschaft wird der Busen voller, Brustwarze und Warzenhof werden größer und dunkler.
Sie können Ihre Brustwarzen nicht speziell auf die vermehrte Beanspruchung durch das Saugen Ihres Babys vorbereiten, doch das ist auch gar nicht nötig. Lassen Sie einfach ab und zu Ihren BH weg, denn die leichte Reibung am Gewebe ist ein sanftes Training der Widerstandskraft. Lassen Sie, wann immer es möglich ist, Luft und Licht an Ihre Brüste, auch das »härtet« Ihre Brust ab. Viele der gut gemeinten Ratschläge wie rubbeln, zwirbeln, eine Zahnbürstenmassage, mit Zitronensaft, Essig oder Schnaps beträufeln und Ähnliches sind sogar eher schädlich, weil sie zum Beispiel die Schutzschicht der Haut zerstören oder im Extremfall sogar vorzeitige Wehen auslösen können.

Grundausstattung für Stillen und Flaschennahrung

- vier Still-BHs zum Wechseln
- Stilleinlagen, Einweg oder waschbar aus Seide / Seidengemisch
- Stillkissen
- Hand-Milchpumpe

Oder

- sechs Milchfläschchen aus Glas oder Plastik
- Milchsauger aus Silikon oder Latex in Größe 1
- Baby-Anfangsnahrung (Pre-Nahrung)
- Flaschenbürste
- Sterilisator oder Vaporisator
- Babykostwärmer für Flasche / Gläschen

Ganz gleich, wo Sie sich gerade aufhalten: Muttermilch ist stets frisch, immer richtig temperiert und hygienisch einwandfrei.

Babys Namen finden

Zu den schönsten Dingen in der Schwangerschaft gehört die Suche nach dem passenden Vornamen für Ihr Baby. Soll er die Familientradition wahren, ungewöhnlich oder eher gängig sein? Soll er melodisch klingen, kurz und knapp ausfallen oder eine bestimmte Bedeutung haben?

Um Ideen zu sammeln, können Sie in zahlreichen Büchern die Hitlisten der beliebtesten Namen mit Herkunfts- und Bedeutungserläuterungen durchschmökern. Auch im Internet bietet eine Vielzahl von Portalen die Qual der Wahl – Sie müssen sich »nur« noch entscheiden. Erstellen Sie eine Liste mit Ihren Wunschnamen, und lassen Sie diese einige Zeit liegen. Sie werden schnell feststellen, dass einige Namen Ihnen schon bald nicht mehr gefallen werden.

Doch gleich, wo Sie fündig werden und welchen Namen Sie wählen, denken Sie daran, dass Ihr Kind sein ganzes Leben lang so heißen wird. Achten Sie also darauf, dass der Name später auch zu Ihrem erwachsenen Kind passt, nicht zu exotisch-kompliziert ist und dass Vor- und Nachname stimmig klingen. Sprechen Sie beide Namen öfter nacheinander aus, und schreiben Sie sie auch einmal auf. Ideal ist es für Ihr Kind, zwei Vornamen zu haben, dann kann es sich später für einen Rufnamen entscheiden.

Noch ein Tipp: Geben Sie Ihren Favoriten auf keinen Fall zu schnell und auch nicht jedem bekannt – er wird sonst mit Sicherheit rasch zerpflückt und zerredet!

Wenn Sie und Ihr Partner aus verschiedenen Kulturen stammen, kann es für Ihr Kind eines Tages wichtig werden, ein Gefühl für seine jeweiligen kulturellen Wurzeln zu entwickeln. Wenn Ihr Partner zum Beispiel aus der Türkei stammt und Sie Deutsche sind, können Sie einen türkischen Namen wählen, der auch im Deutschen gut ausgesprochen werden kann, wie Aylin oder Sami. Sie können auch einen Namen wählen, der im Deutschen ähnlich klingt oder geschrieben wird, wie Deniz, Elyas oder Selma. Oder Sie entscheiden sich einfach für einen Vornamen aus dem einen Kulturkreis und den zweiten Vornamen aus dem anderen.

Gesetzliche Vorgaben bei der Namenwahl

Prinzipiell dürfen Sie den Namen wählen, der Ihnen für Ihr Kind am besten gefällt. Es gibt in Deutschland jedoch folgende rechtliche Einschränkungen, damit das Persönlichkeitsrecht des Kindes nicht verletzt wird:

- Das Geschlecht des Kindes muss aus dem Vornamen klar erkennbar sein. Andernfalls benötigt das Kind einen zweiten eindeutigen Namen.
- Der Vorname muss eindeutig als solcher zu erkennen sein, Familien-, Marken- oder Ortsnamen sind verboten.
- Namenskurzformen als Vornamen sind erlaubt, Kosenamen aber nicht.
- Lächerliche, beleidigende oder Babynamen mit negativer Assoziation sind nicht zulässig.
- Die Anzahl an Vornamen ist auf fünf begrenzt.
- Die Schreibweise eines Namens orientiert sich an der deutschen Sprache. Ein Name aus einem anderen Kulturkreis muss mit den entsprechenden Akzenten und Sonderzeichen versehen werden.

Die Geburt sanft anstoßen

Verschiedene Möglichkeiten

Es gibt tatsächlich einige natürliche Maßnahmen, mit denen Wehen sanft angestoßen werden können. Die meisten bewirken, dass die Organe im Becken stärker durchblutet werden, was den Stoffwechsel aktiviert. Manche Methoden stimulieren die Ausschüttung von Wehenhormonen, andere erhöhen den Spannungszustand der Muskulatur. Letzten Endes sind Lockversuche aber erst dann effektiv, wenn Ihr Kind wirklich geboren werden möchte.

Ein warmes Bad ist immer angenehm. Umso besser, wenn es dann auch noch die Geburt in Gang bringt.

Körperliche Aktivität

Bewegung kann Wehen in Gang bringen oder schwache Kontraktionen verstärken. Ausgedehnte Spaziergänge sollten Sie nicht mehr allein unternehmen, falls es unterwegs plötzlich losgeht.

Bauchmassage

Auch eine sanfte Einreibung des Bauchs mit einer Ölmischung ist einen Versuch wert. Geben Sie in zehn Milliliter hochwertiges Mandelöl je zwei Tropfen naturreines Zimt-, Ingwer-, Nelken- und Eisenkrautöl. Befeuchten Sie Ihren Bauch zuvor mit warmem Wasser, dann wird das Öl schneller aufgenommen. Innerhalb von zwei Tagen sollten Sie den Erfolg spüren.

»Wehentee«

Eine Gewürzteemischung aus einer Stange Zimt, zehn Nelken, einer kleinen Ingwerwurzel und einem Esslöffel Verbenenkraut auf einen Liter Wasser kann die Gebärmutter zur Wehentätigkeit anregen. Kochen Sie die Mischung sprudelnd auf, lassen Sie sie zehn Minuten lang ziehen, und füllen Sie den abgeseihten Tee dann in eine Thermoskanne. Trinken Sie ihn warm den ganzen Tag über – eigentlich sollte daraufhin innerhalb von ein bis zwei Tagen die gewünschte Wirkung eintreten.

Heiß baden

Der Klassiker unter den Babylockmitteln! Gut tun Zusätze von Lavendel oder Rose. Baden Sie aber nicht zu heiß, denn das belastet den Kreislauf unnötig. Steigen Sie deshalb nur in die Wanne, wenn Sie nicht alleine zu Hause sind.

Sex

Beim Orgasmus zieht sich die Gebärmutter rhythmisch zusammen, manchmal reicht dies bereits, um die Wehentätigkeit anzuregen. Außerdem enthält die Samenflüssigkeit in konzentrierter Form Gewebshormone, sogenannte Prostaglandine. Diese wirken wehenanregend, wenn das Sperma nach dem Geschlechtsverkehr noch eine Weile in der Scheide bleibt.

Brustwarzenstimulation

Die sanfte Stimulation regt die natürliche Produktion des Wehenhormons Oxytozin an. Massieren Sie eine Minute lang kräftig die Brustwarzen, dann stimulieren Sie sie nach einer Pause von zwei bis drei Minuten erneut. Werden dadurch innerhalb einer halben Stunde Wehen ausgelöst, ist die Gebärmutter geburtsbereit.

Seien Sie aber nicht enttäuscht, wenn sich trotz aller Versuche nichts tut. Sind Sie durch ständige Versuche, die Wehen auszulösen, sehr angespannt, führt das eher zum gegenteiligen Ergebnis.

Nur unter Aufsicht anwenden

- **Rizinusöl:** Das Öl kann sehr starke Wehen auslösen. Es enthält Rizinolsäure, die nach der Einnahme im Dünndarm freigesetzt wird und abführende Wirkung hat. Durch die plötzlichen, heftigen Muskelkrämpfe des Darms wird dem Organismus signalisiert, dass sich die Lebensbedingungen für das Kind verschlechtern. Darauf reagiert die Gebärmutter mit Wehen, die aber nur dann eine Öffnung des Muttermunds bewirken, wenn ohnehin eine Geburtsbereitschaft besteht. Wichtig: Rizinusöl darf nie ohne kompetente Geburtsbegleitung angewendet werden!
- **Nelkenöl-Tampon:** Dabei wird ein in verdünntes Nelkenöl getränkter Tampon in die Scheide eingeführt, um den Muttermund geburtsbereit werden zu lassen. Laut einer aktuellen Studie brauchte mehr als die Hälfte der Frauen, bei denen die Geburt aus medizinischen Gründen eingeleitet werden musste, nur einen Nelken-Tampon, keine weiteren Medikamente. Wenden Sie diese Methode jedoch nur auf Empfehlung Ihrer Hebamme oder Ihres Arztes an, da die Wirkung zwar sehr gut, aber nicht vorhersehbar ist.

Die Geburt

Ihr Kind ist neun Monate gut beschützt in Ihnen heran-
gereift und gewachsen. In den letzten Wochen machen
Sie sich vermutlich Gedanken, woran Sie erkennen,
dass die Geburt beginnt, damit Sie zeitig genug in die
Klinik aufbrechen oder Ihre Hebamme benachrichtigen
können. Besonders beim ersten Kind sind die Unsicherheiten groß.

Die natürliche Geburt

Erste Anzeichen

Je näher der Geburtstermin rückt, umso größer wird wahrscheinlich Ihre Ungeduld, besonders wenn der Termin schon überschritten ist, ohne dass sich etwas tut. Lassen Sie sich in diesem Fall nicht durch die permanenten Nachfragen Ihrer Mitmenschen nervös machen. Der Geburtstermin ist ein geschätztes Datum, an dem lediglich 4 Prozent aller Kinder zur Welt kommen. Ihr Baby weiß ganz genau, wann seine Zeit gekommen ist.

Vorboten

Ein unsicherer, aber häufiger Vorbote der baldigen Geburt ist der unbezähmbare Drang, das »Nest« noch in Ordnung zu bringen. Dieses Bedürfnis haben die meisten Frauen einige Tage, bevor ihr Kind zur Welt kommt. Falls es Ihnen genauso geht, übertreiben Sie es nicht, und sparen Sie Ihre Kräfte für die Geburt und die Zeit danach auf. Es ist wenig sinnvoll, wenn Sie all Ihre Energie für den Hausputz verbrauchen und dann bei der Geburt so erschöpft sind, dass Sie keine Reserven mehr haben.
Auch zunehmende Rückenschmerzen oder leichter Durchfall deuten kurz vor dem errechneten Termin darauf hin, dass es bald losgeht. Es kann sein, dass Ihr Kind sich jetzt nicht mehr so viel bewegt und Sie seine Bewegungen als schmerzhaft empfinden. Das liegt daran, dass das Fruchtwasser weniger wird und Ihr Baby nun kaum mehr Platz hat, um frei in der Fruchtblase zu schweben.

Vorwehen

Die meisten Schwangeren merken schon in den letzten Wochen vor der Entbindung, dass sich ihre Gebärmutter gelegentlich zusammenzieht. Diese Vorwehen sind ein Zeichen für eine zunehmende Arbeitsbereitschaft der Gebärmutter. Sie sind in ihren Abständen, der Dauer und Stärke noch sehr unrhythmisch und haben noch keine muttermundsöffnende Wirkung. Meistens lassen sie sich auch noch gut durch entspannende Maßnahmen beeinflussen (siehe auch Seite 102).

Etwa ab der 36. Schwangerschaftswoche »übt« die Gebärmutter schon für die Geburt. Ein Ziehen im Unterleib, Rücken- und Leistenschmerzen können sich einstellen.

TIPP Entspannungsbad

Nehmen Sie ein warmes, entspannendes Bad, und versuchen Sie, etwas zu ruhen. Entweder hören Ihre Wehen auf, dann sind es Vorwehen, oder sie werden regelmäßiger und schmerzhafter, dann haben Sie durch das Baden Ihre Eröffnungswehen unterstützt.

Eröffnungswehen

Die eigentliche Geburt wird durch die Eröffnungswehen eingeleitet, die den Muttermund langsam auf die notwendige Weite von etwa zehn Zentimetern dehnen. Diese Wehen kehren in regelmäßigen, aber kürzer werdenden Abständen wieder und nehmen dabei an Stärke zu. Der Übergang von Vor- zu Eröffnungswehen kann sich allerdings auch schon mal einige Tage hinziehen.

Viele Frauen haben dann Sorge, ihre Vorwehen nicht von »echten« Wehen unterscheiden zu können und zu früh in die Klinik zu fahren. Der viel zitierte »falsche Alarm« kommt tatsächlich sehr häufig vor, und es ist überhaupt nicht peinlich, wenn auch Sie noch einmal nach Hause geschickt werden. Jede Frau hat eine andere Wahrnehmung und ein anderes Schmerzempfinden. Aufregung, Unsicherheit oder die Sorge um das Kind können dazu führen, dass auch eine regelmäßige Wehentätigkeit fürs Erste wieder aufhört oder sich ganz beruhigt, sobald Sie die Klinik oder das Geburtshaus betreten haben. Wenn Sie sich dort trotzdem sicherer fühlen oder Ihre innere Stimme Ihnen sagt, dass es besser ist, wenn Sie bleiben, sprechen Sie mit der Hebamme darüber. Sie können die Signale Ihres Körpers und Ihrer Seele schließlich besser deuten als irgendein anderer Mensch!

Zeichnen

Wenn sich der Schleimpfropf auflöst, der den Gebärmutterhalskanal in der Schwangerschaft schützend verschließt, ist das ein erstes Anzeichen für den bevorstehenden Geburtsbeginn. Die Menge des Blutes, das diesen Schleim durchzieht, variiert von Frau zu Frau: Sind es bei der einen nur ein paar blutige Fäden, hat die nächste eine fast schon periodenstarke, »schleimige« Blutung. Das Blut stammt aus kleinen Blutgefäßen, die einreißen, wenn sich durch die langsame Öffnung der Gebärmutter der untere Anteil der Fruchtblase vom sogenannten inneren Muttermund löst. Dieses »Zeichnen« kann auch schon ein paar Tage vor dem eigentlichen Geburtsbeginn auftreten. Es ist auf jeden Fall ein Hinweis darauf, dass Sie und Ihr Kind nun geburtsbereit sind.

Blasensprung

Ein spontaner Blasensprung geschieht in der Regel irgendwann nach Eintritt der Geburtswehen und ist ein sicheres Anzeichen dafür, dass die Geburt begonnen hat. Dabei können Sie mit einem Mal bis zu einem Liter Fruchtwasser im Schwall verlieren. Manchmal aber reißt die Fruchtblase an einer höher liegenden Stelle nur leicht ein, und es tröpfelt immer wieder Flüssigkeit nach. Dann spricht man von einem hohen Blasensprung. Es ist deshalb oft nicht so einfach, selbst festzustellen, ob die Fruchtblase tatsächlich gesprungen ist oder ob Sie lediglich ein bisschen Urin, Ausfluss oder Schleim verloren haben. Fruchtwasser ist geruch- und eher farblos bis leicht milchig. Von Urin ist es daran zu unterscheiden, dass Sie es nicht einhalten können. Wenn Sie unsicher sind, legen Sie eine große Binde in Ihren Slip, und prüfen Sie nach ein bis zwei Stunden, ob sie durchfeuchtet ist. Ist dies der Fall, ist die Fruchtblase höchstwahrscheinlich gesprungen. Im Zweifelsfall kann Ihre Hebamme oder der Gynäkologe die Flüssigkeiten mithilfe eines Indikatorpapiers deutlich unterscheiden.

TIPP Geruchstest

Eine Geruchsprobe gibt Ihnen zusätzliche Sicherheit: Fruchtwasser riecht gar nicht oder ganz leicht süßlich, während Urin in dieser Menge einen charakteristischen Geruch hat.

Vorzeitiger Blasensprung

Etwa 10 bis 15 Prozent aller Frauen haben um den Geburtstermin herum einen sogenannten vorzeitigen Blasensprung: Die Fruchtblase platzt bereits, bevor die Geburtswehen eingesetzt haben. Folgen danach nicht von selbst Wehen, wird die Geburt je nach Klinik nach 6 bis 48 Stunden eingeleitet, denn die offene Fruchtblase schützt das Kind nicht mehr vor aufsteigenden Keimen, es besteht die Gefahr einer Infektion.

Wenn Sie glauben, dass Ihre Fruchtblase gesprungen ist, rufen Sie am besten gleich in der Klinik oder bei Ihrer Hebamme an und machen einen Termin. Die Menge an Fruchtwasser, die Sie verlieren können, ist unterschiedlich. Kommt es jedoch im Schwall, erschrecken Sie nicht: Gegen Ende der Schwangerschaft können es noch bis zu 800 Milliliter sein. Notieren Sie sich den Zeitpunkt des Blasensprungs, und achten Sie auf die Farbe des Fruchtwassers: Wenn es grünlich verfärbt ist, hat Ihr Baby bereits Stress gehabt und Mekonium (erster Stuhlgang) aus dem Darm abgesetzt, das sich im Fruchtwasser gelöst hat.

Maßnahmen bei grünem Fruchtwasser

Lassen Sie so rasch wie möglich die Herztöne Ihres Kindes kontrollieren, um sicher zu sein, dass seine Sauerstoffversorgung nicht beeinträchtigt ist. Wenn Sie eine außerklinische Geburt im Geburtshaus oder zu Hause geplant haben, wird Ihre Hebamme Sie beim Abgang von grünem Fruchtwasser in die Klinik verlegen. Das Mekonium kann beim Einatmen Bereiche der Lunge verkleben und dadurch die Funktion der Lungenbläschen blockieren. Die medizinische Bezeichnung dafür lautet »Mekoniumaspirationssyndrom«. Mit den so verschmutzten Lungen kann das Neugeborene nach der Geburt nicht richtig atmen, es bekommt Atemnot. Je nachdem wie lange die Atemnot andauert und wie ausgeprägt sie ist, kann dieses auch weitere schlimme Folgen haben. Deshalb wird man in der Klinik in regelmäßigen Abständen Ihr Blut auf Infektionsanzeichen untersuchen, Ihre Temperatur messen und Ihnen in den meisten Fällen vorbeugend ein Antibiotikum über eine Infusion verabreichen.

Achtung, Blasensprung

Vor der abgeschlossenen 37. Schwangerschaftswoche bedeutet ein Blasensprung, dass die Gefahr einer Fehl- oder Frühgeburt besteht, und ist somit ein medizinischer Notfall. Wenn Sie am Termin sind und von der letzten Vorsorgeuntersuchung her sicher wissen, dass das Köpfchen Ihres Kindes bereits fest im Becken sitzt, müssen Sie sich beim Blasensprung keine Sorgen machen. Ist das Köpfchen aber noch nicht fest ins Becken eingetreten und dichtet deshalb noch nicht vollständig ab, besteht die Gefahr, dass die Nabelschnur zwischen Kopf und Beckenwand beziehungsweise Muttermund rutscht. Wird sie durch den zunehmenden Druck abgeklemmt, droht Ihrem Kind ein akuter Sauerstoffmangel mit schwerwiegenden Folgen. Lassen Sie sich in beiden Fällen unverzüglich mit dem Krankenwagen liegend in eine Klinik transportieren, egal ob Sie Wehen haben oder nicht. Sollten Sie allein zu Hause sein, bewegen Sie sich auf allen vieren zum Telefon. Laufen Sie auf gar keinen Fall mehr herum!

Die Wehen setzen ein

Als wirklicher Geburtsbeginn gilt der Zeitpunkt, an dem regelmäßige Wehen einsetzen. Anfänglich spüren Sie vielleicht nur ein Ziehen in der Leistengegend oder haben starke Rückenschmerzen, die durch den Zug auf die Haltebänder der Gebärmutter entstehen.
Einige Zeit später zieht sich der große Gebärmuttermuskel rhythmisch zusammen.

Sie spüren eine Spannung, die langsam ansteigt, sich zu einem Höhepunkt steigert und dann ebenso langsam wieder abfällt. Sie und Ihr Partner können nun gut tasten, wie fest und hart Ihr Bauch bei jeder Wehe wird. Zwischen den einzelnen Wehen gibt es im Normalfall immer eine Pause, in der Sie sich wieder etwas erholen können, bis sich die nächste Wehe ankündigt. Zu Beginn betragen die Abstände zwischen den einzelnen Kontraktionen meist noch 20 bis 30 Minuten, und die Wehen halten zwischen 30 und 45 Sekunden an. Dabei können Sie noch Ihren gewohnten Tätigkeiten nachgehen, ohne dass die Wehen Sie sehr beeinträchtigen. Im Verlauf der Eröffnungsphase werden die Abstände kürzer, und die Dauer steigert sich, sodass Sie bald anfangen werden, die Wehen zu veratmen.

In die Klinik

Wenn Ihre Kontraktionen über einen Zeitraum von einer halben Stunde alle drei bis fünf Minuten regelmäßig kommen und schon so kräftig sind, dass Sie sich während einer Wehe nicht mehr unterhalten oder andere Dinge nebenbei machen können, ist es an der Zeit, in die Klinik zu fahren. Falls Sie bereits ein Kind geboren haben, machen Sie sich besser schon auf den Weg, sobald Ihre Wehen alle zehn Minuten kommen, da es beim zweiten Mal meist schneller geht (siehe Seite 111). Auch wenn Ihre Klinik weiter entfernt liegt, sollten Sie etwas früher losfahren. Normalerweise bleibt ausreichend Zeit, doch mit dem Gang in die Klinik sollten Sie bei anhaltenden Schmerzen, Fieber und Blutungen keinesfalls noch abwarten. Auch bei Mehrlingsschwangerschaften und bekannten Besonderheiten machen Sie sich lieber früher auf den Weg.

Gründe, sofort in die Klinik zu fahren

- vaginale Blutungen (auch leichte Schmier-blutungen)
- plötzliche Schmerzen zusätzlich zu den Wehen
- Abgang von grünem Fruchtwasser
- Fieber oder erhöhte Körpertemperatur
- starke Kopfschmerzen, Augenflimmern
- Übelkeit, Schwindelanfälle

Ankunft am Geburtsort

Bei der Ankunft in der Klinik oder im Geburtshaus werden Sie von der Hebamme empfangen, die zunächst feststellen wird, wie weit die Geburt bereits fortgeschritten ist. Dazu ertastet sie von außen mit ihren Händen die Lage des Kindes und prüft durch eine Untersuchung durch die Scheide, wie weit sich der Muttermund schon geöffnet hat. Die kindlichen Herztöne und die Wehentätigkeit werden mit dem CTG aufgezeichnet und beurteilt. Manchmal macht ein Arzt auch noch einen Ultraschall. Wundern Sie sich nicht, wenn bei all diesen Maßnahmen Ihre bislang kräftigen und regelmäßigen Wehen plötzlich nachlassen. Geben Sie Ihrem Körper und Ihrer Seele Zeit, sich auf die neue Situation einzustellen. Dann finden Sie bald zu Ihrem Rhythmus zurück.

In der Anfangsphase

Wahrscheinlich wird Ihnen von der Hebamme ein Einlauf angeboten. Diese Vorstellung mag Ihnen vielleicht etwas unangenehm sein. Doch so brauchen Sie sich keine Sorgen zu machen, dass es während der Geburt beim Pressen zum Stuhlgang kommt. Durch die verstärkte Darmtätigkeit wird die Gebärmutter außerdem zu Wehen angeregt. Sie können sich beim Einlauf von der Hebamme helfen lassen oder ihn sich selbst auf der Toilette verabreichen. Dazu bringen Sie mit einem Einmalklistier etwa 100 Milliliter Flüssigkeit in Ihren Enddarm ein und halten diese an, bis Sie zur Toilette müssen und der Darm sich entleert.

Um die Wehen regelmäßig und kräftig werden zu lassen, helfen ein Spaziergang durch den Garten, Treppensteigen, ein heißes Bad und Massagen. Ihre Hebamme wird Sie nun häufiger untersuchen, um den Geburtsverlauf beurteilen zu können, und auch öfter ein CTG schreiben, um zu sehen, wie es Ihrem Kind geht.

Hebammen benutzen zum Abhören der kindlichen Herztöne oft ein Dopton: Das kleine tragbare Ultraschall-Handgerät verstärkt die Herztöne so, dass auch Sie mithören können.

Geburtsphasen

Eröffnungsphase

Diese Phase dauert so lange, bis der Muttermund bis zur Größe des kindlichen Köpfchens gedehnt ist. Unter den einsetzenden Eröffnungswehen verkürzt sich zunächst der Gebärmutterhals, bis er ganz verschwunden ist. Dann werden die Wehen immer stärker und länger, die Pausen dazwischen kürzer.

Gegen Ende der Eröffnungsphase kommen die Wehen alle zwei bis drei Minuten und dauern etwa eine Minute an. Das Gewebe im unteren Bereich der Gebärmutter wird dadurch dünner und der obere Anteil fester und dicker. So kann der Uterus später genügend Kraft entwickeln, das Kind bei der Geburt nach unten zu schieben. Mit jeder einzelnen Wehe geht die Geburt nun ein kleines Stück voran: Das Köpfchen des Kindes tritt allmählich in den knöchernen Beckenring ein. Es drückt von innen auf den Muttermund, der sich langsam bis auf etwa zehn Zentimeter öffnet.

In guten Händen

In regelmäßigen Abständen werden auch die Herztöne Ihres Kindes und die Weite des Muttermunds kontrolliert. Bei den Untersuchungen durch die Scheide tastet die Hebamme,

- wie weit der Muttermund bereits geöffnet ist,
- ob er fest oder weich ist,
- ob die Fruchtblase noch intakt oder schon gesprungen ist,
- wie weit sich das Köpfchen im Becken bereits vorwärtsgeschoben hat,
- ob es sich den Geburtswegen entsprechend richtig dreht.

Ist die Fruchtblase nicht schon vor Geburtsbeginn gesprungen, passiert dies meist irgendwann während der Eröffnungsphase. Wenn der Fortschritt der Geburt ins Stocken gerät, wird die Fruchtblase auch manchmal vom Arzt oder von der Hebamme geöffnet. Um die Eihaut anzuritzen, gibt es ein spezielles Instrument oder einen besonderen Handschuh, der einen kleinen Plastikwiderhaken auf dem Zeigefinger hat. Nach dem Blasensprung drückt das Köpfchen unmittelbar und ohne den Puffer der Fruchtblase von innen auf den Muttermund. Das führt meist zu kräftigeren Wehen.

Da die Eröffnung der Fruchtblase auch mit einem erhöhten Infektionsrisiko verbunden ist, sollte auch bei länger dauernden Geburten gut überlegt werden, ob dieser Eingriff wirklich unumgänglich ist.

Das können Sie selbst tun

Die Phase der Eröffnung dauert erfahrungsgemäß am längsten, beim ersten Kind sind es durchschnittlich 12 bis 14 Stunden, beim zweiten sechs bis acht Stunden. Eine positive Einstellung zu der Arbeit, die Ihr Kind und Ihr Körper nun leisten, macht es Ihnen leichter, den Wehenschmerz zu akzeptieren. Sie können Ihre Wehen selbst gut unterstützen, indem Sie möglichst aufrechte Positionen wählen und sich sowohl während der Wehen als auch in den Pausen dazwischen viel bewegen. Gehen Sie dabei aber nicht über Ihre Grenzen, Verschnaufpausen sind zwischendurch wichtig, damit Sie auch den Rest der Geburt kraftvoll aktiv sein können. Nicht nur Ihr Muttermund öffnet sich nun immer mehr, sondern auch Sie selbst, indem Sie sich ganz an die Kraft der Wehen hingeben. Angst und Spannung behindern den Geburtsverlauf,

Der Vater bei der Geburt

- Lassen Sie sich ganz auf die Bedürfnisse Ihrer Partnerin ein, vermitteln Sie ihr Ruhe und Sicherheit. Dadurch können Sie ihr die enorme Anstrengung der Geburt etwas erleichtern.
- Zeigen Sie mit tröstenden und ermutigenden Worten Verständnis und Einfühlungsvermögen. Auch eine Massage oder eine liebevolle Berührung im richtigen Moment tut gut. Manchmal ist es allerdings eher sinnvoll, einfach still zu sein und sich völlig zurückzunehmen.
- Rechnen Sie auch damit, dass Sie der werdenden Mutter aus heiterem Himmel gar nichts mehr recht machen können oder sie plötzlich sogar völlig außer sich gerät. Das ist ab einem bestimmten Zeitpunkt der Geburt völlig normal, Sie brauchen sich dann nicht hilflos oder gar abgelehnt zu fühlen.

- Bei Unklarheiten oder gar Spannungen zwischen der Gebärenden und dem geburtshilflichen Team sollten Sie versuchen, ruhig und auf der Sachebene zu vermitteln. Lassen Sie sich genau erklären, worum es geht, und machen Sie nicht durch überbordende Emotionen zusätzlichen Druck: Für das Team ist das Geburtsgeschehen Alltag, für Sie und Ihre Partnerin dagegen eine Ausnahmesituation. Es ist nicht Ihre Aufgabe, die Geschehnisse im Kreißsaal zu kontrollieren.
- Weder Sie noch Ihre Partnerin wissen vorher, wie Sie sich bei der Geburt Ihres Kindes fühlen werden. Es kann im Geburtsverlauf jederzeit vorkommen, dass Sie sich von den Ereignissen überfordert fühlen oder eine kurze Pause vor der Tür benötigen. Achten Sie auch auf sich und Ihre eigenen Bedürfnisse.

arbeiten Sie deshalb mit und nicht gegen die Wehen. Auch Ihr Partner oder Ihre Begleitperson kann Ihnen Beistand geben und mit Ihnen atmen, Sie massieren, halten oder stützen und Sie motivieren. Während der langen Zeit der Eröffnungsphase werden Sie sehr viel Energie benötigen. Manche Frauen müssen sich übergeben, weil die starken Kontraktionen auch das Nervensystem des Magens reizen können. Deshalb ist es sinnvoll, vor und während der Geburt nichts schwer Verdauliches zu essen. Am besten sind kleine Snacks wie Müsliriegel, Toast, Suppen, Joghurt, Bananen und Fruchtsäfte, weil sie den Magen nicht belasten und kurzfristig viel Energie liefern. Achten Sie auch darauf, während der Geburt noch ausreichend zu trinken, stündlich etwa ein großes Glas Wasser, Saftschorle oder Tee.

Übergangsphase

Der Muttermund ist nun vollständig eröffnet, aber das kindliche Köpfchen muss noch hindurchtreten und etwas tiefer ins Becken rutschen. Die Wehen sind sehr heftig, meistens nicht ganz regelmäßig und werden oft als besonders schmerzhaft erlebt. Es kann sogar sein, dass Sie schon einen Drang zum Mitschieben verspüren, diesem Drang aber nach Rat Ihrer Hebamme noch nicht nachgeben sollen. In dieser Phase ist die Unterstützung Ihrer Hebamme und Ihres Partners oder Ihrer Begleitperson sehr wichtig. Viele Frauen haben jetzt das Gefühl, die Geburt nicht zu überstehen, keine Kraft mehr zu haben oder sogar sterben zu wollen. Manche werden auch wütend und schimpfen wie ein Rohrspatz. In der einen oder anderen Form wird es Ihnen wahrscheinlich ähnlich ergehen. Dieses Außersichsein hat weniger damit zu tun, dass Sie den Schmerz

TIPP Bewusst atmen

Atmen Sie bewusst durch die Nase ein und durch den nur leicht geöffneten Mund aus, damit Ihr Mund nicht trocken wird. Auch bei starken Schmerzen sollte Ihre Atmung möglichst regelmäßig bleiben. Halten Sie auf keinen Fall die Luft an.

nicht ertragen können, als vielmehr mit der seelischen Veränderung.

Die Übergangswehen bedeuten für eine gebärende Frau, über sich selbst hinauszuwachsen, eigene Grenzen zu überschreiten, und sich vollständig für einen anderen Menschen, das Kind, zu öffnen und hinzugeben. Sie spüren tief in Ihrem Inneren vielleicht deutlich, dass Sie nun Abschied von Ihrer bisherigen Lebensweise nehmen müssen. Es erwartet Sie eine völlig unbekannte Situation, aus der es kein Zurück gibt. Vielleicht sind Sie in diesem Moment so von Zweifeln und Unsicherheit beherrscht, dass Sie gar nicht mehr wissen, was Sie wollen.

Vergeuden Sie nicht Ihre Kraft, indem Sie versuchen, sich zu kontrollieren. Lassen Sie Ihren Gefühlen freien Lauf. Ihre Geburtsbegleiter sollen sich auf Sie und Ihre Bedürfnisse einstellen, nicht umgekehrt. Konzentrieren Sie sich auf Ihre Atmung, tönen Sie lang gezogene »Aaaahs« und »Oooohs«, um Ihre Muskulatur zu entspannen. Das hilft, die Schmerzen besser zu verkraften. Haben Sie Vertrauen in Ihre Fähigkeit, Ihr Kind aus eigener Kraft zu gebären. Die Übergangsphase dauert zum Glück meistens nicht sehr lange, und dann finden Sie durch die aktive Geburtsarbeit wieder zu sich selbst zurück.

Beim Durchtritt der verschiedenen Beckenebenen vollzieht das kindliche Köpfchen drei wichtige Bewegungen: Es tritt tiefer, beugt sich und dreht sich schließlich. Insgesamt muss der Kopf vom Beckeneingang bis zum Beckenboden circa 12 Zentimeter zurücklegen.

Endphase

Ihr Baby ist nun auf dem Beckenboden angekommen, und Sie spüren in jeder Wehe den intensiven und nicht mehr aufzuhaltenden Drang, es durch Ihre Scheide hinauszuschieben. Ihre Hebamme wird Sie dabei ganz ruhig anleiten und Ihnen eventuell auch sagen, wie Sie atmen sollen. Es ist wichtig, dass Sie gut mit ihr zusammenarbeiten und nicht einfach kräftig drauflospressen, auch wenn es sehr erleichternd wäre.

Wenn Sie sanft schieben, kann sie nämlich das stark gedehnte Dammgewebe besser vor dem Einreißen schützen und so auch einen möglichen Dammschnitt abwenden. Ihre Hebamme reguliert das Tempo, mit dem das kindliche Köpfchen über den Damm geboren wird. Im Zusammenspiel

ihrer Hände kann sie je nach Notwendigkeit die Geburt des Köpfchens nun verlangsamen oder beschleunigen. Dazu muss sie Babys Stirn so lange mit den Fingern der linken Hand zurückhalten, bis der Hinterkopf sich unter dem Schambein abstemmen kann. Die rechte Hand wird stark gespreizt am Damm angelegt. Weil das Gewebe schon sehr gedehnt und deshalb nur noch ganz dünn ist, lassen sich die kleinen Höcker auf der Stirn des Kindes gut fühlen.

Wird das Dammgewebe blass, ist es nicht mehr gut durchblutet, das heißt, es kann einreißen. Je nach Einstellung des geburtshilflichen Teams wird dann ein Dammschnitt gemacht, oder man akzeptiert einen Dammriss (siehe Seite 129). Legt Ihre Hebamme mit starkem, heißem Kaffee getränkte Binden als Kompresse auf den Damm, wird das Gewebe besser durchblutet und der Damm wird dehnbarer. Mit diesem alten Trick lässt sich die Gefahr eines Dammrisses minimieren. Wenn der Kopf geboren ist, dauert es noch einen kleinen Augenblick, dann folgen die Schultern. Das können Sie deutlich spüren, bevor Rumpf und Beine, oft noch mit einem Schwapp Fruchtwasser, ganz leicht aus Ihnen herausgleiten. Ihr Kind ist geboren! Trotzdem ist die Geburt noch nicht ganz vorbei.

Das Abnabeln

In vielen Kliniken ist es üblich, gleich nach der Geburt die Nabelschnur abzuklemmen und zu durchtrennen. Studien haben jedoch gezeigt, dass es für ein gesundes, reifes Kind besser sein kann, mit dem Abnabeln zu warten, bis die Nabelschnur nicht mehr pulsiert. Dies ist in der Regel nach ein paar Minuten der Fall, spätestens 15 bis 25 Minuten nach der Geburt. Ein Vorteil kann unter anderem sein, dass das Kind über die pulsierende Nabelschnur weiterhin mit Sauerstoff versorgt wird und so seine selbstständige Atmung langsam und entspannt aufnehmen kann. Sie selbst können das wertvolle Lebensband zwischen sich und Ihrem Baby nun fühlen und sehen. Babys Eisenvorräte werden aufgefüllt, da das Blut aus der Plazenta noch in den kindlichen Kreislauf einfließt. Durch die natürliche Bluttransfusion steigt das kindliche Blutvolumen um 30 bis 40 Prozent. Später abgenabelte Kinder haben auch nach einigen Monaten bessere Eisenwerte.

Heute dürfen Sie meist selbst entscheiden, wer die Nabelschnur durchtrennt. Für den frischgebackenen Papa ist das ein sehr bewegender Moment, denn erst die Abnabelung gilt als Zeitpunkt der Geburt. Das Gewebe der Nabelschnur ist übrigens sehr fest, zum Durchschneiden müssen Sie schon etwas Kraft aufwenden.

Nachgeburtsphase

Kurz nach der Geburt des Kindes zieht sich die Gebärmutter noch einmal zusammen, und die Nachgeburt mit den Resten der Fruchtblase löst sich ungefähr nach 10 bis 30 Minuten von der Innenwand der Gebärmutter. Durch die Nachgeburtswehen rutscht sie dann in die Scheide, und Sie müssen noch einmal ein wenig mitschieben, bis auch die Plazenta geboren ist. Erschrecken Sie nicht, wenn Sie dann kurzfristig etwas mehr Blut verlieren, die sogenannte Lösungsblutung ist nichts Außergewöhnliches. Die Nachwehen sorgen anschließend dafür, dass sich die Gefäße in der Gebärmutter wieder verengen und die Blutung zum Stillstand kommt. In manchen Kliniken bekommen Sie unmittelbar nach der Geburt noch ein

Wehenmittel gespritzt, das diesen Vorgang unterstützt, und die Plazenta wird durch einen Zug an der Nabelschnur, die sogenannte Cordtraction, gelöst.

Die Hebamme überprüft anschließend, ob der Mutterkuchen und die Eihäute vollständig sind, das heißt, ob sich keine Reste mehr in der Gebärmutter befinden, die zu Blutungen und Entzündungen führen könnten. Sie schaut auch nach eventuellen Geburtsverletzungen an Scheide, Damm und Schamlippen, und diese werden gegebenenfalls versorgt. Damit ist die Geburt nun beendet. Zur Kontrolle bleiben Sie und Ihr Kind noch zwei Stunden in der Obhut der Hebamme (siehe Seite 147). Löst sich die Plazenta nicht oder nur unvollständig, muss sie unter Narkose geholt werden. In der Klinik wird aus dem Nabelschnurrest am Mutterkuchen etwas Blut abgenommen, um die Sauerstoffversorgung des Kindes zum Zeitpunkt der Geburt zu dokumentieren.

Falls Sie bereits bei einer vorangegangenen Geburt Schwierigkeiten mit der Plazentalösung hatten, besteht ein höheres Risiko, erneut eine Plazentaretention (Zurückbleiben der Plazenta) zu erleben. Ist die Plazenta 30 Minuten nach der Geburt

Ein paar Tricks

Wenn die Plazenta sich nicht löst, hilft oftmals Folgendes:
- Gehen Sie in die Hocke und husten Sie ein paar Mal mit offenem Mund.
- Entleeren Sie Ihre Harnblase.
- Lassen Sie Ihr Kind an der Brust saugen.
- Bitten Sie um ein Coldpack auf den Bauch.

Auch homöopathische Mittel und die Akupunktur eines bestimmten Punktes am Bauch helfen bei Lösungsschwierigkeiten.

Ihres Kindes noch nicht geboren, verstärkt sich das Risiko einer starken Blutung um ein Vielfaches. Nach Frühgeburten kommt eine Plazentaretention häufiger vor, da der Mutterkuchen ja eigentlich für 40 Wochen in der Gebärmutter bleiben sollte.

Nabelschnurblut

Viele Eltern möchten heute Nabelschnurblut ihres Babys einfrieren lassen, denn es enthält Stammzellen, die besonders bei der Therapie von Krebserkrankungen wie der Leukämie eine große Rolle spielen. Stammzellen sind Vorläufer spezialisierter Zellen und können sich entweder zu beliebigen Zellen oder nur zu bestimmten Zelltypen entwickeln. Im Nabelschnurblut kommen zahlreiche Stamm- und Vorläuferzellen vor, die unter anderem Blut und Knochenmark neu bilden können. Von manchen Anbietern wird die Einlagerung

Der Nabel des Babys und die Plazenta sind über drei Nabelschnurgefäße miteinander verbunden.

Nabelschnurblut spenden

Wenn Sie Babys Nabelschnurblut dennoch spenden möchten, sollten Sie dies am besten bei einer öffentlichen Blutbank tun. Es ist dann für eine Anwendung bei fremden Empfängern gedacht, und Ihnen entstehen dafür keine Kosten. Die dort gelagerten Stammzellen werden an Patienten abgegeben, die unverschuldet krank geworden sind und keine für eine Spende geeigneten Familienangehörigen haben.

von Nabelschnurblut deshalb als eine Art »Lebensversicherung« verkauft.

Bei der individuellen Einlagerung bei privaten Blutbankbetreibern tragen Sie als werdende Eltern die nicht unerheblichen Kosten vollständig selbst. Doch das Einfrieren von Nabelschnur-Stammzellen ist eine rein spekulative Investition. Bei allen Krebskrankheiten, die man heute in Deutschland mit Nabelschnurblut behandeln kann, wird ausschließlich fremdes Blut eingesetzt. Die Behandlung mit dem eigenen Blut birgt nämlich Risiken, die von kommerziellen Anbietern gern verschwiegen werden: Es trägt den Defekt oftmals bereits in sich. Das Blut fremder Spender hingegen greift noch vorhandene Krebszellen an. Eine Transplantation eigener Stammzellen ist deshalb nur für Krankheiten sinnvoll, deren Ursache nicht in einer genetischen Veranlagung liegt. Entsteht eine Krebserkrankung aufgrund äußerer Einflüsse, wie beispielsweise einer ungesunden Lebensweise bei Darmkrebs, kann eine Behandlung mit eigenen Stammzellen sinnvoll sein. Allerdings ist auch nicht sicher, ob das gefrorene Stammzellenmaterial nach Jahren und Jahrzehnten noch brauchbar ist.

Schmerzen lindern

Einstellung zum Geburtsschmerz

Der Geburtsschmerz ist kein »normaler« Schmerz, wie Sie ihn beispielsweise aushalten müssen, wenn Sie krank oder verletzt sind (siehe auch Seite 83). Der Wehenschmerz ist ein eher »positiver« Schmerz: Er bringt Sie mit jeder einzelnen Kontraktion der Geburt Ihres Kindes ein Stückchen näher. Auch wenn dies leichter gesagt als getan ist: Entscheidend ist, dass Sie sich innerlich nicht gegen die Wehen stemmen.

TIPP Zuversicht zeigen

Nehmen Sie jede neue Kontraktion in dem positiven Bewusstsein an, wieder ein Stück des gemeinsamen Weges mit Ihrem Kind zu gehen.
Versuchen Sie, daran zu denken, dass Sie jetzt, in diesem Augenblick nur mit dieser einen Wehe zurechtkommen müssen und dass diese eine Wehe gerade eine immense Arbeit für Sie beide leistet.

Vielleicht hilft es Ihnen auch zu wissen: Ihr Kind erfährt bei der Geburt seine wichtigsten und stärksten Anregungen über die Haut. Die kräftigen, geburtswirksamen Wehen über viele Stunden regen zum Beispiel nachweislich die Funktion seines Immunsystems an. Auf dem Weg durch den engen Geburtskanal wird durch den starken Druck zudem noch vorhandenes Fruchtwasser aus seinen Atmungsorganen herausgepresst. Dadurch kann sich seine Lunge beim ersten Atemzug besser entfalten – eine wichtige Grundbedingung für das selbstständige Atmen eines Neugeborenen.

So wird Ihr ungeborenes Kind bereits im Mutterleib optimal auf die lebensnotwendige Umstellung seiner wichtigsten Körperfunktionen wie Atmung, Wärmeregulation und Verdauung vorbereitet.

Hilfe bei Schmerzen

Jede Frau empfindet den Geburtsschmerz anders. Niemand kann Ihre Schmerzen objektiv beurteilen, nur Sie selbst haben eine verlässliche Einschätzung.
Wie viel Schmerzen Sie ertragen können oder wollen, sollten Sie für sich entscheiden (siehe Seite 83). Bestimmt beruhigt es Sie zu wissen, dass es bei Bedarf möglich ist, starke Geburtsschmerzen wirksam zu lindern. Oft sind es jedoch zunächst andere Dinge als Medikamente, die Ihnen helfen, Ihre Wehen gut zu verarbeiten. Sehr wichtig ist vor allem eine zugewandte und respektvolle Unterstützung durch Ihre Hebamme, den Arzt, Ihren Partner oder Ihre Begleitperson. Sie alle werden Sie liebevoll begleiten. Doch auch Sie selbst können einiges für sich tun. Schmerzlindernd wirken vor allem Ihre eigene Einstellung zum Geburtsverlauf und Ihre Möglichkeiten, den Verlauf aktiv mitzugestalten.

117

So wird es leichter

- Wählen Sie am besten aufrechte Positionen, und bewegen Sie sich möglichst viel.
- Machen Sie sich bewusst, dass der Geburtsschmerz Sie Ihrem Kind Schritt für Schritt näherbringt, und wehren Sie sich nicht dagegen. Versuchen Sie, jede Wehe zu »begrüßen«. Ihr Organismus unterstützt Sie dabei mit der Bildung eines körpereigenen Schmerzmittels, den Endorphinen.
- Konzentrieren Sie sich auf Ihren Atem, und lassen Sie sich von Ihren Geburtsbegleitern dabei unterstützen. Tönen Sie beim Ausatmen die Vokale A oder O, oder stöhnen Sie laut.
- Nehmen Sie ein warmes Bad, oder lassen Sie sich eine Wärmflasche geben. Achten Sie darauf, dass Ihnen nicht kalt wird (Füße!).
- Ab der 20. Schwangerschaftswoche sinkt Ihre Schmerzempfindlichkeit durch körpereigene Hormone, die ähnlich wie Beruhigungsmittel wirken. Vertrauen Sie darauf, dass Sie auch unter Schmerzen die große Herausforderung der Geburt aus eigenen Kräften gut meistern werden.

Sanfte Hilfen

In der Geburtsbegleitung werden auch alternative Methoden zur Schmerzlinderung angeboten. Selbst wenn die Wirkung der meisten Verfahren wissenschaftlich selten belegt ist, können sie Ihnen aller Erfahrung nach helfen, sich zu entspannen und den Schmerz besser zu tolerieren. Fragen Sie Ihre Hebamme danach.

Homöopathie

Ein homöopathisches Akutmittel kann, wenn es richtig gewählt ist, den übermäßigen Schmerz sehr gut lindern. Es gibt inzwischen zahlreiche Hebammen, die eine qualifizierte homöopathische Ausbildung und viel Erfahrung haben.

Damit Ihre Hebamme das richtige Mittel finden kann, ist es wichtig, dass Sie Ihre Schmerzen möglichst genau beschreiben. Die unterschiedlichen homöopathischen Arzneimittel sind nämlich jeweils bei unterschiedlichen Arten von Schmerz wirksam. Nicht nur die subjektive Stärke des Schmerzempfindens ist wichtig für die Mittelwahl, sondern auch die Art und der Bereich der Schmerzen.

Akupunktur

Eine Akupunkturbehandlung, welche die Schmerzen lindert, wird in der Eröffnungsphase bei den ersten stärkeren Beschwerden eingesetzt. Die Hebamme tastet im Bereich der infrage kommenden Akupunkturpunkte so lange, bis Sie ihr sagen, dass Sie einen leichten Druck verspüren. Dann sticht sie die Nadel an diesem Punkt zügig und ohne Drehung etwa einen halben Zentimeter tief in die Haut ein.

Den Einstich werden Sie kaum spüren, denn die aus flexiblem Stahl gefertigte Akupunkturnadel ist nur 0,3 mm dick. Danach wird die Nadel ein wenig gedreht, bis Sie ein Gefühl von Wärme, Kribbeln, Druck, Taubheit oder wie von einem kleinen, harmlosen Stromschlag verspüren. Das Empfinden ist von Frau zu Frau verschieden. Eventuell wird zusätzlich eine Nadel auf einen bestimmten Punkt Ihres Kopfes gesetzt, der bei Angst hilft und beruhigend wirkt.

*Lassen Sie sich auch bei der Wahl alternativ-
medizinischer Heilmittel von Ihrem Arzt, Ihrer
Hebamme oder Ihrem Apotheker beraten, und
verzichten Sie auf eine Selbstmedikation.*

Aromatherapie

Eine Aromatherapie mit ätherischen Ölen
kann ebenfalls hilfreich sein, um den
Geburtsschmerz abzuschwächen. Dabei
werden generell zwei Wirkweisen unterschieden: Zum einen werden die Essenzen
über die Haut und die Schleimhäute aufgenommen, da sie fettlöslich sind. Über
das Blut gelangen sie ins Gewebe und zu
den Organen. So beeinflussen die Inhaltsstoffe der ätherischen Öle den gesamten
Organismus. Zum anderen wirken die
Duftstoffe der Öle über den Geruchssinn
unmittelbar auf die Seele, weil Gerüche
und Gefühle im selben Teil unseres Gehirns verarbeitet werden.
Aromaöle werden in Duftlampen, als Ba-
dezusätze und für Einreibungen verwendet. Wählen Sie die Methode, die für Sie
am angenehmsten ist. Manche Öle wirken
entspannend und krampflösend, andere
anregend und wehenfördernd, sodass die
Aromatherapie eine gute Methode zur
Geburtserleichterung darstellt. Beruhigend wirken die Öle von Basilikum,
Geranie, Melisse, Lavendel, Neroli und
Rose. Bei Erschöpfung helfen Bergamotte,
Jasmin, Sandelholz, Weihrauch, Zimt und
Rosmarin.

Bachblüten

Die sanfte Pflanzentherapie des englischen
Arztes Dr. Edward Bach kann Ihnen den
Geburtsschmerz zwar nicht unmittelbar
nehmen, hilft Ihnen aber dabei, diesen
besser zu verarbeiten. Es gibt 38 unterschiedliche Bachblütenzubereitungen,
die verschiedensten Gemütszuständen
entsprechen und von denen – je nach
Einschätzung Ihrer Hebamme – bis zu
sechs miteinander kombiniert werden
können. Für Ausnahmezustände gibt es
ein spezielles Kombinationsmittel aus fünf
Blütenkonzentraten, die Rescue-Tropfen.

Hypnose

Mithilfe der Hypnose wird ein hypnoti-
scher Trancezustand herbeigeführt. Schon
lange ist bekannt, dass im Zustand der
Trance eindrucksvolle Veränderungen im
Organismus auftreten: Die Muskulatur
entspannt sich, die Herzfrequenz und
der Blutdruck sinken, die Atmung wird
regelmäßiger, und der Stresshormon-
spiegel fällt ab. All diese Faktoren wirken
sich günstig auf den Geburtsverlauf aus,
weshalb Sie mithilfe der Hypnose die
Angst-Verspannungs-Schmerz-Spirale
durchbrechen können.

Massage

Massagen lindern Schmerzen auf natürliche Weise, und sie wirken stimmungsaufhellend. Durch die stimulierende Berührung gibt der Organismus Endorphine ab.
Diese Neurohormone docken im Gehirn
an die gleichen Rezeptoren an wie Opiate,
was berauschende und euphorische
Glücksgefühle auslösen kann. Vielleicht
kennen Sie diesen Effekt, der als »runners
high« oder »zweiter Wind« bekannt ist,

schon vom Sport und haben bereits erlebt, dass Sie nach intensiver Belastung noch einmal Kraft verspüren. Während der Geburt kann Ihnen die Berührung Kraft für die Wehen geben und helfen, wenn Sie müde oder erschöpft sind.

Allerdings kommt es auch auf die Qualität der Berührung an: Nicht immer werden sanfte Massagen während der Wehen als angenehm empfunden. Während der Wehe sollte es eher eine kräftigere, flächige Berührung sein, in der Wehenpause genießen Sie wahrscheinlich lieber ein sanftes Ausstreichen.

Nicht alle Frauen mögen eine Massage während der Geburt. Manchen ist es sehr unangenehm, während der Wehen angefasst zu werden. Die Wehen sind so stark, dass jede weitere körperliche Empfindung mehr ist, als sie ertragen könnten. Manch-

mal ist bereits das bloße Auflegen der warmen Hand zu viel. Da Sie im Vornherein nicht wissen können, wie Sie reagieren werden, wenn es so weit ist, bereiten Sie Ihren Partner besser schon rechtzeitig darauf vor, dass Sie ihn vielleicht auch zurückweisen werden, damit er sich nicht unnötig verletzt fühlt.

Die Rückenmassage

Besonders anfänglich spüren viele Frauen die Wehen sehr stark im unteren Rücken, sodass eine Rückenmassage sehr wohltuend sein kann. Ihr Partner sollte zunächst mit seiner flachen rechten Hand an Ihrer Wirbelsäule entlang (nicht auf der Wirbel-

Massagen sorgen dafür, dass Ihr Körper Endorphine abgibt. Das sind Hormone, die Schmerzen lindern und stimmungsaufhellend wirken.

säule!) auf der rechten Körperhälfte von der Schulter zum Po streichen. Danach streicht er mit der linken Hand auf der linken Seite nach unten. Dabei sollte eine gleichmäßige, rhythmische Bewegung entstehen, die Sie auch gut mit Ihrem Atemrhythmus koordinieren können. Eine Hand bleibt dabei immer an Ihrem Rücken, damit Sie gut im Kontakt sind. Die gleichmäßigen, langsamen Bewegungen wirken sehr beruhigend. Ihr Partner sollte mit der ganzen Handfläche massieren und nicht nur mit der Handwurzel. Viele Frauen brauchen einen flächigen Druck, gerade im Lendenwirbelbereich oder auf dem Kreuzbein.

Schreitet die Geburt voran, kann Ihr Partner das Kreuzbein (den Teil der Wirbelsäule direkt über dem Po) mit den Handballen massieren. Dazu wird er etwas Kraft brauchen und stärker drücken müssen. Alternativ kann er auch mit dem Daumen die beiden Grübchen am unteren Rücken massieren. Sagen Sie ihm, was Ihnen wann und wie guttut.

TENS

Für die transkutane elektrische Nervenstimulation, das heißt die Übertragung sanfter elektrischer Reize durch die Haut, verwendet Ihre Hebamme ein kleines batteriebetriebenes Gerät und vier Elektroden, die auf die Haut aufgeklebt werden. Das Gerät sendet geringe elektrische Impulse aus, die Sie als leichtes Kribbeln wahrnehmen können. Diese Stromimpulse überdecken die Schmerzsignale des Körpers und regen die Ausschüttung körpereigener schmerzstillender Substanzen wie zum Beispiel Endorphine an. Die Wirkweise ist ähnlich wie bei der Akupunktur. Das Gerät ist einfach zu bedienen und die Intensität selbst zu steuern.

Die Stromstärke ist so gering, dass sie auch für Ihr Baby völlig ungefährlich ist. Stärke und Häufigkeit der Impulse können Sie je nach Schmerzempfinden individuell einsetzen. Meistens wird die Intensität intuitiv erhöht, wenn die Wehe kommt, und wieder auf das bisherige Niveau geregelt, wenn die Wehe vorbei ist. Grundsätzlich gilt, dass höhere Stimulationen wirkungsvoller sind. Zögern Sie also nicht, während der Wehe die Intensität des Gerätes auf ein höheres, jedoch nicht schmerzhaftes Niveau zu regeln. Die Schmerzen gehen damit zwar nicht völlig zurück, lassen sich aber besser ertragen, auch weil Sie das Gefühl haben, sie kontrollieren zu können.

Medikamentöse Verfahren

Spasmolytika

Zu Beginn der Eröffnungsphase werden zur Schmerzlinderung häufig entkrampfende Mittel, sogenannte Spasmolytika, verabreicht. Sie entspannen den Muttermund und haben in der Regel keine Nebenwirkungen für das Kind. Das dafür vielfach angewendete Mittel Buthylscopolamin (Buscopan®) bekommen Sie als Zäpfchen oder Spritze verabreicht. Häufig werden auch sogenannte Spasmoanalgetika verabreicht. Das sind Kombinationspräparate mit entkrampfender (spasmolytischer) und schmerzstillender (analgetischer) Wirkung. Sie machen Ihr Mitarbeiten in der Wehe noch gut möglich und beeinflussen Ihr Wahrnehmungsvermögen nicht. Deshalb ist auch eine mehrfache Gabe während des Geburtsverlaufes möglich.

Opiate

Bei stärkeren Schmerzen werden häufig Opiate durch eine Injektion in den Muskel verabreicht. Diese starken Schmerzmittel dämpfen in der Regel aber weniger Ihre Schmerzempfindung als Ihr Bewusstsein. Die meisten Frauen reagieren auf diese Mittel mit Schwindel, Müdigkeit oder Kreislaufproblemen und müssen daher für die Einwirkzeit des Medikaments liegen bleiben. Das Problem ist auch die Durchlässigkeit der Plazenta für bestimmte Arzneimittel. Das Kind reagiert durch seinen unreifen Stoffwechsel empfindlich darauf und kann die Medikamente zudem schlechter abbauen. Vor allem das Opiat Phetidin (Dolantin®) macht das Kind schläfrig und kann seine spontane Atmung nach der Geburt beeinträchtigen. Daher muss es sorgfältig dosiert und zum richtigen Zeitpunkt eingesetzt werden.

Lachgas (Distickstoffmonoxid)

Mit einer Lachgas-Sauerstoff-Mischung können Sie über eine Atemmaske Ihr Schmerz-Management unkompliziert selbst steuern und die Zufuhr regeln. Lachgas wirkt fast unmittelbar entspannend, und obwohl die Bezeichnung es vermuten ließe, führt das Narkosemittel keineswegs zu unkontrollierbarem Gekicher. Es ist eher so, dass es dem Wehenschmerz die Spitze nimmt. Weil Lachgas schnell seine Wirkung entfaltet, hilft es auch, wenn es direkt vor der Wehe eingeatmet wird und das Gehirn flutet. Die Wirkung lässt nach einigen Atemzügen ohne Maske sofort wieder nach. Da das Medikament so rasch wieder abgebaut wird, sind auch beim Kind keine Nebenwirkungen zu erwarten. Anders als eine PDA verändert diese Methode die Wehentätigkeit nicht.

Schmerzlinderung lokal

Periduralanästhesie (PDA)

Durch die lokale Anwendung eines Betäubungsmittels schaltet eine Periduralanästhesie (PDA) den Geburtsschmerz vorübergehend aus. Idealerweise wird sie gesetzt, wenn der Muttermund in der Eröffnungsphase erst zwei bis drei Zentimeter eröffnet ist. Die PDA darf in Deutschland nur von einem Narkosearzt durchgeführt werden. Im Durchschnitt dauern Geburten mit PDA etwas länger als ohne Betäubung. Sehr selten treten bleibende Nervenschädigungen oder Lähmungen als Folge von Blutergüssen, Entzündungen oder direkten Nervenschädigungen auf.

Anlegen der PDA

Beim Anlegen der PDA müssen Sie sich nach vorne gebeugt setzen und möglichst einen Rundrücken machen. Das ist mit dem großen Bauch und unter heftigem Wehenschmerz nicht immer ganz einfach. Nach der Hautdesinfektion im Punktionsgebiet sticht der Narkosearzt in Höhe des dritten oder vierten Lendenwirbels eine Hohlnadel ein und schiebt diese vorsichtig bis zum Periduralraum. Das ist der Raum, der sich um die harte Rückenmarkshaut herum befindet. Das Rückenmark wird dabei nicht berührt. Der Anästhesist führt dann einen kleinen Plastikschlauch (Katheter) durch die Nadel, über den das Narkosemittel verabreicht und bei Bedarf nachgespritzt werden kann. Das Medikament umspült den Rückenmarkskanal und schaltet örtlich und zeitlich begrenzt

Gründe für eine PDA

- Stark empfundene Schmerzen, zum Beispiel nach einer Geburtseinleitung
- Erschöpfung nach langem Geburtsverlauf
- Geburtsstillstand
- Vorerkrankungen der Schwangeren, insbesondere des Herz-Kreislauf-Systems, hochgradige Kurzsichtigkeit und Netzhautablösung, Zuckerkrankheit
- Risikogeburt (Zwillinge, Frühgeburt, Beckenendlage)
- intensiver Wunsch der Schwangeren
- geplanter Kaiserschnitt
- Saugglocken- oder Zangengeburt
- Totgeburt

nur die Nerven aus, die den Geburtsschmerz verursachen. Außer dem Einstich durch die Haut spüren Sie normalerweise erst einmal nicht viel von der PDA. Erst 15 bis 20 Minuten später, wenn das Betäubungsmittel die betreffenden Nervenwurzeln erreicht, fängt es in Füßen und Beinen an zu kribbeln, und Ihnen wird vielleicht kurzfristig warm. Kurze Zeit später haben Sie keine Schmerzen mehr. In manchen Kliniken können Sie die PDA heute selbst dosieren und dadurch bestimmen, wie intensiv Sie Ihren Körper bei der Geburt noch spüren möchten. Normalerweise müssen Sie nach einer PDA liegen bleiben, weil Sie durch die Narkose kein Gefühl mehr in den Beinen haben. Beim Einsatz einer »mobilen« PDA ist es aber sogar möglich, dass Sie in Begleitung innerhalb des Kreißsaals umhergehen, um den Geburtsverlauf aktiv zu fördern. Voraussetzungen dafür sind allerdings eine regelmäßige Wehentätigkeit, stabile Kreislaufverhältnisse und ein unauffälliges CTG.

Intensive Überwachung

Der Geburtsfortschritt und das Kind müssen intensiv überwacht werden. Als Nebenwirkung der Periduralanästhesie fällt häufig der mütterliche Blutdruck erst einmal stark ab. Deshalb wird Ihnen zusätzlich ein venöser Zugang in der Armvene gelegt, um das Blutvolumen mit einer Infusionslösung aufzufüllen und Ihnen rasch ein Gegenmittel verabreichen zu können.

Da das Narkosemittel auch die Gebärmuttermuskulatur entspannt, werden die Wehen manchmal schwächer, sodass Sie zusätzlich einen Wehentropf bekommen müssen. Möglicherweise wird Ihnen auch für einige Zeit ein Blasenkatheter gelegt, da die Betäubung auch die Blasenmuskulatur lähmen kann. Das ist aber nicht immer der Fall.

Wenn Sie bei einer normalen Geburt eine PDA bekommen, kann es sein, dass Ihnen kurz vor der Endphase kein Narkosemittel mehr nachgespritzt wird. Es ist sehr wichtig, dass Sie das Gefühl, unbedingt mitschieben zu müssen, selbst spüren können. Ist das nicht der Fall, kommt es häufiger zu Zangen- oder Saugglockengeburten (siehe Seite 130). Auch ein Kaiserschnitt in PDA ist möglich (siehe Seite 137).

TIPP PDA gut abwägen

Am besten sprechen Sie schon in der Schwangerschaft mit Ihrem Arzt über Vorteile, Risiken und Komplikationen einer PDA. Dann wissen Sie bei der Geburt sicher, ob diese Methode für Sie infrage kommt.

Bei der Spinalanästhesie wird die Kanüle meist zwischen dem dritten und vierten Lendenwirbel eingeführt, vorsichtig bis zum Wirbelkanal vorgeschoben und das Lokalanästhetikum verabreicht.

Spinalanästhesie

Anders als bei der PDA wird bei der Spinalanästhesie die harte Rückenmarkshaut mit einer dünnen Kanüle durchstochen. Das Schmerzmittel wird unmittelbar in den Rückenmarkskanal gespritzt und die Nadel danach sofort wieder entfernt. Das eingespritzte örtliche Betäubungsmittel sinkt mit der Schwerkraft nach unten. Wenn der Narkosearzt nur eine sehr geringe Menge des Betäubungsmittels verwendet, ist eine alleinige Blockierung der untersten Rückenmarksnerven, also der Nerven, die zum Kreuzbein gehören,

möglich. Dadurch wird der Bereich von Damm, Schamregion und After betäubt. Eine Spinalanästhesie wirkt sehr schnell. Sie kommt manchmal in der Endphase der Geburt zum Einsatz, wenn keine PDA gelegt wurde oder wenn ein sofortiger Kaiserschnitt notwendig wird (siehe Seite 136), die werdende Mama aber keine Vollnarkose wünscht.

Es gibt allerdings auch einige Nachteile: So kommt es beispielsweise danach zu Kopfschmerzen, wenn beim Herausziehen der Nadel aus dem Rückenmarkskanal Gehirnflüssigkeit austritt. Um die Schmerzen zu behandeln, die durch den leichten Unterdruck im Gehirn entstanden sind, muss Ihnen eventuell steril entnommenes Eigenblut auf Höhe der vorherigen Punktionsstelle eingespritzt werden, welches das kleine Loch sicher verschließt. Auch Übelkeit, Kreislaufprobleme oder vorübergehende Probleme mit der Atmung sind mögliche Nebenwirkungen der Spinalanästhesie.

Pudendusblock

Für den Pudendusblock spritzt der Arzt in der Spätphase der Geburt ein Lokalanästhetikum im Bereich der Sitzbeinhöcker um die schmerzleitenden Bahnen des Pudendusnervs. Die örtliche Betäubung macht den Scheidenausgang, die Schamlippen und den Damm etwas schmerzunempfindlicher, beeinflusst den Drang zu pressen aber nicht.

Der Pudendusblock wird vor allem eingesetzt, wenn keine Periduralanästhesie (PDA) gelegt wurde. Die Wirkung hält bis zu einer Stunde an, meist lässt sich dadurch noch ein eventueller Dammschnitt schmerzfrei versorgen. Nebenwirkungen des Pudendusblock können Blutergüsse in der Scheidenwand sein.

Medizinische Begleitung

Geburtshilfliche Überwachung

Cardiotokogramm (CTG)

Das Cardiotokogramm, kurz CTG, dient dazu, während der Geburt die kindlichen Herztöne zu überwachen und die Aktivität des Gebärmuttermuskels zu messen. Hebammen und Ärzte können daraus wichtige Rückschlüsse auf das aktuelle Befinden Ihres Kindes ziehen. Je nach Geburtsverlauf ist es anfänglich ausreichend, alle ein bis zwei Stunden ein halbstündiges CTG zu schreiben. Ab einer Muttermundsöffnung von sieben bis acht Zentimetern wird in den meisten Kliniken heute kontinuierlich aufgezeichnet, weil nun der für das Kind belastendere Teil der Geburt beginnt.

Beweglich trotz CTG

Eine gute Möglichkeit, trotz Dauer-CTG mobil zu bleiben, ist die sogenannte »Telemetrie«, bei der ohne direkte Kabelverbindung die Signale per Funk direkt an das Aufzeichnungsgerät übertragen werden. Das funktioniert übrigens sogar unter Wasser und ist heute in vielen Kliniken möglich.

Zu einer Dauerüberwachung wird man sich unabhängig von der Öffnung des Muttermundes entschließen, wenn die kindlichen Herztöne auffällig sind, Sie einen Wehentropf oder eine PDA bekommen oder wehenhemmende Medikamente benötigen.

Mikroblutuntersuchung (Fetalblutanalyse)

Wenn die Herztöne des Kindes auffällig sind und das CTG keinen eindeutigen Aufschluss gibt, kann der Arzt mit einem Blutstropfen aus der kindlichen Kopfhaut unter anderem den Sauerstoffgehalt des Blutes besser beurteilen. Durch diese zusätzliche Untersuchung während des Geburtsvorgangs muss er nicht auf »bloßen Verdacht« hin die natürliche Geburt vorzeitig per Kaiserschnitt oder andere geburtshilfliche Maßnahmen beenden. Dazu führt er ein Metallrohr in die Scheide der Frau ein und ritzt die kindliche Kopfhaut unter Sicht mit einer kleinen Lanzette (wie beim »Fingerpieks« in der Schwangerschaft) an. Das austretende Blut wird mit einem dünnen Glasröhrchen aufgefangen und anschließend der Säuregehalt (pH-Wert) in einem speziellen Blutgasanalyse-Gerät gemessen, um die Sauerstoffsättigung beurteilen zu können. Diese Untersuchung heißt Mikroblutuntersuchung (MBU).
Bei normalen oder noch tolerablen Werten wird die Mikroblutuntersuchung nach 30 Minuten wiederholt. Sinkt der pH-Wert des Kindes weiter ab, droht ihm akute Sauerstoffnot, und die Geburt wird in absehbarer Zeit, je nach Fortschritt, durch Kaiserschnitt, Saugglocke oder Zange (siehe ab Seite 130) beendet, um bleibende Schäden abzuwenden.

Fetale Pulsoxymetrie

Mit dieser medizintechnischen Methode kann im Verlauf der Geburt der Sauerstoffgehalt des kindlichen Blutes kontinuierlich überwacht werden. Dazu muss der Muttermund mindestens zwei Zentimeter geöffnet und die Fruchtblase bereits gesprungen sein.

Ein weicher und flexibler Sensor wird durch den Geburtskanal eingeführt und an der Wange des Kindes angelegt. Über zwei kleine Leuchtdioden wird die Sauerstoffsättigung im Blut durch die Haut des Babys hindurch berechnet. Dazu muss kein Blut entnommen werden, die Haut wird nicht verletzt, es entstehen keine Narben. Durch die Aufzeichnung der Sauerstoffsättigung lassen sich in Kombination mit der Messung der Herzfrequenz durch das CTG verlässliche Aussagen über das aktuelle kindliche Befinden machen.

Geburtseinleitung

Bei den meisten Frauen beginnen die Wehen auf natürliche Weise zwischen der 37. und der 42. Schwangerschaftswoche. Etwa 20 Prozent aller Geburten werden heute allerdings medikamentös eingeleitet. Ist eine Geburtseinleitung medizinisch notwendig (Gründe dafür siehe Kasten), stehen dazu drei verschiedene Möglichkeiten zur Verfügung. Für welche sich die Ärzte schließlich entscheiden, hängt vor allem von der sogenannten Geburtsreife ab, die durch eine vaginale Untersuchung bestimmt wird.

Die Geburtsreife wird nach dem sogenannten Bishop-Score bewertet: Das heißt, dem Gewebe Ihres Muttermundes wird je nach Zustand eine Punktzahl bis zehn erteilt. Die Kriterien dafür sind die

Gründe für eine Geburtseinleitung

- vorzeitiger Blasensprung ohne spontanes Einsetzen der Wehentätigkeit (nach ärztlichem Ermessen nach 6 bis 48 Stunden)
- Plazentainsuffizienz
- Wachstumsverzögerung des Kindes
- auffälliges CTG
- Mehrlinge
- Diabetes, Präeklampsie oder andere mütterliche Erkrankungen
- Terminüberschreitung (je nach Ermessen ab 7 bis 13 Tage über dem Termin)
- Übertragung (ab 14 Tage über dem Termin)

Öffnung und die Länge in Zentimetern, die Beschaffenheit des Gewebes, die Position und die Lage des kindlichen Köpfchens. Eine Punktzahl von fünf oder mehr ist ein Anzeichen für eine günstige Reife.

Prostaglandine

Bei einem unreifen Befund ist das Gewebe des Gebärmutterhalses noch straff, der untere Anteil drei bis vier Zentimeter lang und der Muttermund nur wenig bis gar nicht geöffnet. In einem solchen Fall wird man sich für das »Nachreifen« (Priming) des Gebärmutterhalses durch Prostaglandin entscheiden. Prostaglandine sind hormonähnliche Substanzen, die in fast allen Organen gebildet werden. Gegen Ende der Schwangerschaft bildet auch die Gebärmutter vermehrt Prostaglandine: Sie spielen für eine Auflockerung des Gewebes und das Ingangkommen der Wehen eine große Rolle.

In der Klinik wird Ihnen der Arzt bei einer vaginalen Untersuchung ein stark konzentriertes, synthetisches Prostaglandin entweder in Form einer Tablette, als Gel oder mittels eines Pessars vor den Gebärmutterhalskanal einlegen, um den Muttermund weich und geburtsbereit zu machen und die Wehen anzuregen. Anschließend werden die kindlichen Herztöne aufgezeichnet, Ihr Blutdruck gemessen, und dann dürfen Sie spazieren gehen. In den meisten Kliniken ist es üblich, dass Sie sich bis zum Wirkungseintritt des Arzneimittels zweistündlich im Kreißsaal zur CTG-Kontrolle melden.

Nicht vorhersehbare Wirkungsweise

Ob und wann Sie Wehen bekommen, lässt sich nicht voraussagen, das ist bei jeder Frau anders und kann schon mal zehn bis zwölf Stunden dauern. Bei manchen Schwangeren tut sich auch gar nichts, andere wiederum bekommen sofort nach der Einlage Wehen, manchmal auch nur Bauchschmerzen oder sogar Durchfall. Oft legen Ärzte nach einigen Stunden

nochmals eine Tablette nach. Ein Nachteil dieser Form der Geburtseinleitung besteht darin, dass es keine individuelle Dosierung gibt und die Wirkungsweise nicht vorhersehbar oder direkt zu beeinflussen ist. Nach einem vorausgegangenen Kaiserschnitt ist eine Geburtseinleitung mit Prostaglandinen oftmals nicht möglich.

Wehentropf mit Oxytozin

Bei einem geburtsbereiten Tastbefund, wenn der Muttermund beispielsweise schon zwei bis drei Zentimeter geöffnet ist, werden Sie eher einen »Wehentropf« bekommen. Über eine Infusion wird Ihnen in einer bestimmten Konzentration das Wehenhormon Oxytozin zugeführt, das sich individuell dosieren lässt. Die Geburtszeit lässt sich mit dieser Methode gut abschätzen und es ist keine lang dauernde Geburtseinleitung erforderlich. Und oftmals erzeugt die geburtsbereite Gebärmutter nach diesem kleinen Anstoß

Die linke Seitenlage oder ein leicht erhöhter Oberkörper schützen beim CTG-Schreiben vor Kreislaufstörungen.

Bei Terminüberschreitung werden die kindlichen Herztöne und die Wehentätigkeit in regelmäßigen Abständen kontrolliert.

von selbst Wehen. Der Tropf kann dann wieder abgehängt werden, und die Geburt wird ihren natürlichen Verlauf nehmen. In manchen Kliniken belässt man ihn auch bis zur Geburt der Plazenta.

Größeres Schmerzempfinden

Normalerweise kommen Wehen langsam in Gang und finden unbeeinflusst zu einem Rhythmus und einer Intensitätssteigerung, die Gebärende gut verarbeiten können. Das ist bei einer Geburtseinleitung mit Wehenmitteln allerdings nicht immer der Fall. Der Wirkungseintritt ist nicht vorhersehbar, sehr oft werden die Frauen von der abrupten und kaum steuerbaren Macht der Wehen regelrecht überrascht. Sie haben dadurch den Eindruck, die künstlich erzeugten Wehen seien viel heftiger.

Bei der Schmerzverarbeitung unter der Geburt spielt vor allem das seelische Empfinden eine große Rolle. Viele Frauen haben bei einer Einleitung das Gefühl, noch nicht geburtsbereit zu sein oder, weil sie nicht von selbst Wehen bekommen, sogar versagt zu haben. Sie sind misstrauisch und haben Angst vor dem Ungewissen.

Das »Liebeshormon« Oxytozin (hier im Elektronenmikroskop) fördert nicht nur Wehen, es beruhigt und stärkt die seelische Bindung.

Oft sind sie dann verspannt, verkrampft und fühlen sich überfordert. Bei einer Einleitung mittels Wehentropf sind Sie durch die Infusionsschläuche auch noch in Ihrer Bewegungsfreiheit eingeschränkt. Diese Faktoren können die Schmerzempfindung erheblich verstärken, auch wenn die physikalische Messung der Wehenstärke keinen Unterschied zwischen künstlichen und normalen Wehen zeigt.

Der Natur ihren Lauf lassen

Eine Geburt sollte wirklich nur dann eingeleitet werden, wenn es medizinisch absolut notwendig ist – und nicht etwa, weil Eltern ein bestimmtes Geburtsdatum wünschen oder der Partner nur am Tag X Zeit hat, um bei der Geburt anwesend zu sein. Dafür spricht auch, dass eingeleitete Geburten statistisch gesehen häufiger mit operativen Methoden beendet werden.

Öffnen der Fruchtblase

Die letzte Möglichkeit zur Geburtseinleitung ist das Öffnen der Fruchtblase, manchmal auch als Blasensprengung bezeichnet. Durch das Abfließen des Fruchtwassers ändern sich die Druckverhältnisse und das Volumen in der Gebärmutter, und es können sich Wehen entwickeln. Mit dieser Methode ist man heute sehr zurückhaltend, denn: Ist die Fruchtblase erst einmal geöffnet, muss es innerhalb einer bestimmten Zeit auch zur Geburt kommen (siehe Seite 108). Wenn die Gebärmutter aber nicht wehenbereit ist, bleibt dann oft nur noch der Kaiserschnitt. Denn aufsteigende Keime könnten sonst zu einer für das Kind gefährlichen Infektion der Geburtswege führen.

Bei Komplikationen: geburtshilfliche Operationen

Dammschnitt

Ein Dammschnitt (Episiotomie) ist ein chirurgischer Einschnitt in das Muskelgewebe zwischen Ihrer Vagina und dem After. Er bewirkt eine Erweiterung des Scheidenausgangs. Der Schnitt soll verhindern, dass der Damm bei der Geburt reißt oder überdehnt wird oder dass der Druck auf den kindlichen Kopf, zum Beispiel bei einer Frühgeburt, zu groß wird. Ein Dammschnitt wird oft durchgeführt, wenn das mütterliche Gewebe sehr straff und wenig nachgiebig ist. Auch wenn der Kopf des Babys verhältnismäßig groß ist, bei einer Zangen- oder Saugglockengeburt oder wenn die letzte Phase der Geburt beschleunigt werden soll, wird geschnitten. Nach der Geburt muss der Dammschnitt genäht werden. In der Regel erfolgt dies unter lokaler Betäubung und Sie spüren nichts davon.

Während der Eingriff früher routinemäßig durchgeführt wurde, ist er heute eine umstrittene Methode, da der Beckenboden dadurch geschwächt wird und dauerhafte Schmerzen beim Geschlechtsverkehr auftreten können. Außerdem heilt ein Riss nachweislich viel unkomplizierter und rascher als der Schnitt, weil er meist an der dünnsten Stelle des Gewebes entsteht und dabei viel weniger Muskelgewebe in Mitleidenschaft gezogen wird. Ein spontaner Dammriss ist zudem weniger schmerzhaft als ein Dammschnitt.

Betäubung vorm Schnitt?

Wird erst beim Durchtritt des Köpfchens geschnitten, ist dazu keine örtliche Betäubung nötig, weil der Damm dann bereits so dünn »ausgewalzt« ist, dass er nicht mehr durchblutet und deshalb so gut wie gefühllos ist. Falls doch einmal früher geschnitten werden muss, wird das Dammgewebe zuvor örtlich betäubt.

Gebräuchliche Schnittführungen

Median: Die heute gebräuchlichste Schnittführung ist die in der Mittellinie (mediane Episiotomie). Sie heilt sehr schnell und fast immer völlig komplikationslos, weil die Wundränder dicht und gut beieinanderliegen. Ein Nachteil besteht allerdings darin, dass das Dammgewebe trotz des Entlastungsschnittes in Richtung After weiterreißen kann. Die anschließende Naht ist dann zumeist sehr aufwendig und erfordert viel Erfahrung.
Mediolateral: Der schräge Schnitt von der Scheidenmitte nach links oder rechts bringt den meisten Raumgewinn. Diese Schnittführung wird gewählt, wenn der Geburtskanal sehr eng oder das Kind recht groß ist, außerdem bei Zangen- oder Saugglockenentbindung. Der schräge Schnitt macht deutlich mehr Beschwerden im Wochenbett als der in der Mittellinie.

129

Damminfiltration

Wurde ein Dammschnitt gemacht oder ist der Damm gerissen, muss dieser nach der Geburt der Plazenta durch eine Naht versorgt werden. Ähnlich wie bei der Betäubungsspritze beim Zahnarzt wird dazu etwas Lokalanästhetikum mit einer dünnen Kanüle in das Dammgewebe eingespritzt. Dadurch kann der Dammschnitt oder -riss schmerzfrei in mehreren Schichten und einer unsichtbaren Hautnaht genäht werden. Nach einer Dammnaht sticht und ziept es nur dann, wenn die Fäden zu stramm geknotet sind oder am Scheideneingang zu eng genäht wurde. Ihre Hebamme kontrolliert deshalb im Wochenbett regelmäßig die Naht und zieht, wenn nötig, auch die Fäden.

Schürfungen am Scheideneingang

Durch die extreme Dehnung des Vaginalausganges beim Durchtritt des Kindes kann es zu kleineren Verletzungen kommen. Sie heilen meist komplikationslos, sind aber in den ersten Tagen nach der Entbindung oft der Grund, dass Sie ein Brennen beim Wasserlassen spüren.

Saugglocke und Geburtszange

Saugglocke oder Zange kommen dann zum Einsatz, wenn eine akute Gefahr für Mutter oder Kind besteht und das Kind schon im Beckenausgang angekommen ist, ein Kaiserschnitt also nicht mehr nötig oder unmöglich ist. Um diesen Eingriff durchführen zu können, muss der Muttermund ganz geöffnet und die Fruchtblase gesprungen sein. Babys Köpfchen liegt bereits ganz tief im Becken, bekommt aber sozusagen »die letzte Kurve« nicht von allein. Oft sind die gebärenden Frauen durch langes ineffektives Pressen erschöpft und benötigen zur Unterstützung einen Wehentropf.

Bei Erkrankungen, wie bestimmte Herzfehler, schwere Gestose, Bluthochdruck und Netzhautablösung, dürfen Sie nicht aktiv mitschieben. Auch dann kann unter Umständen eine unterstützte Geburt nötig werden, und der Arzt setzt, je nachdem, welche der beiden Methoden er erlernt hat, Saugglocke oder Zange ein.

Kristellern

Manchmal schieben Ärzte oder Hebammen während einer Wehe den kindlichen Po mit ihrem Unterarm über die Bauchdecke der Mutter in Richtung Beckenausgang. Dieser Handgriff heißt »Kristellern« und ist für die Frau, die dabei auch selbst mitschiebt, oft unangenehm bis schmerzhaft. Richtig angewandt, kann er aber bei einer schwierig verlaufenden Geburt sehr hilfreich sein und den Einsatz von Saugglocke oder Geburtszange überflüssig machen.

Geburtszange (Forcepsextraktion)

Eine Geburtszange besteht aus zwei, »Löffel« genannten, mit Löchern versehenen Metallblättern, die einzeln links und rechts in die Scheide eingeführt und dann durch ein sogenanntes Schloss miteinander verbunden werden. Nach dem Entleeren der Harnblase mit einem sterilen Einmalkatheter und einem Dammschnitt wird das kindliche Köpfchen auch hier im Rhythmus der Wehen ans Licht der Welt geleitet und der übrige Körper des Babys anschließend ganz normal geboren. In seltenen Fällen haben die Kinder im Gesicht kleine Blutergüsse oder Hautabschürfungen, sogenannte Zangenmarken, die harmlos sind und schnell wieder heilen.

Saugglocke (Vakuumextraktion)

Die meisten Ärzte bevorzugen heute die Glocke. Dazu wird das Instrument, das entweder aus Metall, Gummi oder Silikon besteht, in die Scheide eingeführt und im hinteren Schädelbereich auf den kindlichen Kopf aufgesetzt. Das Baby sollte dazu mit dem Hinterkopf dammwärts liegen. Mit einer speziellen Pumpe wird langsam ein bestimmter Unterdruck in der Saugglocke erzeugt, deshalb nennt man diese Art der Entbindung auch Vakuumextraktion. Wenn das Vakuum vollständig aufgebaut ist, haftet die Glocke gut am Köpfchen. Während die Mutter aktiv mitschiebt, kann es wehensynchron aus dem Geburtskanal geleitet werden. In den meisten Fällen wird dazu ein Dammschnitt gemacht. Nach der Geburt des kindlichen Kopfes wird der Unterdruck langsam wieder abgebaut, die Glocke entfernt, und der Rest der Geburt kann normal vonstattengehen.

Das Kind hat nach dieser Art der Geburt eine Schwellung in der Größe der verwendeten Glocke am Kopf.

Diese Kopfgeschwulst ist aber harmlos und bildet sich innerhalb einiger Stunden von selbst wieder zurück. Je nachdem, wie lange die Geburt gedauert hat, kann das Köpfchen sehr lang gezogen sein. Auch diese vorübergehende Anpassung an die Geburtswege verschwindet wieder.

Nach einer Saugglockengeburt kann Ihr Baby auch eine stärkere Neugeborenengelbsucht entwickeln, wenn sich ein leichter Bluterguss unter der Kopfhaut zurückbilden muss.

Kaiserschnitt

Der Kaiserschnitt hat seinen Namen aus der griechisch-römischen Mythologie: Götter konnten nicht »inter feces et urinam«, also zwischen Kot und Urin, sondern nur auf »reinem Wege« auf die Erde treten, das heißt aus den Lenden der Mutter geschnitten werden. Das lateinische Wort caedere bedeutet schneiden, »Caesar« ist demzufolge »der Geschnittene«. Daraus entstand unser deutsches Wort »Kaiser« und damit auch der »Kaiserschnitt« (Sectio caesarea).

Der Kaiserschnitt ist allerdings weniger eine besonders edle Geburtsmethode als vielmehr eine geburtshilfliche Operation, bei der unter Voll- oder Teilnarkose Bauchhöhle und Gebärmutter geöffnet werden, um das Kind auf die Welt holen zu können. Früher wurde ein Kaiserschnitt nur dann durchgeführt, wenn eine gesundheitliche Gefahr für Mutter und / oder Kind bestand, inzwischen gilt das nicht mehr ausschließlich (siehe Seite 134). Die Kaiserschnittrate liegt in Deutschland aktuell bei über 33 Prozent, nach Angaben der Weltgesundheitsorganisation WHO wäre ein Kaiserschnitt aber nur bei 10-15 Prozent aller Geburten wirklich notwendig. Für die Kliniken ist der Kaiserschnitt kontrollier- und planbar, weniger zeitaufwendig und definitiv gewinnbringend: Krankenkassen zahlen dafür meist mehr als das Doppelte wie für eine natürliche Geburt.

Unterschieden wird grundsätzlich zwischen einem geplanten, das heißt primären Kaiserschnitt vor Einsetzen der Wehen, und einem sekundären Kaiserschnitt, der dann durchgeführt wird, wenn es im Geburtsverlauf zu Problemen kommt.

Primärer Kaiserschnitt

Gründe für einen geplanten Kaiserschnitt sind:

- Der Mutterkuchen sitzt vor oder nahe dem inneren Muttermund (Placenta praevia) und versperrt den Weg.
- Das Kind liegt in Quer- oder Schräglage.
- Das Ungeborene hat eine schwere Fehlbildung, zum Beispiel einen offenen Rücken oder einen Hydrocephalus (im Volksmund »Wasserkopf«).
- Es liegt eine schwere Rhesusunverträglichkeit vor.
- Es droht eine sehr frühe Frühgeburt.
- Die Geburtslage von Zwillingen oder weiterer Mehrlinge ist ungünstig.
- Es gab bereits eine Gebärmutteroperation wie eine Myomentfernung.
- Es liegt eine mütterliche Erkrankung vor, die eine normale Geburt nicht zulässt, darunter fallen Netzhautablösung, Beckenprobleme, Herzerkrankung, akute Herpes-genitalis-Infektion, HIV oder eine Infektion der Fruchtblase oder Plazenta.
- Es besteht die Gefahr einer Eklampsie (siehe Seite 76).
- Es gibt mehr als einen vorausgegangenen Kaiserschnitt.
- Die Eltern wünschen die OP, obwohl keinerlei medizinische Notwendigkeit besteht.

Ein Kaiserschnitt kann Leben retten. Eine Alternative zur normalen Geburt ist er aber nicht, denn jede Operation birgt auch Risiken.

TIPP Kaiserschnitt-Termin

Um ernsthaftere Atemprobleme zu vermeiden, sollte ein geplanter Kaiserschnitt frühestens zwei Wochen vor dem errechneten Geburtstermin (nicht vor der 39. Schwangerschaftswoche) durchgeführt werden.

Vorteile

Sie können sich schon im Vorfeld über den Operationsverlauf informieren, sich entscheiden, ob Sie eine Voll- oder eine Teilnarkose bekommen möchten (siehe Seite 137) und sich in Ruhe darauf einstellen. Als weitere Vorteile gelten im Allgemeinen, dass Sie den Geburtstermin genau planen können, Sie keinen Wehenschmerz verspüren sowie der Beckenboden weniger beeinträchtigt wird. Auch das Geburtsrisiko für das Kind ist geringer, da Komplikationen, die auf seinem Weg durch den Geburtskanal auftreten könnten, von vornherein ausgeschlossen sind.

Nachteile für das Kind

Bei der vaginalen Entbindung sorgt der Druck der engen Geburtswege dafür, dass das Fruchtwasser vollständig aus den Lungen des Kindes gepresst wird. Bei einer Sectio ist dies nicht der Fall, es kommt deshalb häufiger zu kindlichen Atem- und Anpassungsschwierigkeiten. Kinder, die per Kaiserschnitt geboren wurden, leiden zudem später häufiger an Allergien und Infektionen, denn ihnen fehlt die »Starterflora« einer gesunden Bakterienkultur im Darm. Bei einer vaginalen Geburt wird diese normalerweise bei der Passage durch die Scheide aufgenommen.

Nach einer Vollnarkose sind die Kinder gelegentlich sehr schläfrig und beginnen verzögert zu atmen. Auch die Bindungsaufnahme zwischen Mutter und Kind und das erste Stillen können in diesem Fall erschwert sein. Manchmal können durch die plötzliche Geburt Anpassungsprobleme entstehen oder das Baby trägt durch die Operation kleine Schürf- oder Schnittwunden davon. Sie heilen allerdings meist von selbst und ohne Narbe ab.

Nachteile für die Mutter

Trotz des Fortschritts in der Medizin bleibt der Kaiserschnitt eine Bauch-OP: Das mütterliche Risiko, bei einem Kaiserschnitt zu sterben, ist ungefähr dreimal höher als bei einer vaginalen Geburt, auch kann es nach der Operation häufiger zu Thrombosen und Embolien sowie zu einer verzögerten Wundheilung oder zu Infektionen kommen. Während der Operation können benachbarte Organe wie Blase, Darm oder Blutgefäße verletzt werden. Mögliche Folgen sind auch Verwachsungen. Eine unangenehme und maßgebliche Beeinträchtigung nach einem Kaiserschnitt sind die Schmerzen nach der Geburt: Zwar spüren Sie bei der Operation selbst aufgrund der Betäubung nichts, doch kann der Wundschmerz Ihrer Kaiserschnittnarbe Sie in den ersten Wochen stark einschränken.

Nach einem vorausgegangenen Kaiserschnitt gilt jede weitere Schwangerschaft als Risikoschwangerschaft: Probleme bei der Einnistung der Plazenta und Blutungen während der Geburt treten häufiger auf. Eine seltene, aber gefürchtete Komplikation stellt bei nachfolgenden Schwangerschaften der Gebärmutterriss (Uterusruptur) dar, bei der die Gebärmutter an der Nahtstelle aufreißt.

Wunschkaiserschnitt

In den vergangenen zwei Jahrzehnten hat sich die Geburtshilfe mehr und mehr zu einer technisch orientierten Geburtsmedizin entwickelt. Dies hat immensen Einfluss darauf, wie häufig ein Kaiserschnitt angewendet wird: In Deutschland kommt mittlerweile jedes dritte Kind auf diese Weise zur Welt.

Obwohl keine medizinischen Gründe vorliegen und einer natürlichen Geburt nichts im Wege steht, entscheiden sich immer mehr Frauen freiwillig für einen Kaiserschnitt. Mehr als die Hälfte dieser Operationen wird auf Wunsch der werdenden Eltern geplant und durchgeführt.

Der Kaiserschnitt gilt heute trotz aller bekannten Risiken als sicherer Eingriff.

Nach einem Kaiserschnitt in Vollnarkose kann sich der Papa gleich liebevoll um das Neugeborene kümmern.

Nicht nur wegen der verbesserten Operationstechniken, sondern vor allem, weil es die Möglichkeit gibt, auf eine Vollnarkose zu verzichten und nur den Unterleib zu betäuben (siehe Seite 137). Der Kaiserschnitt auf Wunsch ist damit attraktiv geworden.

Der Begriff »Wunschkaiserschnitt«, auch »Sectio nach Vereinbarung«, »Gefälligkeitssectio« oder »elektive Sectio« genannt, gibt dabei vor, der Wunsch nach einer operativen Geburt sei Ausdruck der Selbstbestimmung schwangerer Frauen. Doch sehr häufig entsteht dieser Wunsch rein aus Angst vor dem Unwägbaren und Ungewissen einer normalen Geburt oder der Angst vor Schmerzen. Auch wenn Sie vielleicht das dringende Bedürfnis haben, Ihr Kind keinem Risiko auszusetzen: Durch die natürliche Geburt erhält Ihr Baby die besten Voraussetzungen, um gut ins Leben zu starten, und für Sie selbst

Ausführliche Beratung

Wägen Sie Vor- und Nachteile der großen Bauchoperation in einem ehrlichen Gespräch mit Ihrer Hebamme oder Ihrem Frauenarzt zuvor gründlich ab, und haben Sie dabei keine Scheu, eventuelle Ängste zu thematisieren. Auch ein geplanter Kaiserschnitt kann nicht alle gesundheitlichen Risiken ausgrenzen.

ist und bleibt sie ein elementares Erlebnis, das Sie tief berühren wird. Sie lernen dabei sich und die enorme Leistungsfähigkeit Ihres Körpers, auf die Sie sehr stolz sein können, neu kennen. Diese intensive Erfahrung, die für viele Frauen einer der Höhepunkte ihres Lebens ist, bleibt Ihnen bei einer Operation ebenso verwehrt wie das durch Endorphine und Oxytozin ausgelöste Glücksgefühl der »normalen« Geburt.

Sekundärer Kaiserschnitt

Als sekundär wird ein Kaiserschnitt dann bezeichnet, wenn ein bereits begonnener Geburtsvorgang, bei dem es zu einer Gefährdung von Mutter oder Kind kommt, mit der Operation möglichst sicher beendet werden soll. Dabei muss man den in Ruhe vorbereiteten sekundären Kaiserschnitt von einer plötzlich erforderlichen Notoperation, die sehr rasch durchgeführt werden muss, unterscheiden.

Wichtige Gründe

Die Entscheidung, die Geburt durch einen Kaiserschnitt zu beenden, kann zu jedem Zeitpunkt der Geburt nötig werden. Die Hauptgründe sind:

- Starke Blutungen durch eine vorzeitige Plazentaablösung oder einen Riss in der Gebärmutterwand
- Mangelversorgung des Kindes mit Sauerstoff
- Nabelschnurvorfall oder eine echte Nabelschnurumschlingung (der Hals des Kindes ist mehrfach von der Nabelschnur umschlungen)
- verzögerter Geburtsverlauf oder Geburtsstillstand
- Missverhältnis zwischen dem zu großen kindlichen Köpfchen und dem mütterlichen Becken
- geburtsunmögliche Neigung des kindlichen Köpfchens im Becken
- Frühgeburt mit zusätzlichen Risiken (zum Beispiel sehr kleines Kind, Lageauffälligkeiten)
- drohende Eklampsie
- auftretende Komplikationen, etwa hohes Fieber der Mutter, plötzliche unkontrollierbare Blutdruckveränderungen

Auswirkungen auf die Mutter

Muss ein sekundärer Kaiserschnitt durchgeführt werden, ist für viele Frauen die Enttäuschung groß: Nun kommt alles anders als geplant, die eigene Vorstellung von der Geburt wird völlig umgestoßen, oft tauchen Versagensgefühle auf. Die Angst um das Kind, die unerwartete Operation und das fehlende oder traumatische Geburtserlebnis können Sie seelisch stark belasten. Halten Sie sich vor Augen: In Ihrer Situation war die Schnittentbindung höchstwahrscheinlich unvermeidlich und deshalb eine richtige Entscheidung. Ein Kaiserschnitt nach Einsetzen der Wehentätigkeit hat den Vorteil, dass der Eingriff meist nahe am Geburtstermin liegt, das heißt, das Kind ist reif zur Geburt und hat den Zeitpunkt selbst bestimmt.

Hilfe für die Seele

Wenn Sie nach der Geburt merken, dass es Ihnen schwerfällt, mit dem Erlebten Frieden zu schließen, geben Sie Ihrem Körper und Ihrer Seele Zeit und Raum zur Verarbeitung. Sprechen Sie über Ihre Empfindungen mit Ihrem Partner, einer Freundin, Ihrer Hebamme oder einer anderen vertrauten Person. Wenn es Sie belastet und in Ihrem Alltag beeinträchtigt oder Sie viel Kraft kostet, nehmen Sie unbedingt professionelle Hilfe in Anspruch. Das von der Hebamme Brigitte Meissner entwickelte Baby-Heilbad hilft, das Erlebte besser zu verarbeiten (siehe Buchempfehlungen Seite 185). Durch die Kombination von Bad und Bonding geben Sie sich und Ihrem Kind die Möglichkeit, eine negative oder durch medizinische Eingriffe belastete Geburtsprägung aufzulösen oder sogar zu heilen.

Notfallkaiserschnitt

Wenn es während der Geburt zu einer so kritischen Situation kommt, dass Sie oder Ihr Baby in akuter Lebensgefahr sind (etwa in 1,5 Prozent aller Geburten), müssen die Geburtshelfer eiligst handeln. Für den sogenannten Notfallkaiserschnitt bekommen Sie meist eine Vollnarkose, da sie die am schnellsten zu verabreichende Anästhesie ist.

Ab dem Moment der Entscheidung ist das geburtshilfliche Team in höchster Alarmbereitschaft, und es wird sich mit allen Operationsvorbereitungen sehr beeilen. Die Spannung und Hektik wird Ihre ohnehin bestehenden Ängste eventuell zusätzlich verstärken, aber vertrauen Sie darauf, dass Ihre medizinischen Begleiter wissen, was sie tun!

Vorbereitungen zur Operation

Die unmittelbaren Vorbereitungen für die Sectio werden meistens im Kreißsaal, der heute oft direkt neben dem Operationssaal (OP) liegt, vorgenommen. In einem Gespräch mit dem Arzt werden Sie über den Eingriff aufgeklärt und gebeten, sich mit Ihrer Unterschrift auf dem Aufklärungsbogen mit der Operation einverstanden zu erklären. Normalerweise kann Ihr Partner während der Geburt bei Ihnen sein. Nur im seltenen Fall eines echten Notfalls oder falls Sie eine Vollnarkose benötigen, muss er außerhalb des OP-Bereichs warten.

Falls noch nicht geschehen, bekommen Sie nun einen venösen Zugang (Braunüle) zur Gabe von Medikamenten und Infusionen, und Ihnen werden einige Röhrchen Blut für Laboruntersuchungen entnommen. Vor einer geplanten Sectio wird ein Einlauf gemacht und Ihre Schamhaare im Bereich des Venushügels werden rasiert. Um eine Thrombose zu vermeiden, werden Ihnen spezielle Strümpfe angezogen, und Sie bekommen ein Operationshemd. Der Narkosearzt bespricht mit Ihnen die Narkose und benötigt ebenfalls noch Ihre Unterschrift zur Einverständniserklärung. Wenn das Baby direkt nach der Geburt medizinisch versorgt werden muss, spricht auch ein Kinderarzt zuvor mit Ihnen.

Bei einem ungeplanten Kaiserschnitt kann es sein, dass Sie bis zur Narkoseeinleitung Medikamente zur Wehenhemmung über einen Tropf bekommen, um Ihnen unnötige Schmerzen zu ersparen.

Unter Umständen werden Sie durch eine sogenannte Schleuse in den OP gebracht. Dort wird auch noch ein Blasenkatheter in die Harnröhre gelegt, damit sich die Harnblase, die anatomisch gesehen vor der Gebärmutter liegt, nicht füllt und das Operationsgebiet somit frei bleibt.

Misgav-Ladach-Technik

Eine Operationsmethode ist der Kaiserschnitt nach Misgav-Ladach. Im Gegensatz zum herkömmlichen Kaiserschnitt wird bei dieser in Israel entwickelten Operationstechnik nur die oberste Bauchhaut mit dem Skalpell durchtrennt. Die darunter liegenden Gewebeschichten werden angeritzt und vom Operateur mit den Fingern aufgedehnt. Dadurch weicht das Gewebe wie an einer Sollbruchstelle auseinander, es werden weitaus weniger Blutgefäße verletzt als bei einem Schnitt. Die entstehenden Risswunden haben Ähnlichkeit mit einem Reißverschluss, sie lassen sich gut nähen und verheilen schneller, es gibt seltener Verwachsungen. Diese Operationstechnik verursacht weniger Wundschmerz oder Wundheilungsstörungen, das heißt, Sie sind schneller wieder auf den Beinen und brauchen weniger Schmerzmittel. Erkundigen Sie sich vor der Wahl Ihrer Klinik danach, ob diese Methode dort angewendet wird, denn nicht alle Kliniken bieten sie an.

Operationstechnik

Mit einem 12 bis 16 Zentimeter langen Querschnitt knapp über der Schambeingrenze öffnet der Operateur den Bauch. Das Operationsfeld wird mit zwei Wundhaken aufgedehnt, dann die Uterusmuskulatur eingeschnitten und die Fruchtblase – falls noch nicht geschehen – eröffnet. Das Fruchtwasser wird mit einem Vakuumsauger abgesaugt und in einem Behälter aufgefangen. Wenn Sie eine Periduralanästhesie haben, hören Sie in diesem Moment ein ziemlich lautes gurgelndes Geräusch, das Sie nicht erschrecken sollte. Der Arzt wird in den Uterus greifen und das Kind herausholen. Dieser Teil der OP dauert nur wenige Minuten. Nach dem Abnabeln des Kindes wird die Nachgeburt vom Operateur mit der Hand von der Gebärmutterinnenwand gelöst und die Gebärmutter anschließend eventuell mit einem Instrument ausgeschabt, um Plazentareste sicher zu entfernen. Der Wochenfluss ist nach einem Kaiserschnitt daher weniger stark als nach einer normalen Geburt. Danach werden die einzelnen Gewebsschichten sorgfältig vernäht. Die äußeren Wundränder werden entweder mit Klammern zusammengehalten oder mit einer durchgehenden Naht in der Haut (Intracutannaht) versorgt.

Narkose

Bei einem geplanten Kaiserschnitt können Sie sich entscheiden, ob Sie eine Vollnarkose oder eine Peridural- bzw. Spinalanästhesie möchten. Besprechen Sie Ihre Fragen dazu am besten mit dem Narkosearzt. Er schaut sich Ihre individuelle Krankengeschichte an und kann sich ein genaues Bild Ihres momentanen gesundheitlichen Zustandes machen. Ihre Entscheidung ist

Nach einem Kaiserschnitt in Periduralanästhesie können Sie Ihr Kleines direkt nach der Geburt gleich selbst begrüßen.

aber auch abhängig davon, was Sie sich zutrauen und was Ihnen selbst bei der Geburt wichtig ist.

Geschnitten wird im Normalfall erst, wenn Sie schmerzfrei sind. In fünf bis zehn Prozent der Kaiserschnitte muss eine Vollnarkose gemacht werden, weil die lokale Betäubung tatsächlich nicht wirkt.

Vorteile der örtlichen Betäubung

- Sie müssen nicht, wie bei einer Vollnarkose, allein in den Operationssaal, Ihr Partner oder eine andere Person kann Sie begleiten und an der Geburt Ihres Kindes teilhaben.
- Während der Operation sind Sie bei Bewusstsein und können schmerzfrei miterleben, wie Ihr Kind geboren wird. Sie hören seinen ersten Schrei und dürfen es sofort anschauen und zumindest mit einer Hand oder der Wange berühren (ein Arm wird angeschnallt, weil Sie über eine Verweilkanüle Infusionen und Medikamente bekommen).
- In manchen Kliniken dürfen Sie Ihr Baby noch im OP an die Brust anlegen und seinen ersten Saugreflex auskosten.
- Sie haben keinen »Narkosekater« und fühlen sich nicht so angeschlagen. Auch das erste Aufstehen klappt besser, weil das Betäubungsmittel noch etwas nachwirkt und Sie weniger Schmerzen haben.
- Weil das Narkosemittel nicht in Ihren Blutkreislauf gelangt, bekommt auch Ihr Kind keine Nebenwirkungen davon zu spüren.

Nachteile der örtlichen Betäubung

- Bei einem Kaiserschnitt mit PDA ist das Operationsfeld für Sie zwar nicht einsehbar, Sie hören jedoch, was in Ihrer Umgebung geschieht.

- Der Schmerz ist komplett ausgeschaltet, aber das unangenehme Empfinden, dass nun etwas mit Ihnen geschieht, das Sie nicht beeinflussen oder kontrollieren können, bleibt.

Vorteile der Vollnarkose

- An Ihrem Rückenmark wird nicht manipuliert.
- Sie bekommen von der Operation nichts mit, was Sie ängstigen könnte.

Nachteile der Vollnarkose

- Die Narkosemittel kommen über Ihren Blutkreislauf auch zum Kind, was sich negativ auf seine Atmung und seine Wachheit auswirken kann.
- Schläfrige Kinder gehen nicht gut an die Brust, das heißt, die Stillbeziehung ist anfangs eventuell erschwert.
- Sie haben Halsschmerzen von dem Schlauch, über den Sie während der Operation künstlich beatmet wurden. Eventuell fühlen Sie sich auch noch einige Zeit müde und verkatert. Es kann auch sein, dass Sie erbrechen müssen, was sehr schmerzhaft ist, weil Sie dabei die Bauchdecke über der frischen Wunde anspannen.
- Da Sie von der Geburt Ihres Kindes nichts mitbekommen haben, fehlt Ihnen vielleicht der Bezug zu ihm. Manchmal dauert es dann etwas länger, bis Sie Gefühle für das noch fremde kleine Wesen entwickeln.

Nach dem Kaiserschnitt

Die ersten Tage nach der Geburt sind häufig erst einmal beschwerlich. Die OP-Narbe schmerzt, eine Drainage bleibt noch ein paar Tage in der Wunde, eventuell behalten Sie auch noch den Blasenkatheter. Ihre »Nahrung« bekommen Sie über einen Tropf, gegen eine Thrombose oder Infektionen erhalten Sie Medikamente. Die Narbe im Bereich der Bikinizone verheilt in aller Regel problemlos. Sie verblasst langsam und hinterlässt später nur noch einen feinen, kaum sichtbaren Strich.

Beschwerden lindern

Ein Kaiserschnitt ist und bleibt eine große Bauchoperation, die starke Schmerzen verursacht. Vermutlich werden Sie nach dem Eingriff überrascht sein, dass Sie zunächst auch für kleinste Bewegungen Hilfe benötigen und erst einmal nur wenig allein tun können. Ihre Hebamme oder die Pflegenden auf der Station werden Sie trotzdem bald anhalten, aus dem Bett aufzustehen. Spätestens 24 Stunden nach der Geburt Ihres Babys sollten Sie die ersten Gehversuche wagen, um Ihren Kreislauf in Schwung zu bringen und einer Thrombose vorzubeugen. Das können Sie tun:

- Wenn Sie husten oder lachen müssen, ist es für die schmerzende Bauchmuskulatur entlastend, wenn Sie dabei Ihre Hände oder ein Kissen leicht auf den Bauch halten.
- Trinken Sie viel, um einer Verstopfung des vorübergehend ruhig gestellten Darms vorzubeugen. Ihre Hebamme hat weitere Tipps, wie Sie schmerzhafte Blähungen vermeiden können.
- Tragen Sie lockere Kleidung und Baumwollunterwäsche. Ihre Slips sollten jetzt ein bis zwei Nummern größer sein und bequem sitzen.
- Der Verband Ihrer Narbe wird regelmäßig kontrolliert und gewechselt. Wenn Sie selbst Anzeichen einer Entzündung, wie stärkere Schmerzen, Rötungen,

Wundsekret oder ein Aufgehen der Naht bemerken, geben Sie bitte sofort Bescheid.

- Warten Sie mit der kosmetischen Narbenpflege, bis Ihre Narbe nicht mehr rot und krustig ist. Ihre Hebamme wird Ihnen ein individuell geeignetes Mittel empfehlen – die Bandbreite reicht von Heilwolle bis Hyaloronsäure. Wenn Sie sich selbst kundig machen möchten, achten Sie darauf, dass das Produkt Ihrer Wahl keine schädlichen Inhaltsstoffe enthält. Diese können unter Umständen über die Haut in die Muttermilch gelangen und sich so auch auf Ihr Baby übertragen.

Das erste Anlegen nach einem Kaiserschnitt braucht manchmal etwas mehr Geduld. Ihre Hebamme oder eine Stillberaterin unterstützen Sie dabei.

Besondere Geburten

Geburt aus Beckenendlage

Circa 5 Prozent aller Babys liegen nicht mit dem Kopf voran im Becken, sondern in einer Beckenendlage – mit dem Po, den Füßen oder Knien zuerst. In den meisten Entbindungskliniken wird in diesem Fall grundsätzlich zum Kaiserschnitt geraten. Leider geht mit jedem (Wunsch-)Kaiser-

schnitt immer auch ein wichtiges Stück wertvollen geburtshilflichen Wissens und Erfahrung verloren. Eine Beckenendlage ist an sich nichts Krankhaftes, sondern eine normale Lage, nur eben nicht mit dem Kopf voran. Die Gebärposition scheint bei erfolgreichen Beckenendlagegeburten auch eine Rolle zu spielen. Gut geeignet sind alle aufrechten und hockenden Positionen.

Geburtsablauf

Der Kopf ist normalerweise am besten geeignet, den Geburtskanal zu weiten. Doch auch die »weicheren« Körperteile können dies leisten, es dauert nur meistens etwas länger. Es ist deshalb sehr wahrscheinlich, dass Ihre Beckenendlagengeburt mit einem Wehentropf unterstützt wird. Zunächst werden Po, Beine, Bauch und der Oberkörper mit den Armen geboren. Der kritischste Moment ist die Geburt des Kopfes: Bleibt er zu lange stecken, kann die zur Plazenta führende Nabelschnur abgedrückt werden. Das Baby wäre dann nicht mehr ausreichend mit Sauerstoff versorgt. Für diese Situation gibt es jedoch eine Vielzahl spezieller Handgriffe, die erfahrene Ärzte anwenden, um die Geburt sicher und zügig zu unterstützen. Trotzdem steht bei Steißlagengeburt stets ein Narkoseteam in Bereitschaft. Würde das Baby tatsächlich stecken bleiben, was wirklich nur äußerst selten passiert, bekommen Sie eine Kurznarkose, um das Kind bei optimaler Entspannung der Geburtswege möglichst rasch aus seiner kritischen Lage zu befreien.

Bei einer Beckenendlage muss sich das Kind mit dem Steiß ebenso einfügen und drehen, als würde es mit dem Kopf zuerst durch den Geburtskanal kommen.

Mehrlingsgeburt

Durch zunehmende Kinderwunschbe-handlungen ist in den letzten Jahrzehnten der Anteil an Mehrlingsgeburten in Deutschland rasant gestiegen, rund 95 Prozent davon sind Zwillinge. Bei einer vaginalen Geburt von Zwillingen sind möglicherweise viele Menschen anwesend: ein oder zwei Ärzte, die Hebamme, ein Narkosearzt (falls Sie doch noch einen Kaiserschnitt benötigen), ein Kinderarzt und Ihre Begleitperson. Bei der Geburt von Zwillingen ist ein Kaiserschnitt häufiger notwendig als beim Einling. Bei mehr als zwei Babys ist der Kaiserschnitt normalerweise ein Muss.

Geburtsablauf

Der Ablauf der Geburt hängt sehr davon ab, wie die Babys in der Gebärmutter liegen, nur weniger als die Hälfte aller Zwillinge liegt nämlich mit dem Kopf nach unten. Liegt das erste Baby mit dem Kopf voran, ist eine vaginale Geburt möglich, selbst dann, wenn sich das zweite Kind nach der Geburt des ersten nicht mit dem Köpfchen nach unten einstellt. Wenn jedoch bereits das erste Baby in Beckenendlage liegt, gibt es meist einen Kaiserschnitt.

Während der Geburt werden beide Kinder mittels CTG überwacht, und in den meisten Fällen werden Sie eine PDA bekommen. Dadurch lässt sich ein ungünstig liegender zweiter Zwilling schnell in eine geburtsgünstige Position bringen, ohne dass Sie Schmerzen dabei verspüren. Der Arzt führt dazu seine Hand in die Gebärmutterhöhle ein und leitet das Kind behutsam in die richtige Geburtsposition. Zwischen den Geburten der Kinder liegen meist 20 bis 30 Minuten Zeitunterschied.

In der Nachgeburtsphase kann es nach einer Mehrlingsgeburt zu verstärkten Blutungen kommen. Da die Gebärmutter durch zwei oder mehr Kinder sehr gedehnt ist, kann sie sich nicht so kräftig zusammenziehen. Deshalb bekommen Sie auch nach der Geburt der Plazenta oft noch einen Wehentropf, der die Muskelarbeit Ihrer Gebärmutter unterstützen kann.

TIPP Intimsphäre

Oft sind bei Zwillingsgeburten zusätzlich Medizinstudenten, Pflegende, Hebammenschülerinnen oder Auszubildende aus der Kranken- und Kinderkrankenpflege anwesend, welche die Geburt beobachten und dabei lernen sollen. Wenn Sie das nicht wünschen und Wert auf Ihre Intimsphäre legen, sagen Sie dies am besten gleich bei der Aufnahme.

Frühgeburt

Von einer Frühgeburt spricht man generell bei Geburten vor Vollendung der 37. Schwangerschaftswoche. Augenblicklich liegt die unterste Grenze für die Zeit, ab der ein Kind als lebensfähig gilt, etwa um die 24. Schwangerschaftswoche. In einigen hochspezialisierten Kliniken erhalten Frühchen schon ab der 22. Schwangerschaftswoche eine Chance. Etwa 7 Prozent aller Geburten sind Frühgeburten, rund 1,5 Prozent davon sind Frühgeburten mit einem Gewicht von weniger als 1 500 Gramm. Trotz großer medizinischer Fortschritte ist es bisher auch noch nicht gelungen, die Rate der Frühgeburten bedeutsam zu senken.

Für die Überlebenschance eines Frühgeborenen ist besonders die Lungenreife wichtig, die um die 24. Schwangerschaftswoche einsetzt.

Je früher das Kind geboren wird, umso wichtiger ist es, dass es in einem Krankenhaus zur Welt kommt, das über eine angeschlossene Kinderklinik oder sogar eine Neugeborenen-Intensivabteilung (Neonatologie) verfügt. Dort kennt man die Besonderheiten des noch unreifen kindlichen Organismus und ist personell und medizinisch jederzeit auf die Versorgung und Betreuung der Frühchen eingerichtet. So ist ein Transport des Babys, der mit hohen Risiken verbunden wäre, nicht nötig. Frühgeborene sind sehr empfindlich und sollten deshalb möglichst schonend zur Welt kommen. Meistens wird man sich aus diesem Grund für einen Kaiserschnitt entscheiden.

Der Inkubator

Auch die richtige Körpertemperatur spielt bei Frühgeborenen eine lebenswichtige Rolle. Ein Frühchen verliert rasch an Wärme und kann seine Körpertemperatur nicht halten, da ihm das Fettgewebe unter der dünnen Haut noch fehlt. Nach der Erstversorgung auf einem vorgeheizten Behandlungstisch bietet der Inkubator eine gleichbleibende Temperatur von 37 °C, die notwendige Luftfeuchtigkeit und die lebenswichtige Versorgung mit

Sauerstoff. Der Inkubator schützt das frühgeborene Kind außerdem vor Infektionen und belastenden Umwelteinflüssen. Notwendige kinderärztliche Untersuchungen und Behandlungen und die tägliche Pflege können darin ebenfalls durchgeführt werden.

Sturzgeburt

Viele schwangere Frauen machen sich Gedanken darüber, was passieren könnte, wenn sie es bei der Geburt nicht mehr rechtzeitig in die Klinik schaffen. Vor allem wenn Sie Ihr erstes Kind erwarten, können Sie beruhigt sein: Eine Sturzgeburt ist äußerst selten.

Bei einer Sturzgeburt laufen alle Phasen einer Geburt innerhalb nur weniger Minuten ab. Wie es genau dazu kommt, ist bis heute ein Rätsel. Bestimmte Faktoren spielen allerdings eine Rolle: So lassen sich Sturzgeburten hin und wieder bei Mehrgebärenden mit sehr starken Wehen, bei einem sehr kleinen Kind und besonders bei nachgiebigen Weichteilen beobachten. Die Vorwehen sind kaum schmerzhaft oder folgen in zu langen Abständen, sodass sie nicht richtig eingeordnet werden können. Plötzlich und unvermittelt wird die Gebärende dann oft gleich von den Presswehen überrumpelt.

Unverzüglich Hilfe anfordern

Für den unwahrscheinlichen Fall einer Sturzgeburt rufen Sie Ihre Hebamme oder den Rettungsdienst an. Falls Sie bereits einen starken Druck verspüren, steigen Sie auf keinen Fall mehr ins Auto oder Taxi, sondern bekommen Sie Ihr Kind lieber zu Hause.

Nach der Geburt

Abnabeln

Ihre Hebamme wird Ihr Neugeborenes von eventuellen Blut- oder Fruchtwasserresten befreien und ihm bei leichten Startschwierigkeiten sanft den Rücken massieren. Hat es viel Fruchtwasser geschluckt und kann deshalb schlecht atmen, werden Nase und Mund mit einem dünnen Schlauch abgesaugt. Die Nabelschnur wird durchtrennt und mit einer Nabelklemme versorgt, die verhindert, dass Ihr Baby Blut verliert. Wird das Neugeborene nach der Geburt nicht sofort abgenabelt, sondern erst wenn die Plazenta geboren ist und die Gefäße in der Nabelschnur aufgehört haben zu pulsieren, kann es die vorhandene Sauerstoffversorgung noch nutzen, bis es selbstständig atmen möchte. Viele Hebammen und Ärzte sehen darin einen sanfteren Schritt ins Leben.

Wenn Sie dies möchten, können Sie oder Ihr Partner die Nabelschnur auch selbst durchtrennen.

Apgar-Test

Unmittelbar mit der Geburt beginnt der sogenannte Apgar-Test. Das von der amerikanischen Narkoseärztin Virginia Apgar entwickelte Punktesystem dient dazu, den Zustand Ihres Neugeborenen zu beurteilen. Dazu werden eine, fünf und zehn Minuten nach der Geburt Hautfarbe, Atmung, Herzschlag, Muskelspannung und Reflexe Ihres Babys mit null bis zwei Punkten pro Merkmal beurteilt. Die Summe ist wichtig, um im Bedarfsfall sofort mit entsprechenden Maßnahmen reagieren zu können. Wundern Sie sich nicht, wenn Ihr Baby nicht gleich die »volle« Punktzahl hat: Der erste Gesamtwert liegt auch bei einem völlig gesunden Baby meistens »nur« bei neun Punkten, weil Neugeborene eine Minute nach der Geburt noch nicht ganz rosig, sondern eher bläulich aussehen.

Erstes Anlegen

Je nachdem, wie erschöpft Ihr Baby ist, wird es früher oder später nach Ihrer Brust suchen. Der angeborene Suchreflex funktioniert innerhalb der ersten 20 bis 60 Minuten nach der Geburt perfekt, das gilt auch nach Kaiserschnittgeburten. Ihre Hebamme wird Ihnen beim allerersten Anlegen behilflich sein. Auf diesen Moment warten viele Frauen schon voller Neugier und Spannung. Es ist ein unvergessliches Erlebnis, sein Baby das erste Mal zu stillen. Setzen Sie sich bei Ihren ersten Versuchen aber nicht unter

143

Druck, ob Sie auch alles richtig machen. Fragen Sie unbedingt in Ihrer Geburtsklinik nach, wie stillfreundlich man dort ist. Wenn Routinemaßnahmen wie Wiegen, Messen, Baden oder Ähnliches warten können, werden die Neugeborenen nicht gestört und finden den Weg zur verheißungsvollen Milchquelle sogar von ganz allein: Der fruchtwasserähnliche Duft der Brustwarze lockt sie nämlich an.

Viele Vorteile

Das frühe Anlegen hat enorme Vorteile für Sie beide:

- Es regt Ihre Milchproduktion an, die Menge an kostbarer Vormilch nimmt zu. Diese auch Kolostrum genannte Milch ist für das Neugeborene optimal verdaulich und macht satt, ohne den kleinen Magen zu belasten. Der kindliche Verdauungstrakt kann sich mit vielen kleinen Milchmengen gut an seine Aufgabe gewöhnen. Außerdem unterstützen wertvolle Eiweißstoffe im Kolostrum das noch unreife Immunsystem.
- Babys Verdauung kommt schneller in Gang, und der erste Stuhlgang wird rascher ausgeschieden, was einer Neugeborenengelbsucht vorbeugt.
- Sie selbst verlieren weniger Blut, weil sich Ihre Gebärmutter durch das Still- und Wehenhormon Oxytozin gut zusammenzieht. Wenn der Mutterkuchen sich noch nicht gelöst hat, wird durch ein frühes Anlegen die natürliche Geburt der Plazenta unterstützt.
- Es fördert die Entstehung einer harmonischen Stillbeziehung und unterstützt durch die Ausschüttung des »Liebeshormons« Oxytozin die Bindung (Bonding) zu Ihrem Baby (siehe auch Seite 149). Das Hormon hilft Ihnen, sich körperlich und seelisch zu öffnen.

Stillen – eine persönliche Entscheidung

Ein Kind zu stillen ist die natürlichste menschliche Ernährungsform. Zugleich ist es aber auch etwas sehr Intimes, das jede Mutter individuell für sich entscheiden muss. Lassen Sie sich von den ideologischen Grabenkämpfen der Stillgegnerinnen und -befürworterinnen nicht beirren: Auch ein flaschenernährtes Kind entwickelt sich heute rundum gesund.

Neugeborenen-Erstuntersuchung

Nach einer ausgiebigen ersten Kuschelrunde wird es Zeit für das Messen, Wiegen und die Neugeborenen-Erstuntersuchung (U1). Die U1 wird Ihre Hebamme oder Ihr Arzt meist noch im Kreißsaal beziehungsweise im Geburtszimmer durchführen.

Die Bestandteile

- **Gewicht:** Ihr Baby wird zunächst einmal gewogen. Das normale Gewicht eines Neugeborenen liegt zwischen 2 500 und 4 000 Gramm, durchschnittlich wiegen deutsche Neugeborene 3 300 bis 3 500 Gramm, wobei immer häufiger schwerere Kinder geboren werden.
- **Größe:** Auch die Länge des Kindes wird gemessen, durchschnittlich liegt diese bei 50 bis 52 Zentimeter. Maße zwischen 45 und 56 Zentimeter liegen im Normbereich. Eine dritte wichtige Messgröße

ist der Kopfumfang. Im Mittel beträgt dieser 35 Zentimeter, gemessen von der Stirn zum Hinterkopf; Werte zwischen 32 und 37 Zentimeter gelten als normal.

- **Herz und Lunge:** Mit dem Stethoskop wird abgehört, ob das Neugeborene normal und gleichmäßig atmet und ob bei den Herzfunktionen Auffälligkeiten erkennbar sind.
- **Innere Organe:** Der Bauch des Babys wird abgetastet und geprüft, ob Nieren, Leber und Milz eine normale Größe haben oder verändert sind. Der Puls des Kindes wird in der Leistengegend ertastet und kontrolliert.
- **Gliedmaßen:** Zehen und Finger werden nachgezählt und überprüft, ob Arme und Beine des Babys gleichmäßig lang und richtig gewachsen sind. Auch die Hüftgelenke werden begutachtet.
- **Wirbelsäule und Anus:** Das Baby wird mit dem Gesicht nach unten auf den Unterarm des Untersuchers gelegt, damit er die Wirbelsäule des Babys abtasten kann. In dieser Position lässt sich auch gut sehen, ob der Darmausgang geöffnet ist. Eventuell zeigt der Abgang von Urin oder erstem Stuhl, dass auch Blase und Darm gut arbeiten.
- **Kopf, Mund und Augen:** Das Köpfchen, die Schädelnähte und Fontanellen werden sorgfältig abgetastet. Das Neugeborene darf am Finger des Untersuchers nuckeln und wird auf sicht- oder fühlbare Fehlbildungen, zum Beispiel eine Lippen-Kiefer-Gaumenspalte, kontrolliert.
- **Reifezeichen:** Auch die Reifemerkmale des Kindes werden überprüft, das heißt, ob seine Reife der Schwangerschaftsdauer entspricht.
- **Genitalien:** Die Geschlechtsorgane des Babys werden auf ihre normale Entwicklung überprüft. Beim reif geborenen Jungen liegt der Hoden im Hodensack, beim Mädchen überdecken die äußeren Schamlippen die inneren.

Zum Abschluss der Untersuchungen bekommt das Neugeborene in der Klinik ein Namensbändchen, um Verwechslungen zu verhindern.

Neues Screening auf Stoffwechselerkrankung

Ab 2016 gehört ein kostenloser Test auf die angeborene Stoffwechselkrankheit Mukoviszidose zur routinemäßigen Neugeborenenuntersuchung. Bei der auch »Cystische Fibrose« genannten erblichen Erkrankung werden die Atemwege in der Lunge, die Ausführungsgänge an der Bauchspeicheldrüse und die Gallenwege mit zähem Schleim verstopft. Unerkannt führt dies sehr rasch zu ernsten Organschäden. Eine frühe Diagnose kann deshalb das Leben der kleinen Patienten verlängern und das Leiden lindern, auch wenn die Mukoviszidose bislang noch immer unheilbar ist. Für Ihr Kind entsteht keine weitere Belastung, denn die Untersuchung erfolgt aus der gleichen Blutprobe wie für das normale Neugeborenen-Screening. Darin wird zunächst ein bestimmtes Eiweiß (IRT) aus der Bauchspeicheldrüse bestimmt. Ist dieses erhöht, wird aus derselben Blutprobe in einer zweiten Stufe ein weiteres Eiweiß (PAP) untersucht. Ist auch dieses erhöht, ist das Screening auffällig und weitere Untersuchungen werden zur endgültigen Abklärung nötig. Beruhigend: Nur jedes siebte Kind aus dieser Gruppe ist wirklich an Mukoviszidose erkrankt.

Die Neugeborenen-Basisuntersuchung U2 wird vom Kinderarzt durchgeführt und findet zwischen dem dritten und zehnten Lebenstag statt.

Wickeln und waschen

Sobald die Erstuntersuchung abgeschlossen ist, wird Ihr Baby gewickelt und angezogen. Auf das früher übliche Reinigungsbad verzichtet man heute meistens, denn die auf der Haut befindliche Käseschmiere (Vernix caseosa) ist eine gute Wärmehülle für das Baby. Im Mutterleib schützte sie das Kind vor dem Aufweichen seiner Haut durch das Fruchtwasser. Je reifer ein Kind ist, umso weniger Käseschmiere hat es bei seiner Geburt. Die zähe weiße Substanz, die aus Fetten, Eiweißen und Wasser besteht, ist völlig geruchsneutral. Wird sie nach der Geburt nicht abgewaschen, enthält die Babyhaut deutlich mehr Wasser und ist weniger schuppig. Käseschmiere fördert die Wundheilung, reinigt und wirkt gegen Infektionen und ist somit das beste Pflegeprodukt für die Babyhaut!

Wichtiges Hörscreening

Lassen Sie unbedingt innerhalb der ersten drei Lebenstage das kostenlose »Neugeborenen-Hörscreening« durchführen, einen wichtigen Test zur Früherkennung von Hörstörungen. Circa eines von 1 000 Neugeborenen ist von einer angeborenen beidseitigen Hörstörung betroffen, die Schwierigkeiten in der sprachlichen, seelischen und intellektuellen Entwicklung zur Folge hat. Der harmlose Hörtest ermöglicht eine frühzeitige Diagnosestellung und eine rasche Therapie durch Frühförderung und moderne Hörgeräte-Technologien.

Vitamin-K-Prophylaxe

Während der Schwangerschaft wird nur eine geringe Menge an Vitamin K, das bei der Blutgerinnung eine wichtige Rolle spielt, über die Plazenta an das Kind übertragen. Deshalb ist auch der Vitamin-K-Speicher in der Leber des Neugeborenen bei der Geburt nicht ausreichend gefüllt. Ein Mangel kann in sehr seltenen Fällen zu Hirnblutungen führen. Damit das nicht passiert, wird von der Ernährungskommission der Deutschen Gesellschaft für Kinder- und Jugendmedizin (DGKJ) die sogenannte Vitamin-K-Prophylaxe empfohlen. Dazu bekommt Ihr Baby jeweils im Rahmen der Vorsorgeuntersuchungen U1, U2 und U3 je 2 mg Vitamin K-Tropfen in den Mund. Kinder, die durch einen Kaiserschnitt, eine Saugglocken- oder Zangengeburt zur Welt kamen, und Frühgeborene bekommen höhere Dosen Vitamin K, da sie einen höheren Bedarf haben.

Augentropfen

In einigen Krankenhäusern ist die routinemäßige Gabe von Silbernitrattropfen (Créde'sche Augenprophylaxe) in die Augen des Neugeborenen noch immer üblich. Damit soll eine Infektion der Augen mit dem Erreger der Gonorrhoe (Tripper) bei der Geburt verhindert werden. Aufgrund der umfassenden Infektionsdiagnostik in der Schwangerschaftsbetreuung ist diese Prophylaxe heute aber nicht mehr gesetzlich vorgeschrieben. In manchen Kliniken bekommen Kinder unmittelbar nach der Geburt antibiotische Augentropfen gegen eine andere Form von Keimen, die sogenannten Chlamydien, die eine Bindehautentzündung verursachen können. Allerdings ist dies umstritten.

Die Mutter nach der Geburt

Ihr Kind hat nun die ersten Maßnahmen überstanden und kann endlich zurück in Ihre Arme. Genießen Sie den innigen Moment der Zweisamkeit mit ihm. Vielleicht sucht es nun noch einmal Ihre Brust, und Sie können es anlegen, vielleicht schläft es aber auch, erschöpft von all den neuen Eindrücken und Erlebnissen, erst einmal ein.

Wenn Sie sich kräftig genug und wohlfühlen, können Sie es nun in sein Bettchen legen und unter die Dusche gehen oder sich am Waschbecken ein wenig erfrischen. Fühlen Sie sich noch sehr wackelig auf den Beinen und möchten lieber liegen bleiben, wird Sie Ihre Hebamme im Bett frisch machen. Danach sollten Sie eine Flockenwindel oder eine dicke Binde in Ihren Slip einlegen, um den Wochenfluss aufzufangen. Ihre Hebamme wird Ihren Blutdruck und Ihre Temperatur kontrollieren und Sie ans Wasserlassen erinnern.

Zeit für Sie und Ihr Kind

Besprechen Sie zu Hause Ihren Anrufbeantworter einfach gleich mit dem Geburtsdatum, dem Namen und dem Gewicht Ihres Kindes. Neugierige Anrufer erfahren so alles, was sie dringend wissen möchten – und Sie und Ihr Kleines bleiben erst einmal ungestört!

Nach der Geburt spüren die meisten Frauen nicht gleich, ob ihre Blase voll ist. Falls Sie nach der Riesenleistung der Geburt hungrig sind, bekommen Sie oftmals noch im Kreißsaal etwas zu essen, spätestens jedoch auf der Wochenbettstation. In der Klinik werden Sie, wenn alles in Ordnung ist, nach zwei Stunden dorthin verlegt. Nach einer ambulanten Geburt können Sie in aller Regel nach vier Stunden nach Hause gehen.

Nach einer ambulanten Geburt können Sie, wenn alles gut verlaufen ist, mit Ihrem Neugeborenen schon nach wenigen Stunden die Klinik verlassen.

Das Wochenbett

Die seelische Verbindung zwischen Ihnen und Ihrem Kind beginnt zu wachsen: eine Entwicklung, die man »Bonding« nennt. Damit diese innige Bindung entsteht, sind die ersten Tage nach der Geburt wesentlich. Nehmen Sie sich viel Zeit, um ausgiebig mit Ihrem Baby zu kuscheln. Bei allen Fragen rund ums Stillen, Schlafen und zur Pflege Ihres Neugeborenen steht Ihnen Ihre Hebamme zur Seite.

Zeit der Umstellung

Den Begriff »Wochenbett« sollten Sie wörtlich nehmen: Es dauert sechs bis acht Wochen (40 Tage), bis Sie sich von der Geburt erholt und auf die neue Situation eingestellt haben. Diese Zeit dürfen Sie ruhig überwiegend »im Bett« beziehungsweise in einem körperlichen Zustand der Ruhe und Entspannung verbringen. Genießen Sie die wichtige Phase des Umbruchs und des Staunens, in der Sie sich zurückziehen können, ohne krank zu sein. Lassen Sie sich von Ihren Lieben ruhig behüten und umsorgen, so wie Sie nun selbst gefordert sind, Ihr Baby zu bemuttern. Nehmen Sie sich den Raum, all das Erlebte rund um die Geburt zu verarbeiten, sich nun in Ruhe kennenzulernen und sich noch mehr in Ihr Kind zu verlieben: Das deshalb auch »Babyflitterwochen« genannte Wochenbett ist eine intensive und wichtige Zeit der Neuorientierung für die ganze Familie.

Die Umstellung auf das Leben mit einem Neugeborenen benötigt jedoch auch einen geschützten Rahmen. Sie sind nun verletzlicher, dünnhäutiger und empfindsamer. Hinzu kommen hormonelle Veränderungen, die Ihnen zu schaffen machen, die Rückbildung der Gebärmutter, die Wundheilung möglicher Dammverletzungen, das ungewohnte Stillen und der Schlafmangel. Und vor allem: Ihr Baby mit seiner ganz individuellen Persönlichkeit, das Sie nun rund um die Uhr fordert und braucht.

Treffen Sie sich unbedingt noch einmal am 40. Tag des Wochenbetts mit Ihrer Hebamme. Ein gemeinsamer Rück- und Ausblick ist ein guter Abschluss.

Als Familie zusammenwachsen

Dieser Ausnahmezustand führt bei den meisten frischgebackenen Müttern zunächst zu erheblichen Gefühls- und Stimmungsschwankungen (siehe auch Seite 165). Das Wochenbett ist ein ungewöhnlicher und intensiver Lebensabschnitt. Er ist gleichermaßen von rosa Wolken wie vom rauen Wind des neuen Alltags geprägt, in dem es nun in erster Linie um das Wohl Ihres Babys geht und Ihre eigenen Bedürfnisse zunächst noch öfter hintanstehen müssen. Und auch die Väter merken nun sehr deutlich, dass das eigene Leben spürbar umgekrempelt wird. Setzen Sie sich jetzt keine großen Ziele, und bürden Sie sich keine zusätzlichen Aufgaben und Verpflichtungen auf. Verabreden Sie unbedingt mit Ihrer Familie und Ihren Freunden, dass Sie in den ersten Wochen nach der Geburt nur wenigen, vorangemeldeten Besuch bekommen, damit Sie sich mit Ihrem Baby in aller Ruhe vertraut machen können. Das ist sehr wichtig, um die Familienbeziehung aufzubauen und erfolgreich stillen zu können. Ausgiebige Schmuserunden und jeder innige Hautkontakt geben Ihnen die wertvolle Gelegenheit zu erspüren, wie es Ihrem Baby geht und das Bonding zu festigen. Dabei »trainieren« Sie gleichzeitig Ihre eigene Feinfühligkeit und lernen täglich ein bisschen mehr, die unterschiedlichen Bedürfnisse Ihres Kindes zu erkennen und entsprechend darauf zu reagieren. Kinder, die eine sichere Bindung spüren, haben ein gutes Fundament, um der Welt mit Neugier und Interesse zu begegnen und sie zu erforschen.

Paarzeit genießen

Nehmen Sie sich nun auch als Paar viel Zeit füreinander. Sie werden im Wochenbett völlig neue Erfahrungen im Umgang miteinander machen. Oft dauert es erst eine Zeit lang, bis beide Partner verstanden haben, dass sie ihren Alltag nun nach dem Baby ausrichten müssen und sich das Baby nicht ihrem bisherigen anpassen kann. Hat man das einmal akzeptiert, wird vieles leichter. Stellen Sie keine zu hohen Erwartungen an sich und Ihren Partner. Sie müssen niemandem etwas beweisen, sondern können sich im eigenen Lebensrhythmus mit der neuen und unbekannten Situation vertraut machen und langsam hineinwachsen.

Gut zu wissen

Hebammen-Nachsorge

Während der gesamten Zeit des Wochenbetts – und in der Stillzeit bei Bedarf auch darüber hinaus – haben Sie Anspruch auf Betreuung durch eine Hebamme. Diese Leistung wird von den Krankenkassen bezahlt, unabhängig davon, ob Sie in der Klinik, im Geburtshaus oder zu Hause entbunden haben. Falls Sie sich vor der Geburt noch nicht mit einer Hebamme in Verbindung gesetzt haben, können Sie das jetzt immer noch tun.

In den ersten Tagen des Wochenbetts kommt Ihre Hebamme täglich zu Ihnen nach Hause, um nach Ihrer Gesundheit und der Ihres Babys zu sehen und um Sie

TIPP Häusliche Hilfe

Bei Ihrer Krankenkasse können Sie für die ersten sechs Werktage nach der Geburt die Kostenerstattung für eine Haushaltshilfe beantragen. Dort kann man Ihnen in den meisten Fällen auch Adressen vermitteln. Eine andere Möglichkeit: Ihr Partner nimmt unbezahlten Urlaub, und die Kasse übernimmt den Verdienstausfall.

zu unterstützen und zu beraten. Täglich wird sie die Rückbildung der Gebärmutter und den Wochenfluss kontrollieren. Wenn Sie einen Dammschnitt oder Dammriss hatten, achtet sie auf die Wundheilung der Naht. Sie zeigt Ihnen, was Sie bei Ihrer Brustpflege berücksichtigen sollten, versorgt den Nabel Ihres Babys und nimmt ihm bei Bedarf auch Blut ab, zum Beispiel wenn der Verdacht auf Neugeborenengelbsucht besteht. Neben aller medizinischen Versorgung achtet die Hebamme auch darauf, dass Sie Ihr Kind beim Stillen richtig anlegen, und gibt Ihnen im Zweifelsfall wertvolle Tipps. Außerdem berät sie Sie dabei, wie Sie lernen können, das Verhalten Ihres Babys einzuschätzen: Weint es, weil es Hunger hat, müde ist, Bauchweh hat? Darüber hinaus ist die Hebamme im Wochenbett auch für Ihre persönlichen Probleme eine wichtige Ansprechpartnerin – wenn Sie zum Beispiel Schwierigkeiten mit der neuen Mutterrolle haben oder es Probleme mit Ihrem Partner gibt.

Väter brauchen Zeit

Nach der Geburt ihres Kindes sind auch Männer noch eine ganze Weile mit ihren

Erlebnissen beschäftigt. Sie haben ihre Frau in einem so eindrücklichen körperlichen und seelischen Zustand gesehen wie noch niemals zuvor. Das kann befremdend sein, aber gleichzeitig auch ein großes Geschenk für die Paarbeziehung. Außerdem hinterfragen sie nun natürlich auch ihre eigene wachsende Beziehung zum Kind. Welche Aufgaben sollen beziehungsweise wollen sie jetzt, vorübergehend und langfristig übernehmen? Dieser vielschichtige Prozess der väterlichen Selbstfindung ist eine Phase des Ausprobierens und Verhandelns.

Ihre Hebamme steht Ihnen mit Rat und Tat zur Seite und leitet Sie auch bei der Nabelpflege an.

Körperliche Veränderungen akzeptieren

Ein altes Hebammen-Sprichwort sagt: »Ein Kind kommt neun Monate, ein Kind geht neun Monate.« Lassen Sie sich also Zeit, setzen Sie sich nicht unter Druck, nach kürzester Zeit wieder so zu sein, wie Sie vorher waren. Mit der Geburt und dem Wochenbett haben Sie auch eine andere Stufe Ihres Frauseins erreicht. Die Veränderungen sind Zeichen Ihrer großartigen und wunderbaren Leistung, ein Kind getragen, geboren und (eventuell) auch gestillt zu haben. Darauf dürfen Sie stolz sein!

Nachwehen

Nachwehen sorgen besonders in den ersten Tagen dafür, dass die Gebärmutter sich wieder gut zusammenzieht. So kommt die Blutung an der Stelle, an der die Plazenta haftete, zum Stillstand, und die Wunde heilt gut ab. Gleichzeitig verkleinert sich die Gebärmutter wieder: Bereits zwei Wochen nach der Geburt ist sie nicht mehr über dem Schambein zu ertasten.

Wenn Sie stillen, spüren Sie vielleicht ein Ziehen im Bauch. Verantwortlich dafür ist wieder das Hormon Oxytozin. Es wirkt auf die gesamte glatte Muskulatur, vor allem auf die Gebärmutter. Deshalb bekommen Sie, sobald der Milchspendereflex ausgelöst wird, leichte Nachwehen. Das Zusammenziehen der Gebärmutter ist ein positiver Nebeneffekt, denn so bildet sie sich schneller zu ihrer ursprünglichen Größe zurück, und Ihr Wochenfluss nimmt rascher ab. Erstgebärende empfinden ihre Nachwehen übrigens häufig nicht so stark wie Frauen, die schon geboren haben. Nach der Geburt jedes weiteren Kindes ist die Muskulatur mehr gedehnt, die Mühen der Rückbildung sind größer, und daher wird alles schmerzhafter.

Hilfe bei schmerzhaften Nachwehen

- Vor allem hilft Wärme. Legen Sie sich nach Ablauf der ersten 24 Stunden nach der Geburt ein warmes Kirschkernsäckchen oder eine Wärmflasche in den Rücken. Auch ein breiter Wollschal hält den unteren Bereich von Bauch und Rücken warm und entkrampft dadurch.
- Viele Frauen empfinden jetzt die Bauchlage als besonders angenehm, eine sanfte Massage des Kreuzbeinbereichs durch Partner oder Freundin lindert die Schmerzen zusätzlich.

- Wenn es so wehtut, dass Sie nicht mehr entspannen können und Ihr weniger Schlaf auch noch gestört ist, können Sie krampflösende, homöopathische Zäpfchen von Ihrer Hebamme bekommen.
- Hebammen können auch durch sanfte Bauchmassagen mit bestimmten ätherischen Ölen die Rückbildung der Gebärmutter unterstützen.

Wochenfluss

Wochenfluss nennt man das Wundsekret, das bei der Heilung der Plazentawunde im Inneren der Gebärmutter entsteht. Wochenfluss haben Sie normalerweise zwischen zwei bis sechs Wochen. Nach den ersten kräftigen Blutungen, die in den ersten 48 Stunden der natürlichen Wundreinigung dienen, verändert sich das Sekret von hellrot zu rosa, wird dann bräunlich wie bei einer Schmierblutung und nimmt gegen Ende eine gelblich-weiße Farbe an. Allmählich versiegt der Wochenfluss vollständig. Das ist individuell unterschiedlich und hängt auch davon ab, ob Sie stillen oder nicht. Bei stillenden Müttern hört der Wochenfluss meist schneller auf.

Hygiene

Wochenfluss ist in seiner Zusammensetzung dem Menstruationsblut ähnlich und ist ebenso wie dieses absolut nicht infektiös. Dennoch sollten Sie häufig Ihre Binden wechseln, da das Sekret, das sich darauf sammelt, ein idealer Nährboden für Keime ist. Infektiös ist der Wochenfluss nur, wenn er durch einen Stau (Lochialstau) eitrig wird oder bestimmte Keime enthält.

Die typischen Symptome:
- Der Wochenfluss fließt nicht mehr richtig.

- sehr unangenehmer Geruch
- Fieber
- eventuell Schmerzen

Die Kontrolle des Wochenflusses gehört zur Aufgabe der Hebamme im Wochenbett: Im Fall eines Staus weiß sie, was zu tun ist. Benutzen Sie während der ersten drei Wochen besser keine Tampons. Es kann vorkommen, dass der Wochenfluss in der Scheide etwas verklumpt und sogenannte Koagel bildet. Wenn Sie nun einen Tampon verwenden, können diese Klümpchen nicht aus der Scheide herauslaufen und stauen sich vor der Gebärmutter. Dadurch erhöht sich das Risiko einer Infektion. Außerdem trocknet der stark saugende Tampon die durch die Geburt strapazierte Scheidenschleimhaut zusätzlich aus. Dies verzögert den Wiederaufbau der veränderten Scheidenflora. Eine normale Körperhygiene im Intimbereich ist übrigens völlig ausreichend – verwenden Sie vor allem kein Intimspray oder -gel und keine Feuchttücher, denn sie zerstören die natürliche Bakterienflora.

Pflege der Dammnaht

Sie können die Wundheilung unterstützen, wenn Sie den Scheideneingang und den Damm nach jedem Toilettengang mit klarem, warmem Wasser abspülen. Das geht am einfachsten mit einem Messbecher oder auf dem Bidet. Danach tupfen Sie die Naht vorsichtig trocken. Entlasten Sie gerade in den ersten Tagen Ihren Dammbereich, indem Sie so viel wie möglich liegen. Vermeiden Sie Sitzringe und das Sitzen im Schneidersitz, beides belastet und dehnt Damm und Scheide zusätzlich. Sorgen Sie zur Entlastung auch für regelmäßigen, weichen Stuhlgang, indem Sie reichlich trinken und sich ballaststoffreich ernähren.

Lassen Sie ab und zu Luft und Licht an die Naht, dann heilt sie rascher. Mit einem Spiegel können Sie Ihre Wundheilung gut beobachten und sehen gleich, wenn sich die Naht rötet oder gar entzündet. Normalerweise wird heute mit Nahtmaterial genäht, das sich problemlos selbst auflöst. Manchmal finden sich dann Fadenstückchen auf der Binde. Manche Frauen spüren aber nach einigen Tagen eine unangenehme Spannung an der Naht. Dann wurden beim Nähen die Wundränder nicht gut aneinander angepasst oder der Faden wurde zu fest geknotet. Ihre Hebamme wird in diesem Fall wahrscheinlich die Fäden ziehen, damit sich die Naht nicht entzündet und keine unschönen Narben oder Verwachsungen entstehen.

Hilfe bei geschwollener Naht

Ist Ihre Dammnaht geschwollen und schmerzt sogar, helfen folgende Maßnahmen:
- Kühlen Sie den Bereich mit einem Coldpack. Achten Sie darauf, dass Ihre Harnröhre dabei nicht zu viel Kälte abbekommt, sonst besteht die Gefahr einer Blasenentzündung. Alternativ können Sie auch zerstoßene Eiswürfel in einen Waschlappen wickeln und auflegen.
- Falls Ihnen die Kälte unangenehm ist, können Sie eine Kompresse mit verdünnter Ringelblumenessenz anfeuchten und auf die Naht legen. Das Verhältnis sollte ein Esslöffel Ringelblumen-Essenz (in der Apotheke erhältlich) zu vier Esslöffel Wasser betragen.

Hämorrhoiden

Viele Frauen entwickeln bereits während der Schwangerschaft Hämorrhoiden (siehe

Seite 59). Durch das Schieben bei der Geburt treten sie meist etwas mehr hervor und können dann schmerzhaft sein. Leicht gerbende Zäpfchen und Salben mit Zusätzen von Eichenrinde oder Hamamelis lindern Schmerzen und wirken abschwellend. Gewöhnlich schrumpfen sie ganz von selbst; halten die Beschwerden an und bilden sich Ihre Hämorriden nach sechs bis acht Wochen nicht von allein zurück, gehen Sie zum Gynäkologen.

Verstopfung

Die Angst vor Schmerzen, aber auch der neue Rhythmus und die ungewohnte Umgebung in der Klinik bewirken bei vielen Frauen, dass sie nach der Geburt nur verzögert Stuhlgang haben. Meistens wird sich dies von selbst regulieren, sobald Sie wieder in Ihren eigenen vier Wänden sind. Ernähren Sie sich ballaststoffreich, essen Sie viel Obst und Gemüse, und trinken Sie ausreichend. Hält die Verstopfung über Tage an, fragen Sie Ihre Hebamme nach einem Klistier (Einlauf mit einer geringen Menge Flüssigkeit), um die Darmentleerung in Gang zu bringen.

Ödeme

Wenn Sie in den letzten Schwangerschaftswochen Wasser in den Beinen eingelagert haben, verlieren Sie es nicht gleich mit der Geburt. Bei vielen Frauen wird es um den zweiten, dritten Tag nach der Entbindung sogar etwas mehr. In der Regel dauert es rund zwei Wochen, bis die Wassereinlagerungen wieder zurückgehen, oft sind sie erst nach fünf Wochen völlig verschwunden (siehe auch Seite 63). Lagern Sie so oft wie möglich Ihre Beine hoch, damit sich das Gewebswasser nicht darin sammelt.

Nach dem Kaiserschnitt

Stellen Sie sich darauf ein, dass Sie einige Tage auf die Hilfe von Hebammen und Pflegepersonal auf der Station angewiesen sind. Diese unterstützen Sie nach Kräften beim Aufstehen, bei der Körperpflege und bei der Versorgung Ihres Babys. Durch den Blasenkatheter kann es leichter zu einem Harnwegsinfekt kommen, trinken Sie daher viel. Sie fördern damit auf natürliche Weise auch Ihre Verdauung. Etwa um den dritten oder vierten Tag herum werden Sie wieder Stuhlgang haben. Bei unangenehmen Blähungen können Sie um einen Fenchel-Kümmel- oder einen Stilltee bitten. Sobald Sie Dauerkatheter, Infusionen und Drainagen los sind, sollten Sie aufstehen und sich bewegen, das fördert die Rückbildung und beugt Thrombosen vor.
Wenn Sie stillen, legen Sie die ersten Male am besten in Rückenlage an: Mit Kissen und Polstern abgestützt, ist das meist am angenehmsten. Sobald es die Schmerzen zulassen, können Sie in Seitenlage oder halb sitzend stillen (siehe Seite 162). Nach einem Kaiserschnitt dauert alles einfach etwas länger: Rückbildung, Milcheinschuss, Babyblues, … Haben Sie

TIPP Erstes Duschen

Etwa ab dem dritten Wochenbetttag, wenn alle »Schläuche« entfernt und Sie kreislaufstabil sind, dürfen Sie wieder duschen. Lassen Sie beim Haarewaschen das Wasser über den Rücken ablaufen anstatt über die Bauchnaht. Dann kommt die Wunde nicht mit Shampoo in Berührung und wird nicht unnötig gereizt.

155

also Geduld mit sich, und überfordern Sie sich nicht. Durch den Schnitt hat es die Muskulatur der Gebärmutter schwerer, sich zusammenzuziehen. Das ist aber kein Grund zur Sorge, der Körper nimmt sich nur ein wenig mehr Zeit, um den Eingriff zu verarbeiten.

Pflege der Kaiserschnittnarbe

Fangen Sie mit der Narbenpflege an, sobald Fäden oder Klammern entfernt sind und die oberflächliche Wundheilung abgeschlossen ist. Das ist nach etwa 14 Tagen der Fall. Geben Sie dann einige Tropfen echtes Wildrosenöl in 50 Milliliter Weizenkeimöl und massieren Sie jeden Tag etwas von dieser Mischung über mehrere Wochen hinweg ein. Das fördert die Wundheilung und sorgt dafür, dass das sich bildende Narbengewebe elastisch bleibt. Gute Erfolge bei Behandlung und Pflege der Operationsnarbe lassen sich auch mit dem »Kinesio-Taping« erzielen. Diese Methode wurde in den 70er-Jahren zur Behandlung von Sportverletzungen in Japan entwickelt. Die »Tape« genannten, wellenartigen Klebestreifen regulieren die Gewebsspannung im Narbenbereich und aktivieren den Stoffwechsel, vor allem das Lymphsystem. Einige Hebammen haben sich in dieser Methode bereits weitergebildet, und auch viele Physiotherapeuten bieten sie an. Leider ist das Taping schulmedizinisch derzeit noch nicht anerkannt und wird deshalb von gesetzlichen Krankenkassen nicht erstattet.

In den ersten Monaten wird die Nahtstelle noch wulstig und rötlich sein, sie verblasst dann aber immer mehr. Taubheitsgefühle und ein anfängliches Kribbeln im Bereich der Narbe sind nach einem Kaiserschnitt keine Seltenheit, sie verschwinden normalerweise von selbst wieder.

Rückbildung

Sanfte Rückbildungsgymnastik ist nach Absprache mit Ihrer Hebamme bereits im frühen Wochenbett möglich. Nach der Geburt haben die Muskulatur des Beckenbodens und das Gewebe allerdings meist viele haarfeine Verletzungen und kleine Risse. Bevor Sie selbst aktiv werden können, sollten diese verheilt sein. Und wenn Schmerzen, Schwellungen oder Entzündungen nach Geburtsverletzungen wie Dammriss oder –schnitt auftreten, dürfen Sie mit den Übungen erst rund sieben Tage nach der Geburt beginnen. Nach einem Kaiserschnitt warten Sie in der Regel 14 Tage.

Das können Sie tun

- Haben Sie ein wenig Geduld, und versuchen Sie immer wieder, Ihren Beckenboden zu erspüren. Spannen Sie gezielt und nur ganz kurz an, ohne die Spannung länger zu halten.
- Nehmen Sie sich Zeit für Ihren Gang zur Toilette, und spüren Sie, wie sich die Schließmuskeln von Harnröhre und After öffnen und schließen. Greifen Sie aber nicht in das natürliche Geschehen ein, indem Sie den Harnstrahl unterbrechen oder den Stuhlgang pressen.
- Wenn Sie Ihren Beckenboden noch nicht richtig spüren, legen Sie sich in Bauchlage und spannen Ihre Beine von den Füßen ausgehend in Richtung Becken an. Dabei kneifen Sie unwillkürlich die Pobacken zusammen. Mit der Zeit spannt der Beckenboden mit an, sodass Sie ihn wieder fühlen können. Führen Sie die Übung mehrmals täglich durch.
- Wenn Sie sich körperlich wieder fit fühlen, können Sie sich von Ihrer Nachsorge-Hebamme stärkende, aber zunächst

sanfte Übungen zeigen lassen. Wichtig: Ihr Beckenboden sollte bereits wieder kräftig sein und normalen Belastungen wie Husten oder Harndrang standhalten.

- Korrigieren Sie gleichzeitig Ihre Haltung, und achten Sie darauf, wie Sie sitzen, stehen oder gehen. Durch die Schwangerschaft hat sich nämlich Ihr Körpermittelpunkt verändert, der schwere Bauch hat Sie tendenziell ins Hohlkreuz gezogen.
- In der Stillzeit ist die Brust schwerer als sonst. Das verstärkt die Neigung, Schultern und Kopf hängen zu lassen. Richten Sie sich immer wieder ganz bewusst auf und betrachten sich im Spiegel. Erst wenn Beckenbodenspannung und Haltung wieder stimmen, sollten Sie mit Übungen beginnen, die Bauch, Beine oder Po kräftigen.

Rückbildungskurs

In einem Rückbildungskurs lernen Sie Funktion und Aufbau des Beckenbodens kennen, Sie erspüren und stärken Ihre Beckenbodenmuskulatur und kräftigen Bauch- und Rückenmuskeln. Sie bekommen Tipps, wie Sie im Alltag auf Ihren Beckenboden achten, und bei Problemen erhalten Sie Hilfe. Auch verschiedene Entspannungstechniken gegen Babystress werden häufig vermittelt. Krankenkassen bezahlen den Rückbildungskurs bei einer Hebamme nur dann, wenn er in einem Zeitraum von acht bis zwölf Wochen nach der Geburt beginnt. Das empfinden frischgebackene Mütter häufig als zu früh. Sollten Sie »zu spät« dran sein, müssen Sie zur Kostenerstattung eventuell begründen, warum dies der Fall war. Erkundigen Sie sich also rechtzeitig nach einem Kurs, auch wenn Ihnen jetzt noch überhaupt nicht der Sinn nach Gymnastik steht.

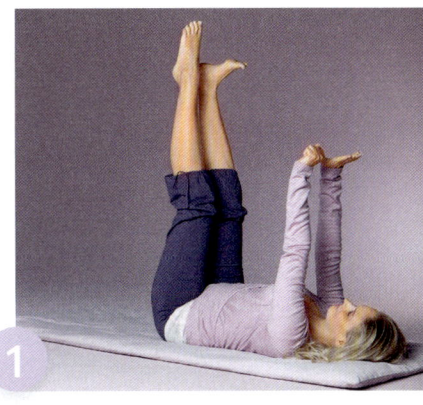

1 Entstaut die Gefäße: Im Wechsel Hände zu Fäusten ballen und wieder öffnen, Füße auf und ab bewegen.
2 Entspannt das Becken und den Beckenboden: Im Knie-Ellbogen-Stand tief in den Atem hineinspüren.

Für die Bauchmuskulatur:
3 Handrücken fest gegen die Handinnenfläche, Fersen in den Boden drücken. Spannung halten – loslassen.
4 Die obere Hand in den Boden drücken, Bauchnabel zur Brustwirbelsäule ziehen, Rücken dabei gerade halten – loslassen.

Die ersten Tage mit dem Neugeborenen

In den ersten Tagen, die Sie zu Hause mit Ihrem Baby verbringen, ist alles noch ein wenig ungewohnt. Viele Fragen und Unsicherheiten tauchen auf: Wie oft soll ich mein Kind wickeln, warum schreit es jetzt, schläft es nicht schon zu lange, hat es Hunger? Seien Sie beruhigt: Schon bald werden Sie sehr genau wissen, was Ihr Kleines wann und in welchem Umfang benötigt. Täglich lernen Sie mehr, die Signale Ihres Babys zu deuten und richtig darauf zu reagieren.

Auch für Ihr Kind ist die Umstellung auf das Leben außerhalb des Mutterleibs eine echte Höchstleistung, die es nun täglich besser meistern wird. Mit liebevoller Pflege vermitteln Sie Ihrem Baby tagtäglich das Gefühl, geborgen zu sein.

Ausscheidungen

Urin

Obwohl Ihr Baby bereits im Mutterleib Urin ausgeschieden hat, sind seine Nieren noch nicht vollständig ausgereift. Die erste Ausscheidung sollte innerhalb der ersten 12 Stunden nach der Geburt erfolgen, danach kann es sein, dass Ihr Kind erst zwei Tage später wieder eine Windel durchnässt. Das ist auch abhängig davon, wie Sie es ernähren. Erschrecken Sie nicht, wenn sich in der Windel rot verfärbter Urin findet. Dabei handelt es sich fast im-mer um Salzkristalle, die sich bei starker Urinkonzentration in der Niere bilden und mit dem Urin ausgeschieden werden. Wegen der roten Farbe und der krümeligen Konsistenz bezeichnet man diese harmlose Erscheinung als »Ziegelmehl«.

Stuhlgang

Kindspech oder Mekonium heißt der erste Stuhlgang eines Neugeborenen. Die zäh-klebrige, dunkelgrüne bis fast schwarze Masse besteht im Wesentlichen aus verschluckten Wollhärchen, abgeschilferten Hautpartikeln, oberflächlichen Zellen der Darmschleimhaut und Gallenfarbstoff. Solange das Kindspech noch nicht vollständig abgesetzt ist, ölen Sie Babys Po am besten bei jedem Wickeln gut ein: Mit Wasser allein bekommen Sie die zähen Mekoniumreste kaum ab.

Hautpflege

Zu Beginn benötigen Sie nichts anderes als Wasser und einen Waschlappen, da die Haut von Babys noch dünner ist als die von Erwachsenen und deshalb leicht austrocknet. Um Creme- oder Stuhlreste im Windelbereich zu entfernen, verzichten Sie besser noch auf Feuchttücher, da deren chemische Zusatzstoffe die Haut reizen können. Verwenden Sie einfach einen feuchten Waschlappen und trocknen Sie die Haut – besonders die tieferen Falten – hinterher sorgfältig ab. Auch ein unparfümiertes Pflanzenöl (Weizenkeim-, Mandel- oder Sonnenblumenöl) ist für die Windelpflege geeignet. Sollte der Po einmal wund sein, hilft eine gute Heilsalbe. Wenn Sie weitere Babypflegeprodukte verwenden möchten, achten Sie auf Qualität. Produkte mit künstlichen Farb-, Duft- oder Konservierungsstoffen sollten Sie lieber stehen lassen. Natürliche Produkte sind zwar in der Anschaffung etwas teurer, doch dafür meistens sehr ergiebig. Wichtig ist vor allem, dass Sie die Produkte nicht ständig wechseln. Dadurch entstehen viel schneller und leichter Hautirritationen oder sogar Allergien. Dosieren Sie alle Pflegemittel sparsam – das ist nicht nur gut für Babys Haut, sondern auch für Ihren Geldbeutel.

Baden

Sobald die Nabelwunde verheilt ist, können Sie Ihr Kleines baden. Für ein Neugeborenes reichen ein- bis zweimal pro Woche völlig aus. Häufigeres Baden

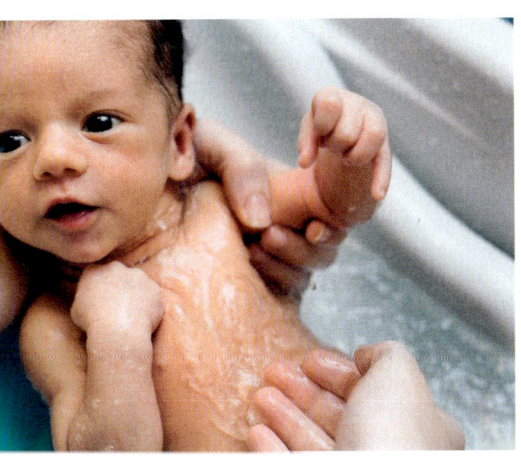

Im warmen Badewasser fühlen sich viele Neugeborene noch einmal wie in Mamis Bauch.

belastet den noch unreifen Säureschutzmantel der dünnen Babyhaut zu sehr. Halten Sie den Windelbereich immer sauber, und waschen Sie Händchen und Gesicht öfter am Tag einmal mit klarem Wasser ab. Baden Sie Ihr Neugeborenes nicht direkt vor oder nach einer Mahlzeit, es könnte sonst leicht erbrechen.

Nabelpflege

Nach der Geburt wird die Nabelschnur mit einer kleinen Kunststoffklemme abgebunden und zusätzlich mit einer Mullkompresse umpolstert, damit die Klemme nicht scheuert oder drückt. Damit der Nabelschnurrest möglichst rasch eintrocknet, abfällt und keine Infektionen entstehen können, ist eine gute Nabelpflege wichtig. Ihre Hebamme wird Ihnen zeigen, was zu tun ist, und den Heilungsverlauf überwachen. Berührungsängste brauchen Sie übrigens nicht zu haben. Die Nabelschnur enthält keine Nerven, die Pflege tut also nicht weh. Wenn Ihr Neugeborenes trotzdem weint oder ungehalten ist, liegt das eher daran, dass ihm die ungewohnte Prozedur nicht gefällt oder lästig ist. Von Tag zu Tag wird der Nabelschnurrest weiter eintrocknen und sich langsam vom Nabelgrund lösen, bis er schließlich ganz abfällt. Meist verläuft dies völlig komplikationslos und dauert zwischen fünf und zehn Tagen. Bei blutendem oder schmierigem Nabel informieren Sie bitte Ihre Hebamme. Halten Sie den Nabelschnurrest immer sauber und trocken. Die Windel sollte nicht über den Bauchnabel reichen, damit das feuchte Milieu den Abtrocknungsprozess nicht verzögert und Urin oder Kot die kleine Wunde nicht infizieren können.

TIPP Bäuchlein-Massage

Erwärmen Sie ein wenig Massageöl in der Hand und reiben es vorsichtig um Babys Bauchnabel herum ein. Sanft kreisende Bewegungen im Uhrzeigersinn regen die natürliche Darmbewegung an, wirken entkrampfend und fördern so die Ausscheidung des gelben Blutfarbstoffs Bilirubin.

Neugeborenen-gelbsucht

Fast die Hälfte aller gesunden Babys hat in den ersten Lebenstagen eine leicht gelbliche Haut. Das ist eine harmlose Neugeborenengelbsucht (Hyperbilirubinämie). Nach der Geburt werden die im Mutterleib gebildeten roten Blutkörperchen des Kindes abgebaut und gleichzeitig neue gebildet. Beim Zerfall wird der gelbe Blutfarbstoff, das sogenannte Bilirubin, freigesetzt, das der Organismus nicht verwerten kann. Normalerweise wird es durch bestimmte Enzyme in der Leber aufbereitet und dann ausgeschieden. Dazu ist die unreife kindliche Leber aber noch nicht vollständig in der Lage. Die Folge: Der Farbstoff Bilirubin tritt ins Blut über, die Haut und das Weiße im Auge färben sich gelb, Ihr Kind wird schläfrig und trinkt vielleicht weniger als sonst. Es ist allerdings wichtig, dass Sie Ihr Kind trotzdem häufig anlegen oder ihm die Flasche anbieten, da es die Flüssigkeit zum Abbau des Bilirubins benötigt.

Ihre Hebamme wird sich beim Wochenbettbesuch Ihr Kind jeden Tag einmal unbekleidet ansehen und so den Verlauf der Gelbfärbung sicher beurteilen. Falls nötig, wird sie wichtige vorbeugende Maßnahmen einleiten oder Sie zur Behandlung an den Kinderarzt weiterverweisen.

Das können Sie vorbeugend tun:

- **Nahrung:** Geben Sie Ihrem Kind möglichst vom ersten Tag an die Brust, und lassen Sie es die wertvolle Vormilch trinken. Das bringt seine Verdauung in Gang, sodass es das Mekonium rascher loswird, das viel Bilirubin enthält. Füttern Sie bitte kein Wasser, keinen Tee und keine Glukoselösung zu, sondern stillen oder füttern Sie ausschließlich Ersatznahrung. Das Bilirubin bindet sich an Eiweiß und wird deshalb schneller ausgeschieden.
- **Licht:** Legen Sie Ihr Baby in den ersten Tagen so oft wie möglich unbekleidet in die Nähe des Fensters, denn Tageslicht fördert den Abbau von Bilirubin. Achten Sie unbedingt auf eine Raumtemperatur von konstant 25-26°Celsius. Ihr Baby darf sich natürlich weder unterkühlen noch überhitzen.
- **Wärme:** Der Leberstoffwechsel funktioniert beim Neugeborenen am besten bei einer gleichbleibenden Körpertemperatur von 37 °C, und deshalb braucht es in den kritischen Tagen Wärme. Halten Sie Ihr Kleines insbesondere um den Bauch herum schön warm.

Da ein zu hoher Bilirubinwert gefährlich für das kindliche Gehirn ist, wird abhängig vom Lebensalter des Kindes und der Bilirubinkonzentration die Ausscheidung mithilfe einer Fototherapie unterstützt. Die Behandlung dauert meist ein bis zwei Tage: Dabei wird das Baby mit blauem Licht beleuchtet, das den gelben Blutfarbstoff in der Haut verändert. So kann er vom Körper besser ausgeschieden werden.

Babys Ernährung

Einfach stillen

Nach und nach lernen Sie Ihr Kind immer besser kennen. Am besten gelingt Ihnen dies, wenn Sie möglichst viel mit ihm zusammen sind, sowohl tags als auch nachts. Denn dann können Sie die Signale Ihres Babys bald schnell und sicher deuten. Ihr Kind wird Ihnen seine Bedürfnisse zeigen, und es ist sinnvoll, es dann möglichst sofort zu stillen. Warten Sie mit dem Anlegen nicht so lange, bis es weint, denn einem weinenden Kind die Brust zu geben, ist sehr viel schwieriger als bei frühen Hungeranzeichen.

Hungeranzeichen

Ihr Baby signalisiert seinen »Hunger«, indem es
- sein Köpfchen hin- und herdreht,
- die Stirn runzelt,
- schnelle Augenbewegungen macht, vor allem im Halbschlaf,
- seine Lippen leckt oder seine Zunge vorstreckt,
- Saugbewegungen und -geräusche macht,
- das Händchen am Mund hat.

Sobald Sie bei Ihrem Kind die ersten Hungeranzeichen erkennen, setzen oder legen Sie sich bequem hin. Stützen Sie Ihren Rücken eventuell mit einem Kissen. Am Anfang kann es hilfreich sein, mit freiem Oberkörper zu stillen. Legen Sie sich dann ein Tuch oder eine Decke um die Schultern, damit Sie nicht frieren.

Ihr Baby darf stets so häufig trinken, wie es mag, und so lange, bis es satt ist. Dies nennt man »Stillen nach Bedarf«. In den ersten Tagen werden es meist wenigstens sechs, eher noch acht bis zwölf Milchmahlzeiten innerhalb von 24 Stunden sein. Sobald Ihre Milch von Vormilch auf reife Muttermilch umgestellt ist, kann Ihr Kind kurzfristig sogar häufiger die Brust verlangen. In der zweiten Lebenswoche pendelt sich der Bedarf meist wieder auf durchschnittlich achtmal ein. Generell gilt: Wenn Ihr Baby oft trinkt, steigert sich die Milchmenge, legen Sie es weniger häufig an oder ersetzen Sie Stillmahlzeiten durch andere Nahrung (siehe Seite 164), wird die Milch weniger.

Signale: Wenn Ihr Baby die Stirn runzelt 1 oder die Hand in den Mund steckt 2, heißt das »Ich habe Hunger!«.

Das Baby richtig anlegen

Probieren Sie erst einmal aus, welche Stillposition für Sie und Ihr Baby die richtige
ist. Vieles wird sich nach und nach bestens
einspielen.

Alle Utensilien, die Sie beim Stillen benötigen, sollten griffbereit in Ihrer Nähe
liegen. Dazu gehören zum Beispiel eine
Stoffwindel, falls Ihr Baby spuckt, ein Glas
Wasser, falls Sie selbst durstig werden,
und eine Uhr, damit Sie sich orientieren
können, wie lange Sie schon stillen.
Und so starten Sie:

- Machen Sie es sich zunächst einmal so
  bequem wie möglich, und sorgen Sie für
  Halt im Rücken – am besten durch ein
  Stillkissen oder mehrere kleinere Kissen.
- Nehmen Sie Ihr Kind in den Arm, und
  reden Sie mit ihm, bevor Sie es in die
  gewünschte Stillposition bringen.
- Der Bauch Ihres Babys liegt nah an
  Ihrem Bauch. Ohr, Schultern und Hüfte
  des Kindes liegen in einer Linie.
- Heben Sie mit Ihrer freien Hand die
  Brust etwas an, die Brustwarze sollte ge-

*So ist es richtig: Während des Saugens stülpen
sich die Lippen des Kindes nach außen.*

genüber der kindlichen Nase sein. Dreht
Ihr Kind sein Köpfchen weg, berühren
Sie es mit der Brustwarze an der Wange
und warten etwas ab. Durch den aus-
gelösten Suchreflex wird Ihr Baby den
Kopf in Richtung der Berührung drehen.

- Berühren Sie mit Ihrer Brustwarze sanft
  seine Lippen. Dies löst den Reflex zum
  Öffnen des Mundes aus. Sobald sein
  Mund weit geöffnet ist, wird Ihr Baby
  die Brustwarze »suchen« und von allein
  so erfassen, dass es diese und einen
  großen Teil des Brustgewebes zu fassen
  bekommt, und mit dem Saugen beginnen. Seine Lippen sind dabei sichtbar
  nach außen gestülpt.
- Prüfen Sie nochmals, ob der Bauch
  Ihres Kindes dicht an Ihrem eigenen
  liegt. Falls Ihnen nach dem Anlegen das
  Saugen des Kindes Schmerzen bereitet,
  lösen Sie im Mundwinkel des Babys den
  Saugschluss mit Ihrem Finger, nehmen
  Sie es ab und beginnen Sie nochmals.

*Nachdem Sie Babys Saugreflex ausgelöst haben,
öffnet es den Mund ganz weit.*

Schlafen und Wachen

Neugeborene haben noch keinen Tag-Nacht-Rhythmus. In den ersten Wochen verteilen sich die Schlaf- und Wachphasen Ihres Babys noch ziemlich gleichmäßig rund um die Uhr. Wenn Sie jedoch in der Nacht bei gedämpftem Licht stillen und bewusst nur wenig und leise sprechen, lernt Ihr Kind schnell, Tag und Nacht zu unterscheiden. Nutzen Sie die Zeit, in der es schläft, auf jeden Fall auch selbst zum Ausruhen, und lassen Sie im Haushalt eine Zeit lang fünf gerade sein. So bleiben Sie körperlich und nervlich besser bei Kräften.

Wirkungsvolles Saugen

Jedes Kind hat sein eigenes Temperament und damit seine eigene Art zu saugen. Einige können es kaum erwarten und verschlingen Milch samt Mama. Genussvolle Stillgourmets dagegen scheinen sich jeden Schluck bewusst auf der Zunge zergehen zu lassen. Und die kleinen Träumer vergessen zwischendurch schon mal weiterzusaugen.

Damit Sie und Ihr Kind ein erfolgreiches Stillpaar werden, ist es wichtig, dass Ihr Neugeborenes in der richtigen Art und Weise an der Brust saugt. Beobachten Sie Ihr Baby beim Stillen nach den folgenden Kriterien:

- Ist sein Mund weit offen, sind die Lippen nach außen gestülpt, berühren Nase und Kinn die Brust?
- Können Sie es schlucken hören oder Schluckbewegungen beobachten?
- Entspannt sich Ihr Kind, öffnen sich seine Fäustchen langsam?

Wirkungsvolles Saugen ist angenehm und schmerzt nicht. Beim Ansaugen können schon mal Schmerzen auftreten, die aber bald nachlassen.

Sollten Sie jedoch Schmerzen haben, die die ganze Stillmahlzeit über andauern, ist das ein sicheres Zeichen dafür, dass etwas nicht stimmt. Wahrscheinlich haben Sie Ihr Baby nicht ganz korrekt angelegt. Bitten Sie Ihre Hebamme, Ihnen beim nächsten Nachsorge-Besuch beim Stillen zuzusehen. Sie kann Ihnen Tipps geben und Ihnen helfen, die richtige Haltung zu finden.

Milcheinschuss

Der Begriff »Milcheinschuss« ist eigentlich nicht ganz korrekt, denn die Brustdrüse bildet bereits vor diesem Zeitpunkt – etwa drei bis fünf Tage nach der Geburt – Milch. Am dritten bis vierten Tag nach der Geburt stellt sich die Produktion dieser »Vormilch« jedoch durch die hormonelle Veränderung auf reife Muttermilch um. Bei längeren und schwereren Geburten und bei einem Kaiserschnitt kann es auch zu einem verspäteten Milcheinschuss, circa am fünften Tag, kommen. Bei manchen Frauen verläuft dieser Übergang sanft, bei anderen »schießt« die Milch regelrecht ein. Dann fühlt sich die Brust schwer, heiß und prall an und ist sehr schmerzempfindlich.

Zur Entlastung können Sie vor dem Stillen Ihre Brust mit warmen Kompressen oder einem Kirschkernsäckchen anwärmen, sodass die Milch gut fließen kann. Manchmal ist die Brust beim Milcheinschuss auch so prall, dass das Baby die Brustwarze gar nicht richtig fassen kann. Ihre Hebamme zeigt Ihnen dann, wie Sie vor dem Stillen ein wenig Milch ausstreichen können. Stillen Sie in dieser Phase Ihr Kind so oft wie möglich, das hilft bei möglichen Beschwerden.

Wenn Sie nicht stillen

Wenn Sie nicht stillen möchten oder können, steht Ihnen eine Vielzahl an Säuglingsnahrungen zur Verfügung. In ihrer Nährstoffzusammensetzung werden sie heute aus hochwertigen, oft biologischen Rohstoffen und unter besten hygienischen Bedingungen hergestellt. Man unterscheidet generell zwischen Anfangs- und Folgemilch.

Anfangsnahrung

Der Muttermilch am ehesten ähnlich ist Pre-Nahrung. Sie enthält als einziges Kohlenhydrat Milchzucker (Laktose), ist gut verträglich und leicht verdaulich. Mit solch einem kurzkettigen Kohlenhydrat kann ein Kind nicht überfüttert werden.

Auch beim Fläschchengeben sind Sie in liebevollem Kontakt mit Ihrem Baby.

Ausstattung

Das brauchen Sie zu Beginn:
- sechs Fläschchen für Milch
- zwei kleine Fläschchen für Tee
- sechs Milchsauger Größe 1 (anfänglich füttern Sie am besten nur mit Teesaugern, die kleinere Löcher haben)
- vier Teesauger Größe 1
- Flaschenbürste (inklusive kleine Bürste für Sauger)
- Flaschenwärmer
- Sterilisiergerät bzw. Extra-Topf zum Auskochen
- Thermoskanne bzw. Isolierflasche
- Stoffwindeln oder Lätzchen

Es darf, wie auch das Stillkind, so viel trinken, wie es möchte. Säuglingsanfangsnahrung vom Typ »1« oder mit dem Buchstaben »B« enthält neben Laktose auch Stärke. Die Nahrung ist sämiger und sättigt länger. Grundsätzlich ist es aber nicht nötig, zu einer Folgenahrung zu wechseln. Die längeren Kohlenhydratketten der Typ-II- und Typ-III-Nahrung belasten Babys Verdauungstrakt deutlich stärker als die Pre-Nahrung. Wenn Sie Ihrem Kind trotzdem Typ-1-Nahrung geben, halten Sie die angegebenen Dosierungshinweise und Trinkmengen bitte genau ein, damit Ihr Kind nicht zu dick wird.
Generell ist bei der Zubereitung der Fläschchen Hygiene wichtig. Verschließen Sie das Milchpulver immer gut, da sich dort leicht Keime ansiedeln können. Bereiten Sie das Fläschchen für Ihr Baby unmittelbar vor der Mahlzeit frisch zu, und schütten Sie nicht getrunkene Reste grundsätzlich weg. Ihre Hebamme wird Sie auch zu Fragen rund um die Fläschchenernährung beraten.

Tränen und Zweifel im Wochenbett

Der Babyblues

Sie halten Ihr Baby im Arm und empfinden nur graue Leere? Sie sind erfüllt von einer Traurigkeit, die Sie sich nicht erklären können, weil doch eigentlich alles so schön sein müsste? Zweifeln Sie nicht an sich: Der »Babyblues« ereilt fast alle Frauen im frühen Wochenbett. Die erste Euphorie über das süße Kind weicht dem Alltag mit schreiendem Baby, Stillproblemen und schmerzender Naht. Dazu kommt noch der hormonelle Einbruch: Der unter der Geburt reichlich ausgeschüttete Glücklichmacher Endorphin ist verbraucht, das Schwangerschaftshormon Progesteron fällt ab und begünstigt somit ebenfalls die schlechte Stimmung. Und darüber hinaus sind die Ausgleichshormone Östrogen und Prolaktin noch nicht in der Lage, das Gefühlschaos zu bändigen. Wenn Sie sich vor Augen halten, was Sie alles in den vergangenen Tagen durchlebt und überstanden haben, wundern Sie sich wahrscheinlich nicht mehr über die Gefühlsachterbahn.

Beim Babyblues bessert sich die Stimmung bereits nach einigen Tagen, und Sie können sich wieder am Leben freuen. Manchmal können sich aber aus dem Babyblues auch ernst zu nehmende seelische Erkrankungen wie die Wochenbett- oder postnatale Depression (siehe Seite 166) entwickeln. Die Veränderungen gehen meist fließend ineinander über.

Verantwortung tragen

Viele Eltern – Väter ebenso wie Mütter – werden im Wochenbett von einer riesigen Welle der Verantwortung überrollt. Es gibt so vieles, das Sie nun für Ihr Kind entscheiden müssen, und Sie wollen es unbedingt richtig machen. Die meisten Dinge werden Sie ganz intuitiv »richtig« machen – und bei Fragen, in denen Sie unsicher sind, holen Sie sich Rat von Menschen, die Ihren Lebensentwurf respektieren und denen Sie vertrauen. Lassen Sie sich nicht beirren. Für die meisten nun zu treffenden Entscheidungen gibt es weder »richtig« noch »falsch«, sondern einfach viele verschiedene Wege. Mütter und Väter werden nun mal nicht als Eltern geboren. Ganz wichtig ist dabei, dass Sie immer wieder über Ihre gegenseitigen Erwartungen, Ihre Wünsche und Vorstellungen sprechen.

TIPP Gefühle annehmen

Wenn die Tränen fließen wollen, nehmen Sie sich Zeit, und kämpfen Sie nicht dagegen an. Wenn Ihnen nach Ruhe zumute ist, ziehen Sie sich zurück. Und lassen Sie sich helfen: im Haushalt, bei der Babypflege, beim Stillen. Lieben und bewundern Sie nicht nur Ihr Baby: Auch Sie selbst haben Bewunderung und Anerkennung verdient!

Depression und Psychose

Wochenbett- oder postnatale Depression

Der Begriff Wochenbettdepression ist etwas irreführend, denn die postnatale (nach der Geburt) Depression kann nicht nur unmittelbar im Wochenbett auftreten, sondern bis zu einem Jahr nach der Geburt. Sie verläuft individuell sehr unterschiedlich. Die meisten betroffenen Frauen können für ihr Baby nur wenig oder auch gar keine Liebe empfinden. Sie haben deswegen Schuldgefühle und sind verzweifelt. Oft trauen sie sich nicht, mit jemandem darüber zu sprechen, aus Angst, als schlechte Mutter und Ehefrau angesehen zu werden. So werden die Symptome von den Betroffenen, aber auch von ihren Familien, viel zu oft heruntergespielt oder zu lange verschwiegen.

In manchen Fällen hat die postnatale Depression ihren Beginn im Babyblues (siehe Seite 165). Die Symptome sind die gleichen wie bei allen anderen depressiven Erkrankungsbildern: Niedergeschlagenheit, Traurigkeit, Antriebslosigkeit bis hin zur Gleichgültigkeit, in manchen Fällen aber auch überbordende Aktivität. Konzentrationsstörungen, ständige Müdigkeit, Erschöpfung, Ein- und Durchschlafprobleme sind genauso Anzeichen wie ambivalente Gefühle dem Kind gegenüber, Ängste und massive Unfähigkeits- und Schuldgefühle oder auch rein körperliche Symptome wie Kopfschmerzen, Schweißausbrüche, Zittern und Herzflattern. Dabei treten nicht immer alle Symptome gleichzeitig auf, sie hängen aber häufig zusammen.

Postnatale Psychose

Diese wohl gravierendste, wenn auch selten auftretende Form der seelischen Störung nach der Geburt kann unterschiedliche Erscheinungsformen haben: depressiv, manisch und schizoid. Eine Psychose entwickelt sich meist innerhalb der ersten zwei Wochen nach der Geburt oder kann sich aus einer Depression entwickeln. Neben den bereits beschriebenen Symptomen sind die betroffenen Frauen leicht reizbar, angespannt und neigen zu unkontrollierten Reaktionen oder zwanghaften Gedanken und Wahnvorstellungen bis hin zu Halluzinationen. Das wiederum erzeugt Angst. Selbstmordgedanken oder auch der Wunsch, das Kind zu töten und wieder loszuwerden, sind nicht selten.

Hilfe und Unterstützung

Diese seelischen Leiden im Wochenbett sind ernst zu nehmende Erkrankungen, welche die betroffenen Frauen nicht aus eigener Kraft überwinden können und die keinesfalls zum Tabu erklärt werden dürfen. Am besten werden sie (und ihre Familie) in enger Zusammenarbeit von Psychotherapeuten, Hebammen, Gynäkologen und Geburtshelfern betreut.

Je früher die Erkrankung diagnostiziert wird, umso schneller und effektiver greifen die therapeutischen Maßnahmen. Je nach Schwere der Erkrankung erfolgt eine Behandlung und Therapie dann ambulant oder auch stationär. Manchmal kann sich eine Therapie auch über einen längeren Zeitraum hinziehen.

Wenn Sie Symptome an sich feststellen sollten, vertrauen Sie sich rechtzeitig Ihrer Hebamme oder einem Arzt an oder nehmen Sie zumindest Kontakt zu einer Selbsthilfegruppe auf (siehe Seite 187).

Sexualität nach der Geburt

Deutliche Veränderungen

Beim »Familie-Werden« geht das Paar-Sein zwischen Stillen, Windelwechseln und schlaflosen Nächten oft erst einmal verloren. Besonders Frauen benötigen nach der Geburt meist einige Zeit, bevor sich der Wunsch nach Sex wieder einstellt, bei den meisten kehrt die Lust erst nach vier bis sechs Monaten allmählich zurück. Nehmen Sie sich die Zeit, die Sie selbst brauchen, um wieder Lust aufeinander zu haben. Es gibt dabei keine Norm, an die Sie sich halten müssen. Sobald das Begehren bei beiden da ist, können Sie auch wieder miteinander schlafen. Wenn dies schon in der Wochenbettzeit der Fall ist, bedenken Sie, dass der Muttermund noch nicht wieder völlig verschlossen ist, und benutzen Sie ein Kondom, um sich vor eventuellen Keimen zu schützen. Außerdem schützt das Kondom Sie vor einer erneuten Schwangerschaft, theoretisch ist nämlich bereits ab der dritten Woche nach der Entbindung wieder ein Eisprung möglich.

Zu trocken?

Wenn Sie sich lieben, kann es nun sein, dass trotz großer Erregung Ihre Scheide noch nicht richtig feucht wird. Diese Trockenheit wird durch die Stillhormone verursacht, die einen vorübergehenden Östrogenmangel bewirken. Besorgen Sie sich ein Gleitmittel auf Wasserbasis (Apo-theke, Drogeriemarkt), das ist gut verträglich, stört die natürliche Vaginalflora nicht und greift beim Sex das Material des Kondoms nicht an.

TIPP Das erste Mal

Beim ersten Geschlechtsverkehr nach der Geburt könnten Sie eventuell feststellen, dass die Scheide den Penis nicht so fest umschließt wie zuvor. Machen Sie sich deshalb keine Sorgen: Sobald Ihr Becken-boden gekräftigt ist, fühlt es sich an wie vorher.

Probleme mit dem Damm

Auch der Damm ist ein sehr intimer Bereich und von empfindsamem Nervenge-webe durchzogen. Falls Sie bei der Geburt einen Schnitt oder Riss hatten, wurde das Gewebe verletzt. Die Naht, auch wenn sie noch so sorgfältig durchgeführt wurde, hinterlässt dann Narbengewebe, das sich anders anfühlt, als Sie es bisher gewohnt waren: Weil es vernarbt, ist es nun fester, straffer, nicht mehr so elastisch und weich. Sollten Sie beim Sex Schmerzen an der Dammnaht haben, massieren Sie die Narbe regelmäßig, wie Sie es vielleicht schon vor der Geburt gemacht haben (siehe Seite 43). Dazu können Sie die Reste Ihres Dammmassageöls verwenden oder eine Salbe, die speziell zur Narbenbe-handlung geeignet ist. Lassen Sie die Naht noch einmal von Hebamme oder Arzt beurteilen, manchmal gibt es Gewebswucherungen an der Naht, die sich mit einem kleinen Eingriff entfernen lassen.

TIPP Sexstellungen

Wenn Sie Beschwerden am Damm haben, probieren Sie Stellungen, bei denen Sie als Frau das Tempo vorgeben und steuern können, wie tief der Penis in Ihre Scheide eindringt: Ideal ist die Seitenlage (Löffelchenstellung).

Neuer Umgang miteinander

Außer diesen körperlichen Veränderungen werden Sie vermutlich auch die Erfahrung machen, dass Ihr neu aufflammendes Liebesleben nach der Geburt sich ziemlich anders anfühlt als zuvor: Es ist fast noch einmal so wie beim ersten Mal! Gehen Sie ebenso behutsam und liebevoll, aber auch ruhig etwas neugierig miteinander um. Ihre Erfahrung wird Sie auch auf »neuem Terrain« sicher leiten. Es kann für Sie beide sehr erregend und befriedigend sein, den eigenen Körper und den des Partners jetzt neu zu entdecken.
Wenn Sie sich unwohl fühlen oder Ängste haben, besprechen Sie sich unbedingt mit Ihrem Partner. Gerade anfangs können Sie sich in einer Art Rollenkonflikt zwischen Mutter und Bettgefährtin wiederfinden – ein Ohr ist wahrscheinlich immer beim Baby und abzuschalten und sich fallen zu lassen, fällt dementsprechend schwerer als früher. Geben Sie sich dann ruhig noch ein wenig Zeit: Kuscheln und streicheln, die Nähe des anderen zu spüren, ohne miteinander zu schlafen, ist ebenfalls sehr erfüllend.

Zyklus und Verhütung

Wann der normale Zyklus nach einer Geburt wieder einsetzt, ist sehr unterschiedlich, die Zeitspanne bewegt sich zwischen vier bis fünf Wochen und zwölf Monaten. Frauen, die nicht stillen, haben meist deutlich früher wieder einen Eisprung und ihre Periode als stillende Frauen. Das Stillhormon Prolaktin hat einen hemmenden Einfluss auf die Hormone, die für den Eisprung zuständig sind. Die Natur hat dies vermutlich so eingerichtet, um den Organismus der Frau noch ein wenig zu schonen und die Ernährung des gerade geborenen Kindes zu gewährleisten.
Es kann übrigens eine ganze Zeit dauern, bis sich wieder ein regelmäßiger Rhythmus einpendelt. Die ersten sechs bis acht Zyklen können dabei in Blutungsintensität und -dauer noch sehr unterschiedlich sein, danach sollte langsam wieder eine gewisse Regelmäßigkeit eintreten.

Die richtige Methode finden

Wenn Sie nicht gleich wieder schwanger werden möchten, sollten Sie, auch wenn Sie stillen (!), unbedingt empfängnisverhütende Maßnahmen ergreifen. Denn bereits der ersten Regelblutung nach einer Geburt kann ein Eisprung vorangehen. Doch nicht jedes Verhütungsmittel ist für die Zeit nach der Geburt geeignet. Ideale Verhütungsmittel in der Stillzeit sind Kondome oder ein Diaphragma, Sie könnten alternativ aber auch eine reine Gestagenpille (Minipille) einnehmen – andere Pillen kommen allerdings nicht in Frage, da die Hormone auf die Muttermilch übergehen. Sprechen Sie am besten mit Ihrem Frauenarzt, welche Verhütungsmethode für Sie die geeignetste ist, und wägen Sie Vor- und Nachteile ab.

Erneut schwanger werden

Eine alte Hebammen-Weisheit rät, mit einer erneuten Schwangerschaft genauso lange zu warten, wie die vorherige gedauert hat, also etwa 40 Wochen. Die meisten Ärzte empfehlen heute ebenfalls, für einen Zeitraum zwischen einem halben und einem Jahr zu verhüten. Für Ihren Körper ist es gut, wenn er Zeit hat, sich nach der Schwangerschaft und Geburt zu regenerieren und wieder Reserven aufzubauen, bevor Sie erneut schwanger werden. Und denken Sie bei der Familienplanung auch an den Altersabstand Ihrer Rasselbande: Je geringer der Abstand ist, umso dynamischer und turbulenter wird die erste Zeit für die Eltern!

Nach einem Kaiserschnitt

Nach einem Kaiserschnitt sind lange Wartezeiten aufgrund heutiger Narkose-, Operations- und Nahttechniken nicht mehr notwendig. Lassen Sie sich aber auf jeden Fall Zeit, bis Sie sich von der Anstrengung der Operation erholt haben. Entgegen der weitverbreiteten Meinung »einmal Kaiserschnitt – immer Kaiserschnitt« können Sie auch nach einer Schnittentbindung bei der zweiten Schwangerschaft durchaus normal gebären.

Gönnen Sie Ihrem Körper eine Pause, bevor Sie erneut schwanger werden, und lassen Sie sich Zeit, um als Familie zusammenzuwachsen.

Zum Nachschlagen

Auf den folgenden Seiten finden Sie ausführliche Informationen zu allen Vorsorgeuntersuchungen in der Schwangerschaft und zum Mutterpass. Auch medizinische Fachausdrücke und die gebräuchlichen Abkürzungen werden erläutert. Abschließend erfahren Sie das Wichtigste in Kürze zu den gesetzlichen Regelungen rund um die Geburt Ihres Kindes.

Und auch wenn es schwerfällt, daran zu denken: Für den hoffentlich unwahrscheinlichen Fall, dass Sie eine stille Geburt erleiden, ist es mir ein persönliches Anliegen, Ihnen mit einigen wichtigen Informationen zur Seite zu stehen.

Der Mutterpass

Nach der ersten Vorsorgeuntersuchung bekommen Sie vom Gynäkologen oder von Ihrer Hebamme den Mutterpass ausgehändigt. Darin werden alle im Verlauf der Schwangerschaft, der Geburt und im Wochenbett erhobenen Daten und festgestellten Untersuchungsergebnisse eingetragen. Im Folgenden erfahren Sie, um welche Untersuchungen es sich handelt.

Seite 2 und 3

Laboruntersuchungen

Bei der ersten Untersuchung wird Ihnen etwas Blut abgenommen, um folgende gesetzlich vorgeschriebene Laboruntersuchungen durchzuführen:

Blutgruppe / Rhesusfaktor: Falls Sie bislang keinen schriftlichen Nachweis über Ihre Blutgruppe haben, wird Ihre Blutgruppe (A, B, AB oder 0) bestimmt. Auch der Rhesusfaktor wird ermittelt. Dieses Merkmal der roten Blutkörperchen haben etwa 85 Prozent aller Menschen in Mitteleuropa, sie sind Rhesus-positiv. Rhesus-negativ bedeutet, dass diese Eigenschaft nicht vorhanden ist. Kommt jemand, der Rhesus-negativ ist, mit positivem Blut in Berührung, können sich Antikörper gegen die Rhesus-positiven roten Blutkörperchen bilden.

Antikörpersuchtest: Gleichzeitig wird ein Suchtest auf Antikörper durchgeführt und zwischen der 24. und 28. Schwangerschaftswoche erneut kontrolliert. Die für die Schwangerschaft bedeutendsten Antikörper sind die sogenannten Rhesusantikörper. Sie können ab der zweiten Schwangerschaft eine Blutgruppenunverträglichkeit im Rhesussystem zwischen Mutter und ungeborenem Kind bewirken. Betroffen sind Rhesus-negative Frauen, deren Kind die väterlichen Merkmale geerbt hat, also Rhesus-positiv ist. Durch die Rhesusantikörper, die bei einer vorangegangenen Schwangerschaft entstanden sind, werden die kindlichen roten Blutkörperchen angegriffen und zerstört, was gravierende gesundheitliche Folgen für das Kind hat.

Durch eine Anti-D-Prophylaxe, die vorbeugende Gabe von Anti-D-Immunglobulin in der 28. bis 30. Schwangerschaftswoche und eine erneute Verabreichung innerhalb von 72 Stunden nach der Geburt kann diese schwerwiegende Erkrankung heute verhindert werden. Das Medikament neutralisiert Rhesus-positive Blutkörperchen sofort beim Eindringen. Dadurch bildet die Mutter keine Antikörper, und zukünftige Kinder sind nicht gefährdet. Die »Impfung« bekommen Sie auch nach einer Fehlgeburt oder einem Schwangerschaftsabbruch.

Röteln-HAH-Test: Dieser Test wird so früh wie möglich durchgeführt, denn eine Rötelinfektion während der ersten drei Schwangerschaftsmonate kann schlimme Folgen für das Kind haben. Deshalb wird mit einer Blutuntersuchung überprüft, ob Sie und Ihr Kind ausreichend geschützt sind. Liegt der Wert bei 1:16 oder höher, haben Sie genügend Antikörper im Blut, um das Rötelvirus im Falle eines Kontakts abzuwehren. Sie stammen entweder von einer früheren Rötelnimpfung oder einer bereits durchgemachten Rötelninfektion. Im Falle eines negativen Testergebnisses sollten Sie es unbedingt vermeiden, mit infizierten Personen in Kontakt zu kommen.

Lues-Such-Reaktion (LSR): Syphilis (Lues venera) ist eine Geschlechtskrankheit, die ebenfalls zu einer Schädigung des Kindes führen kann. Bei der Vorsorgeuntersuchung wird deshalb mit der Lues-Such-Reaktion nach den speziellen Erregern gesucht. Die heute nur noch sehr seltene Geschlechtskrankheit kann in der Schwangerschaft behandelt werden. Im Mutterpass wird nur vermerkt, ob die Untersuchung stattgefunden hat, aber nicht das Ergebnis.

Hepatitis B: Die Untersuchung auf Hepatitis B wird erst zwischen der 32. bis 36. Schwangerschaftswoche durchgeführt, um vor der Geburt ein möglichst aktuelles Ergebnis zu bekommen. Sollten Sie das sogenannte HbsAg (Hepatitis B Surfactant Antigen) tragen, wird Ihr Kind direkt nach der Geburt gegen Hepatitis B geimpft.

Chlamydieninfektion: Auch ein Abstrich auf eine bakterielle Infektion der Geburtswege mit dem Erreger Chlamydia trachomatis ist vorgesehen. Durch die Infektion kann es, wie bei vielen anderen genitalen Infektionen auch, zu vorzeitigen Wehen oder vorzeitigem Blasensprung kommen, was eine Fehl- oder Frühgeburt nach sich ziehen könnte. Wird die Infektion bis zur Geburt nicht ausreichend behandelt, kann sich das Neugeborene durch eine Schmierinfektion bei der Geburt anstecken. Dies führt in vielen Fällen zu einer schweren Bindehautentzündung oder zu einer Lungenentzündung. Außerdem bekommen Frauen mit einer unbehandelten Chlamydieninfektion im Wochenbett häufiger eine Gebärmutterschleimhautentzündung (Endometritis). Während der Schwangerschaft wird die Infektion deshalb mit einem geeigneten Antibiotikum behandelt. Vier Wochen vor der Geburt kann vorsorglich noch einmal eine Woche lang behandelt werden. Wichtig: Ihr Partner muss sich gleichzeitig behandeln lassen, damit Sie sich nicht gegenseitig neu anstecken.

Mit nur wenigen Millilitern Blut können viele Erkrankungen ausgeschlossen werden.

Zusätzliche Untersuchungen

Darüber hinaus gibt es Untersuchungen, die zwar nicht vorgeschrieben sind, im Einzelfall jedoch sinnvoll sein können. Ihr Arzt oder Ihre Hebamme werden diese Untersuchungen bei einem Verdacht oder wenn Sie dies selbst wünschen, veranlassen. Meistens müssen Sie die Kosten selbst übernehmen, in begründeten Fällen können Sie versuchen, eine Erstattung bei Ihrer Krankenkasse zu erreichen. Allerdings ist es dann wichtig, dieses vor der Behandlung zu tun.

- **HIV-Test:** Ein HIV-Test (Aidstest) kann auf Wunsch durchgeführt werden, wobei das Ergebnis nicht im Mutterpass festgehalten wird, nur die Tatsache, dass ein Test gemacht wurde. Manche Kliniken verlangen einen HIV-Test bei einem Kaiserschnitt auf Wunsch.
- **Toxoplasmose:** Toxoplasmen sind Parasiten, die durch den Kot von Katzen oder den Genuss von rohem Fleisch übertragen werden. Nur die erstmalige Infektion der Mutter in der Schwangerschaft kann dem Kind gefährlich werden (siehe Seite 36 f.).
- **Infektionskrankheiten:** Bei Kontakt mit Windpocken oder Ringelröteln werden eventuell weitere Untersuchungen notwendig. Ebenso erfordern Erkrankungen in der Schwangerschaft, etwa auftretende Nieren- oder Leberprobleme, entsprechende Laboruntersuchungen.
- **Krebsfrüherkennung:** Ein Krebsfrüherkennungstest (PAP-Test) wird im Bedarfsfall mit einem Abstrich vom Gebärmutterhals abgenommen.

Seite 4

Vorangegangene Schwangerschaften

Hier wird unter anderem vermerkt, wie oft Sie bereits schwanger waren (Gravida) und wie diese Schwangerschaften verlaufen sind, also ob Sie zum Beispiel eine Abtreibung (Abruptio) oder eine Fehlgeburt (Abort) hatten. Außerdem wird erfasst, wie oft Sie schon geboren haben (Para) und wie die Geburt verlief – ob Ihr Baby per Kaiserschnitt (Sectio), durch eine vaginale Operation, als Frühgeburt oder ganz normal zur Welt kam. Wenn Sie beispielsweise bereits eine Fehlgeburt in der 14. SSW hatten und nun erneut schwanger sind, sind Sie eine II Gravida, 0 Para. Falls Sie aus persönlichen Gründen nicht möchten, dass diese Informationen im Mutterpass eingetragen werden, sollten Sie das ansprechen.

Seite 5

Anamnese und allgemeine Befunde / Erste Vorsorgeuntersuchung

Auf dieser Seite werden die Befunde der Erstuntersuchung genau dokumentiert. Anhand eines 26 Fragen umfassenden Risikokatalogs erhält Ihr Arzt einen Eindruck von Ihrem Gesundheitszustand und erfährt, welche Probleme aufgrund einer Vorerkrankung eventuell in der Schwangerschaft zu erwarten sind. Auf diese Weise wird Ihre Schwangerschaft auf Risiken »überprüft«. Da es sehr viele Kriterien gibt, passiert eine Einstufung als Risikoschwangere häufig. Manche der aufgeführten Merkmale sind sehr umstritten und haben nur wenig Bedeutung für die Schwangerschaft. Dazu zählen zum Beispiel bestimmte Allergien. So kann es vorkommen, dass Sie wegen einer Allergie gegen Erdbeeren bereits als Risikoschwangere gelten. Eine bestehende schwere Erkrankung wie zum Beispiel Epilepsie oder Drogenabhängigkeit oder Komplikationen in früheren Schwangerschaften sowie eine Schwangerschaft ab 40 sind hingegen gute Gründe, Mutter und Baby eingehender und häufiger zu untersuchen.

Die Betreuung einer Schwangeren mit erhöhtem Risiko wird auf alle Fälle ärztlich begleitet; eine gemeinsame Betreuung von Hebamme und Arzt ist jedoch auch weiterhin möglich.

Seite 6

Besondere Befunde im Schwangerschaftsverlauf

Der zweite Risikokatalog bezieht sich auf aktuelle Probleme, die während der Schwangerschaft auftreten können. Hier werden beispielsweise frühe Blutungen notiert sowie Infektionen, Blutdruckprobleme oder eine Plazenta, die vor dem Muttermund liegt (Placenta praevia).

Terminbestimmung

Der errechnete Termin (ET) ist eigentlich ein Zeitraum von drei Wochen: Nur etwa 4 Prozent aller Babys werden tatsächlich an diesem Tag geboren, circa 20 Prozent in den zehn Tagen davor, über 60 Prozent innerhalb von zehn Tagen danach. Der ET ist also alles andere als verlässlich. Zur Berechnung des Termins siehe Seite 8. Sicher ist die Bestimmung letztlich nur dann, wenn Sie den Tag der Empfängnis genau kennen. Dann beträgt die Schwangerschaftsdauer ab diesem Tag 267 Tage oder 38 Wochen. Der errechnete Termin kann durch das Ultraschall-Screening im ersten Schwangerschaftsdrittel noch korrigiert werden (siehe Seite 22).

Seite 7 bis 8

Gravidogramm

In der Tabelle auf diesen Seiten wird der Schwangerschaftsverlauf mit den regelmäßig stattfindenden Untersuchungen aufgezeichnet. Jede Hebamme und jeder Arzt haben, ebenso wie Sie selbst, damit einen sofortigen Überblick über den gesamten bisherigen Verlauf Ihrer Schwangerschaft. Die meisten Einträge werden in Form von Kürzeln vorgenommen, die für den Laien zunächst oft unverständlich erscheinen. Zunächst werden das Untersuchungsdatum und die Schwangerschaftswoche (SSW) eingetragen. Die Angabe erfolgt in abgeschlossenen Wochen und Tagen (zum Beispiel 7 + 5 SSW bedeutet, Sie befinden sich am fünften von sieben Tagen der achten Schwangerschaftswoche) nach dem ersten Tag der letzten Regelblutung.

Fundusstand: Mit »Fundus« bezeichnet man den oberen Rand der Gebärmutter, der Aufschluss über das Schwangerschaftsalter gibt. Der Fundusstand wird dazu in Relation zu bestimmten Punkten abgetastet: dem Schambein (S), dem Nabel (N) und dem Rippenbogen (Rb). Als Maßeinheit für den Abstand zwischen den beiden Punkten wird die Anzahl der dazwischenpassenden Querfinger (QF) angegeben. Beispiel: N + 3 QF bedeutet drei Querfinger über dem Nabel, was der 26. SSW entspricht.

Allerdings ist der Fundusstand auch abhängig von der Größe des Kindes und der Menge des Fruchtwassers. Manche Ärzte messen den Abstand von Oberkante Schambein zum Fundusstand (Symphysen / Fundusabstand) in Zentimeter.

Die Abkürzungen bedeuten

- SL   Schädellage
- BEL Beckenendlage
- QL   Querlage
- S   Seitenlage

Kindslage: Die Kindslage wird gegen Ende der Schwangerschaft wichtig. Etwa vier Wochen vor der Geburt nimmt das Baby seine endgültige Lage ein. Bei den letzten Vorsorgeterminen wird deshalb sorgfältig untersucht, wo Kopf und Steiß des Ungeborenen liegen und ob das Köpfchen bereits fest im Becken liegt.

Herztöne: Mit einem Hörrohr oder einem »Dopton« genannten Ultraschallgerät werden die kindlichen Herztöne regelmäßig abgehört. Der Puls Ihres ungeborenen Kindes ist übrigens doppelt so schnell wie der eines Erwachsenen: 120 bis 140 Schläge pro Minute. Auch wenn dies in den Mutterschaftsrichtlinien nicht vorgesehen ist: In der ärztlichen Praxis werden meistens schon ab der 28. Schwangerschaftswoche die Herztöne 20 bis 30 Minuten lang mit dem Wehenschreiber, dem sogenannten CTG (Cardiotokograph), aufgezeichnet.

Kindsbewegung: Das Ungeborene bewegt sich schon circa ab der achten Schwangerschaftswoche, doch bis Sie das spüren können, vergeht noch eine Weile: Zwischen der 18. und 20. Schwangerschaftswoche ist meist der Zeitpunkt gekommen. Wenn Sie Ihr erstes Kind erwarten, kann es sein, dass Sie die zarten Signale anfänglich noch mit Blähungen und Darmbewegungen verwechseln. Doch werden die Tritte erst einmal kräftiger, lassen sie sich bald eindeutig zuordnen.

Der werdende Papa muss leider etwas länger warten: Erst ab etwa der 24. Woche sind die Bewegungen auch von außen gut spürbar.

Kleiner Tipp: Die beste Gelegenheit, Kindsbewegungen mitzuerleben und zu tasten, bietet sich abends, wenn die werdende Mutter zur Ruhe kommen möchte. Dann werden die kleinen Akrobaten nämlich meist aktiv. Am Tag hingegen schlafen sie pro Stunde etwa 40 Minuten.

Babys Bewegungen im Bauch sind ab etwa der Mitte der Schwangerschaft zu bemerken.

Nicht jede Bewegung Ihres Kindes bekommen Sie mit. Manche Babys sind sehr ruhig und bewegen sich wenig. Gegen Ende der Schwangerschaft nehmen die Bewegungen generell ab, da Ihr Kind rasant wächst und der Platz langsam eng wird – große »Sprünge« kann es nun nicht mehr vollführen.

Unbedingt zum Arzt!

Wenn Sie Ihr Kind einen ganzen Tag lang überhaupt nicht spüren, sollten Sie sicherheitshalber zum Arzt gehen. Das gilt auch, wenn die Bewegungen Ihres Babys für Sie nicht bloß unangenehm, sondern schmerzhaft sind.

Ödeme: Von diesen Wassereinlagerungen sind gegen Ende der Schwangerschaft fast alle Frauen betroffen. Meist verschwinden die Stauungen nach der Geburt von selbst wieder. Besorgniserregend werden Ödeme jedoch, wenn gleichzeitig Ihr Blutdruck steigt und im Urin Eiweiß gefunden wird. Dann entscheidet der Arzt, ob eine Behandlung mit Medikamenten ausreichend ist oder eine Überwachung in der Klinik notwendig wird.

Varikosis: Während der Schwangerschaft ist die Neigung zur Bildung von Krampfadern dreimal so hoch wie normalerweise. 40 Wochen lang müssen die Gefäße etwa 20 Prozent mehr Blut transportieren, um die Gebärmutter und das Baby optimal zu versorgen. Das Bindegewebe ist durch die Schwangerschaftshormone aufgelockert: Die Venenwand gibt nach, und die Klappen, die sonst mithelfen, das Blut gegen die Schwerkraft aus den Beinen bis in den Brustraum zum Herzen zu befördern, funktionieren nicht mehr ausrei-

chend. Das Blut versackt sozusagen, der Rückstrom in den Gefäßen ist behindert. Gleichzeitig wird durch das heranwachsende Kind der Druck auf die Becken- und Beinvenen zunehmend größer. Ohne Behandlung können sich die Symptome verschlimmern und Komplikationen wie Thrombosen, Venenentzündungen oder Beingeschwüre auftreten.

Gewicht: Die durchschnittliche Gewichtszunahme im Verlauf einer Schwangerschaft liegt für normalgewichtige Frauen zwischen 10 bis 16 Kilogramm. Dieses Gewicht setzt sich zusammen aus der Plazenta, dem Fruchtwasser, der Zunahme Ihres Drüsen- und Muskelgewebes wie Brust und Gebärmutter, der ansteigenden Blutmenge, Fettdepots und schließlich dem heranwachsenden Kind.

Die beste Voraussetzung für ein normales Körpergewicht – und damit auch für eine unkomplizierte Schwangerschaft – ist eine ausgewogene Ernährung in Kombination mit ausreichender Bewegung. Eine extreme Gewichtszunahme ist ein Risikofaktor für Sie und Ihr Kind, denn sie kann die Versorgung des Ungeborenen verschlechtern, wie zum Beispiel durch die Entstehung eines Schwangerschaftsdiabetes.

Einen Anhaltspunkt gibt Ihnen der sogenannte Body-Mass-Index (BMI), der je nach Körpermasse von einer unterschiedlichen Gewichtszunahme ausgeht. Das heißt: Sind Sie eher untergewichtig, dürfen Sie mehr – sind Sie übergewichtig, weniger zunehmen.

Machen Ihnen die Veränderungen Ihres Körpers Sorgen, sprechen Sie Ihre Hebamme oder Ärztin darauf an. Wenn Sie sich ernsthafte Gedanken um Ihr Gewicht machen, fragen Sie nach einer Ernährungsberatung. Im Rahmen der Schwangerenvorsorge werden die Kosten dafür von der Krankenkasse übernommen.

175

Blutdruck RR: Der Blutdruck (RR nach Riva-Rocci) ist ein wichtiger Wert, der in der Schwangerschaft jedoch in beide Richtungen schwanken kann. Ein niedriger Blutdruck beginnt bei 100 / 70 mmHg, ein hoher bei 140 / 90 mmHg. Um zu beurteilen, ob Ihr Blutdruck sinkt oder steigt, sollten allerdings immer frühere Werte herangezogen werden. Normalerweise fällt der Blutdruck im zweiten Schwangerschaftsdrittel leicht ab. Ein Blutdruck, der erst im Laufe der Schwangerschaft steigt, kann beginnende Krankheiten ankündigen, beispielsweise eine Gestose. Wenn Sie Blutdruckprobleme haben, wird Ihr Arzt sehr darauf achten, dass Ihr Kind gut versorgt wird und richtig wächst. Fällt der Blutdruck zu sehr ab oder steigt er stark an, bekommen Sie auf jeden Fall ein Arzneimittel.

Hb-Wert: Ihr Frauenarzt oder Ihre Hebamme werden Ihren Bluteisenwert, auch Hämoglobin- oder Hb-Wert, regelmäßig bestimmen. In der Schwangerschaft ist ein sinkender Eisenspiegel bis zu einem gewissen Grad normal, denn es kommt zu einer Zunahme der Blutmenge um etwa 1,5 Liter. Dabei nimmt der Anteil an Blutflüssigkeit stärker zu als der der roten Blutkörperchen, die den roten Blutfarbstoff Hämoglobin enthalten. Es findet also eine relative Verdünnung des mütterlichen Blutes statt, die nicht mit einer echten Blutarmut (Eisenmangelanämie) zu vergleichen ist.

Die Werte werden trotzdem regelmäßig kontrolliert, um einen echten Eisenmangel frühzeitig zu erkennen und die Sauerstoffversorgung des Kindes dadurch zu gewährleisten. Wenn Sie Müdigkeit, allgemeine Schwäche und Antriebslosigkeit empfinden, sollten Sie Ihre Eisenspeicher unbedingt auffüllen, denn niedriger als 11 g / dl sollte der Hb-Wert nicht sinken.

Möglicherweise wird Ihr Arzt Ihnen dann ein Eisenpräparat verschreiben und eventuell weitere Blutuntersuchungen veranlassen.

Regelmäßige Kontrollen ermöglichen eine rasche Behandlung eines zu hohen Blutdrucks.

Sediment (Eiweiß / Zucker / Nitrit / Blut): Mithilfe eines Teststäbchens wird auch Ihr Urin regelmäßig untersucht. Gegen Ende der Schwangerschaft dürfen Eiweiß und Zucker in geringer Menge vorhanden sein. Vereinzelt kann auch mal der Genuss zu vieler Süßigkeiten oder eine kohlehydratreiche Ernährung an der Zuckerausscheidung schuld sein. Um jedoch einen Schwangerschaftsdiabetes auszuschließen, wird man dann auch Ihren Blutzucker kontrollieren.

Nitrit und Blut im Urin deuten auf eine Entzündung der Blase oder der Niere hin. Harnwegsinfektionen kommen in der Schwangerschaft leider häufiger vor, weil die Schwangerschaftshormone die Harnwege etwas weiten und Bakterien so leichter eindringen können. Nicht immer bemerken betroffene Frauen dies gleich, da oft keinerlei Krankheitsgefühl und keine Beschwerden bestehen. Wird eine solche Infektion nicht erkannt und behandelt, führt sie in vielen Fällen zu einer Nierenbeckenentzündung. Außerdem kann eine Früh- oder Fehlgeburt die Folge sein. Deswegen wird in der Schwangerschaft jeder asymptomatische Harnwegsinfekt über zehn Tage mit einem Antibiotikum behandelt und danach der Urin kontrolliert.

Vaginale Untersuchung (VU): Hierbei ertastet und beurteilt Arzt oder Hebamme den Gebärmutterhals (C = Cervix) und den Muttermund (MM, Portio). Dies dient vor allem dazu, eine Frühgeburtsneigung rechtzeitig zu erkennen, zum Beispiel wenn der Gebärmutterhals sich vorzeitig verkürzt, weich wird oder der Muttermund sich zu früh öffnet.

Sonstiges / Therapie / Maßnahmen: Hier werden alle Maßnahmen festgehalten, die zusätzlich durchgeführt wurden, wie etwa eine pränatale Diagnostik.

Seite 9

Besonderheiten zu den Katalogen A und B

Ergänzungen zu den Risikokatalogen werden hier eingetragen, ebenso wenn Sie während der Schwangerschaft stationär im Krankenhaus behandelt werden mussten. Notiert werden das Datum, die Klinik, die Diagnose und die eingeleitete Therapie.

Cardiotokographische Befunde

Das Cardiotokogramm, kurz CTG, dient der Darstellung der kindlichen Herzfrequenz und Aktivität des Gebärmuttermuskels. Die empfangenen Ultraschallsignale zeichnet das Gerät als Kurve auf. Es gibt einige Gründe, das CTG schon in der Schwangerschaft einzusetzen, wie etwa eine vorzeitige Wehentätigkeit oder eine drohende Frühgeburt. Sinnvoll sind CTG-Untersuchungen auch, wenn die kindlichen Herztöne beim Abhören über einen gewissen Zeitraum auffällig langsam oder schnell sind. Der Einsatz ist darüber hinaus gerechtfertigt, wenn der Verdacht einer Mangelentwicklung des Kindes durch eine Plazentainsuffizienz besteht, wenn Blutungen auftreten oder es ein in einer früheren Schwangerschaft verstorbenes Kind gab.

Bei einer Mehrlingsschwangerschaft, Terminüberschreitung oder einer Schwangerschaftserkrankung wie Gestationsdiabetes oder Präeklampsie ist die CTG-Überwachung ebenso ein Muss wie bei geburtshilflichen Notfällen. Auffälligkeiten im CTG bedeuten aber nicht zwangsläufig, dass etwas mit Ihrem Kind nicht stimmt. Fällt das CTG anders aus als normal, kann dies verschiedene Ursachen haben – etwa weil Ihr Kind sich viel bewegt oder weil es gerade schläft. Ein CTG eignet sich daher vor allem dazu, den Normalzustand Ihres Kindes zu bestätigen!

Abkürzungen richtig verstehen

Die Abkürzung HT bedeutet »Herztöne«; der Begriff FHF »fetale Herzfrequenz« bezeichnet die Herzschläge des Kindes pro Minute (auch bpm = beats per minute).

Seite 10 bis 12

Ultraschalluntersuchungen (Sonografie)

In den Mutterschaftsrichtlinien sind normalerweise drei Ultraschalluntersuchungen, auch Ultraschall-Screenings genannt, vorgesehen, für welche die Krankenkasse die Kosten trägt. Nur wenn Komplikationen vorliegen oder der Arzt Auffälligkeiten feststellt, werden weitere Ultraschalluntersuchungen durchgeführt. Für von Ihnen gewünschte weitere Untersuchungen werden Sie meist mit 20 bis 80 Euro selbst zur Kasse gebeten.

Erster Ultraschall (siehe auch Seite 22): Er erfolgt zwischen der neunten und zwölften Schwangerschaftswoche. Der Arzt überprüft dabei,
- ob sich das befruchtete Ei richtig in der Gebärmutter eingenistet hat,
- der Embryo in seiner Fruchthöhle gewachsen ist,
- ob es sich um ein Kind oder um Zwillinge oder gar um Mehrlinge handelt,
- an welcher Stelle die Plazenta sitzt.

Zweiter Ultraschall (siehe auch Seite 22): Bei der zweiten Sonografie zwischen der 19. und 22. Schwangerschaftswoche kann der Arzt überprüfen, ob
- das Kind bis jetzt zeitgerecht gewachsen ist,
- sich alle inneren Organe sowie Finger und Zehen richtig entwickelt haben,
- die Menge des Fruchtwassers normal ist,
- die Lage und Struktur des Mutterkuchens in Ordnung sind.

Weitere Untersuchungen können durchgeführt werden, wenn
- Sie mehr als ein Kind erwarten,
- eine Fehllage der Plazenta (Placenta praevia) erkannt wurde,
- der Verdacht einer vorzeitigen Plazentalösung besteht,

Abkürzungen beim Ultraschall

- **APD** Anterioposteriorer Durchmesser, der Durchmesser des Bauches vom Nabel zum Rückgrat
- **ATD** Abdominaler Transversaldurchmesser, der Querdurchmesser von linker zu rechter Bauchseite
- **AU** Abdomenumfang, der Bauchumfang
- **BPD** Biparietaler Durchmesser, der Querdurchmesser des kindlichen Kopfes (von Schläfe zu Schläfe)
- **FL** Femurlänge, die Länge des kindlichen Oberschenkelknochens
- **FOD** Frontooccipitaler Durchmesser, der Längsdurchmesser des Kopfes (von Stirn zu Hinterkopf)
- **FS** Fruchtsackdurchmesser
- **HL** Humeruslänge, die Länge des Oberarmknochens
- **HWP** Hinterwandplazenta, die Plazenta liegt an der hinteren Wand der Gebärmutter an, also dem Rücken zu.
- **KU** Kopfumfang
- **SFL** Scheitel-Fersen-Länge, die Länge des Babys vom Scheitel bis zur Ferse
- **SSL** Scheitel-Steiß-Länge, die Länge des Babys vom Scheitel bis zum Po
- **VWP** Vorderwandplazenta, die Plazenta liegt an der vorderen Wand der Gebärmutter an, also Ihrem Bauch zu.

• eine eigene Erkrankung das Wachstum und die Entwicklung Ihres Kindes beeinträchtigen könnte,
• Ihr Arzt vermutet, dass die Entwicklung des Ungeborenen gestört ist,
• Auffälligkeiten des bisherigen Schwangerschaftsverlaufs neu beurteilt werden sollen,
• der Verdacht auf Tod des Kindes besteht (intrauteriner Fruchttod).

Dritter Ultraschall (siehe auch Seite 22): Der dritte und letzte Ultraschall zwischen der 29. und 32. Woche dient noch einmal dazu, die zeitgerechte Entwicklung des Kindes zu überprüfen und seine aktuelle Lage zu bestimmen. Zusätzliche Untersuchungen können ab Beginn der 36. Schwangerschaftswoche notwendig werden, wenn das Kind die Geburtsposition nicht einnimmt oder aber eine ungünstige Lage besteht.

Eine spezielle Software setzt beim 3D-Ultraschall die einzelnen Aufnahmen der Untersuchung zu einem dreidimensionalen Bild zusammen.

Seite 13

Normkurven für den fetalen Wachstumsverlauf

In diese Grafik trägt der Arzt die Ergebnisse Ihrer Ultraschalluntersuchungen ein. Solange die Werte Ihres Kindes innerhalb der Kurven liegen und es keine großen Ausreißer innerhalb dieser Werte gibt, entwickelt sich Ihr Baby normal.

Seite 14

Weiterführende Ultraschalluntersuchungen

Hier kann Ihr Arzt die Ergebnisse weiterer Ultraschalluntersuchungen vermerken, wenn er es aufgrund von Komplikationen oder Beschwerden für nötig hält, aber auch, wenn Sie darum bitten.

Seite 15 bis 16

Abschlussuntersuchung / Epikrise, Wochenbett

Hier wird festgehalten, wie die Geburt und das Wochenbett verlaufen sind. Auch die Untersuchungen Ihres Babys werden dokumentiert.
Am Tag der Entlassung aus der Klinik oder dem Geburtshaus und sechs bis acht Wochen nach der Geburt werden Sie noch einmal untersucht. Bei der Abschlussuntersuchung prüft der Arzt oder die Hebamme die Rückbildung der Gebärmutter und den Heilungsfortschritt eventueller Geburtsverletzungen wie Dammschnitt oder Kaiserschnittnarbe. Auch Komplikationen wie Fieber oder ein Wochenflussstau werden vermerkt. Hier wird auch angegeben, ob Sie stillen oder nicht – beziehungsweise, ob Sie bereits abgestillt haben. Außerdem wird festgehalten, auf welche Weise Sie entbunden

haben, aus welcher Lage heraus Ihr Kind geboren wurde und wie sein Apgar-Wert (siehe Seite 143) und der pH-Wert aus der Nabelarterie nach der Geburt waren. pH-Werte im sauren Bereich (< 7,3) können ein Hinweis darauf sein, dass das Baby in der Endphase der Geburt unter Stress stand (siehe ab Seite 125).

Auch die Testergebnisse auf mütterliche Antikörper gegen Rhesus-positives Blut (direkter Coombs-Test) werden festgehalten sowie ein Vermerk, ob die U3 schon durchgeführt wurde und wie deren Ergebnis ausfiel.

Ihr gutes Recht

Wer ein Baby bekommt, hat eine Reihe von Formalitäten und Behördengängen zu erledigen. Informieren Sie sich schon während der Schwangerschaft über Voraussetzungen und Details zu Zuschüssen und Zahlungen. Wichtiges dazu finden Sie beim Bundesministerium für Familie, Frauen, Senioren und Jugend, www.bmfsfj.de.

Vor der Geburt

Das Mutterschutzgesetz garantiert berufstätigen Frauen in der Schwangerschaft besondere Rechte. Es gilt allerdings nur für die Frauen, die in einem privatrechtlichen Arbeitsverhältnis stehen. Also nicht für Hausfrauen, Beamtinnen und Selbstständige.

Beschäftigungsverbot: Eine werdende Mutter darf nicht mit schweren körperlichen Arbeiten betraut werden (z. B. schwere Lasten heben, Akkordarbeit). Ebenso wenig mit Arbeiten, die für sie oder das Kind gefährlich sind (Staub,

Dämpfe, Lärm, Erschütterungen). Das gilt auch für Nachtarbeit oder Mehrarbeit (über achteinhalb Stunden pro Tag).

Kündigungsschutz: Bis zum Ablauf von vier Monaten nach der Entbindung genießen Sie besonderen Kündigungsschutz. Wenn Sie erst nach der Kündigung von Ihrer Schwangerschaft erfahren, aber zur Zeit der Kündigung bereits schwanger waren, haben Sie zwei Wochen Zeit, dies dem Arbeitgeber mitzuteilen. Sie erhalten dann rückwirkend Kündigungsschutz.

Nach dem dritten Schwangerschaftsmonat

Mutterschutz: Teilen Sie dem Arbeitgeber so bald wie möglich Ihre Schwangerschaft und den voraussichtlichen Entbindungstermin mit. Ihre Mutterschutzfrist beginnt sechs Wochen vor und endet acht Wochen nach der Geburt. Bei Früh- oder Mehrlingsgeburten endet sie bis zu zwölf Wochen danach.

Sie brauchen dazu: Eine (kostenpflichtige) Bescheinigung über den voraussichtlichen Geburtstermin, die Sie von Ihrem Arzt oder Ihrer Hebamme bekommen.

Sieben Wochen vor der Geburt

Mutterschaftsgeld: Stellen Sie bei Ihrer Krankenkasse einen Antrag auf Mutterschaftsgeld, das Sie dann während der Schutzfrist erhalten. Mitglieder einer gesetzlichen Krankenkasse erhalten bis zu 13 Euro täglich. Arbeitnehmerinnen, die privat oder in einer gesetzlichen Krankenkasse familienversichert sind, erhalten Mutterschaftsgeld insgesamt von maximal 210 Euro vom Bundesversicherungsamt. Arbeitslose Frauen, die zu Beginn der Schutzfrist entweder Anspruch auf Arbeitslosengeld oder Arbeitslosenhilfe

haben, erhalten ebenfalls Mutterschaftsgeld während der Schutzfrist in Höhe
Ihres Arbeitslosengeldes.
Sie brauchen dazu: Eine (kostenpflichtige) Bescheinigung über den voraussichtlichen Geburtstermin, die Sie von Ihrem
Arzt oder Ihrer Hebamme bekommen.

Nach der Geburt

Innerhalb der ersten Woche

Standesamt: Sie müssen Ihr Kind in-
nerhalb einer Woche beim Standesamt
anmelden. Ist Ihr Baby in einer Klinik zur
Welt gekommen, wird die Anmeldung in
der Regel dort erfolgen, die Geburtsdaten
werden direkt ans Standesamt übermittelt.
Die Geburtsurkunde bekommen Sie per
Post oder persönlich beim Standesamt.
Kam Ihr Baby zu Hause zur Welt, müssen
Sie es selbst beim Standesamt anmelden.
Sie brauchen dazu: Geburtsbescheini-
gung, Personalausweis, Familienstamm-
buch oder Heiratsurkunde (bei ledigen
Müttern die Geburtsurkunde).
Mutterschaftsgeld: Informieren Sie Ihre
Krankenkasse und Ihren Arbeitgeber
baldmöglichst über den Geburtstag Ihres
Kindes. Ab diesem Tag beziehen Sie Mut-
terschaftsgeld im Wochenbett.

Sie brauchen dazu: Geburtsurkunde Ihres
Kindes.

Im 1. Lebensmonat

Krankenversicherung: Melden Sie Ihr
Kind telefonisch bei Ihrer gesetzlichen
Krankenkasse oder der Ihres Partners zur
Familienversicherung an. Dies ist aber nur
möglich, wenn keiner von Ihnen privat-
versichert ist. Sie bekommen ein Anmel-
deformular, das Sie ausgefüllt mit der
Geburtsurkunde zurücksenden müssen.
Die Versicherungskarte für Ihr Kind wird
Ihnen zugeschickt.
Sie brauchen dazu: Geburtsurkunde Ihres
Kindes.
Steuer: Lassen Sie Ihr Kind auf dem
Einwohnermeldeamt Ihres Wohnortes für
das ELStAM-Verfahren eintragen, um den
Kinderfreibetrag gleich steuerlich geltend
zu machen. Die Meldebehörden senden
diese Änderungen automatisch an das
Bundeszentralamt für Steuern. Eventuell
ist es sinnvoll, die Steuerklasse zu ändern.
Sie brauchen dazu: Personalausweis, Ge-
burtsurkunde Ihres Kindes; bei unehe-
lichem Kind: die Vaterschaftsanerkennung.

*Auch viele bürokratische Fragen wollen beant-
wortet werden. Das geht am besten zu zweit.*

Bis Ende des 3. Lebensmonats

Elterngeld: Es muss schriftlich bei der in Ihrem Bundesland zuständigen Eltern-geldstelle beantragt werden. Ab einem Nettoeinkommen von 1.240,- Euro werden 65 Prozent des letzten Gehaltes an Elterngeld gezahlt. Ab einem Jahresein-kommen von 250.000,- Euro, bei steuer-lich gemeinsam veranlagten Paaren ab 500.000,- Euro, gibt es kein Elterngeld.
Sie brauchen dazu: Geburtsurkunde Ihres Kindes, Nachweise zum Einkommen, Arbeitszeitbestätigung durch den Ar-beitgeber (bei Teilzeitarbeit: Einkommen im Bezugszeitraum, bei selbstständiger Arbeit Erklärung über die Arbeitszeit), Bescheinigung der Krankenkasse über das Mutterschaftsgeld, Bescheinigung über den Arbeitgeberzuschuss zum Mutter-schaftsgeld.

Bis Ende des 6. Lebensmonats

Kindergeld: Stellen Sie bei der Familien-kasse der für Ihren Wohnort zuständigen Arbeitsagentur einen schriftlichen Antrag auf Kindergeld.
Sie brauchen dazu: Formular der Fa-milienkasse und Geburtsurkunde Ihres Kindes.
Elternzeit: Die Elternzeit muss spätes-tens sieben Wochen vor dem geplanten Beginn schriftlich bei Ihrem Arbeitgeber beantragt werden. Dies gilt auch, wenn Sie gleich nach der Geburt oder mit Ablauf der Mutterschutzfrist beginnen möch-ten. Für die Berechnung der Frist gilt der Eingang des Schreibens beim Arbeitge-ber; lassen Sie sich dies bestätigen. Der Antrag muss enthalten, für welche Zeiten innerhalb von zwei Jahren Sie Elternzeit nehmen wollen und ob Sie zukünftig eine Teilzeitbeschäftigung wünschen. Das

dritte Jahr können Sie bis zum achten Lebensjahr des Kindes aufsparen und beispielsweise erst bei der Einschulung nehmen.

Eltern werden, Eltern sein

In der Schwangerschaft

Frauen und Männer werden nicht als Eltern geboren. Um gemeinsam auf eine Entdeckungsreise in die Zukunft zu gehen, ist es ganz wichtig, jederzeit miteinander über gegenseitige Erwartungen, Wünsche, Fantasien und Vorstellungen zu sprechen. Gerade Väter können sich im frühen Stadium der Schwangerschaft das Baby im Bauch ihrer Partnerin nur schwer vor-stellen. Der Bauch ist noch nicht sichtbar, Kindsbewegungen von außen sind kaum wahrnehmbar. Die Veränderungen, die Sie als Frau spüren und erleben, sind für Ihren Partner bestenfalls eine spannende Erzählung. Wenn etwa ab der Mitte der Schwangerschaft die Bewegungen des Kindes durch die Bauchdecke hindurch spürbar werden, freuen sich die meisten Männer riesig über die kleinen Grüße aus dem Babybauch.
Viele Paare erleben die gemeinsamen Vorsorgebesuche als kleine Auszeiten, in denen sie sich gewissermaßen »gemein-sam schwanger« fühlen können. Und der Partner kann dann in der Praxis genau die Fragen stellen, die ihn beschäftigen. Viele Männer sind gespannt auf die Ultraschal-luntersuchung in der Vorsorge, weil sie sich so besser vorstellen können, wie das Baby sich entwickelt.

Gemeinsame Vorbereitung

Auch praktisch können Sie sich gut vorbereiten, indem Sie zusammen einen Geburtsvorbereitungs- und Säuglingspflegekurs besuchen und die Entscheidung über Babys Geburtsort gemeinsam treffen. Gut ist es, wenn Sie Ihre Hebamme frühzeitig kennenlernen. Denn es ist wichtig für die Geburt, dass die Chemie zwischen ihr und beiden Partnern stimmt.

Tauschen Sie sich viel aus, und denken Sie auch über die verschiedenen Elternzeitmodelle nach, damit Sie Ihre individuelle Lösung finden können. Der Kontakt mit anderen Elternpaaren kann Sie in Ihren Überlegungen unterstützen und hilft, Ihre Vorstellungen zu konkretisieren.

Nach der Geburt

Planen Sie von Anfang an Zeiten ein, in denen Sie etwas als Paar unternehmen können. Nehmen Sie Angebote von Verwandten und Bekannten, Ihr Baby zu regelmäßigen Zeiten zu betreuen, ruhig an. Gewöhnen Sie Ihr Kind früh an solche festen Termine mit anderen Bezugspersonen. Bald wird es sich auf den regelmäßigen Abend mit Oma freuen!

Falls dies nicht möglich ist, können Sie an einem festen Tag in der Woche auch den abendlichen Spaziergang für bewusste Partnergespräche reservieren – Ihr Nachwuchs schlummert währenddessen selig im fahrenden Kinderwagen. Nutzen Sie diese Stunden, um sich gegenseitig von sich zu erzählen, etwas gemeinsam zu erleben und auch, um in Ruhe über Fragen und Probleme zu sprechen, die sich jetzt ergeben.

Telefonieren Sie auch tagsüber täglich, etwa vom Arbeitsplatz aus. Tauschen Sie kurz aus, wie es Ihnen beiden geht, interessieren Sie sich für den Alltag des anderen, und zeigen Sie einander Ihre Wertschätzung.

In die Elternrolle hineinwachsen: Für Mann und Frau beginnt mit einer Schwangerschaft ein neuer und unbekannter Lebensabschnitt.

Stille Geburt

Der Tod eines Kindes im Mutterleib ist ein trauriges und schmerzliches Erlebnis. Falls Sie ein solcher Schicksalsschlag treffen sollte, nehmen Sie sich ausreichend Zeit für Ihre Gefühle, den Schock und den großen Verlust. Ihre Trauer und die Möglichkeit, diese zu durchleben und zu zeigen, sind jetzt sehr wichtig – Entscheidungen über notwendige medizinische Eingriffe müssen Sie nicht sofort treffen. Sie brauchen nicht zu befürchten, dass Ihr totes Baby Ihnen schadet, wenn Sie es noch ein paar Tage in sich tragen. Auslöser für den Tod eines ungeborenen Kindes können sein:

- Infektionen als Hauptursache beim Tod zwischen der 24. und 27. Schwangerschaftswoche
- mütterliche Erkrankungen
- Plazentainsuffizienz
- angeborene Fehlbildungen
- Nabelschnurkomplikationen

Die Geburt einleiten

In den meisten Fällen wird die Geburt in der Klinik mit Wehen auslösenden Medikamenten eingeleitet und das Kind, wenn möglich, auf vaginalem Wege geboren. Führen Sie ein ausführliches Vorgespräch mit den betreuenden Ärzten und Hebammen. Bei diesem Gespräch sollten Ihre Bedürfnisse und Vorstellungen berücksichtigt werden. Sprechen Sie bei Bedarf auch mit einer Psychologin oder Seelsorgerin.

Die Zeit nach der Geburt

Nach der Geburt können Sie Ihr Kind so lange anschauen und in den Armen halten, wie Sie möchten. Die Begegnung mit dem Baby und die gemeinsamen Momente können sehr kostbar sein, denn sie helfen Ihnen dabei, den Tod Ihres Babys besser zu begreifen und zu verkraften, wie Untersuchungen bestätigt haben. Machen Sie, auch wenn es Ihnen schwerfällt, einige Fotos von Ihrem Kind, damit Sie später eine Erinnerung haben. In manchen Kliniken bekommen Sie das Namensbändchen, Fuß- oder Handabdrücke Ihres Babys oder die Kerze, die während der Geburt brannte, mit nach Hause. Diese Erinnerungen spenden Trost und helfen Ihnen auch später noch bei der Verarbeitung Ihrer Trauer.

In einigen Kliniken gibt es auch eine Möglichkeit zur Aufbahrung. Sie können Ihr Baby auch noch bis zu 36 Stunden mit nach Hause nehmen. Den Transport, auch zum Friedhof, muss per Gesetz ein Bestattungsinstitut übernehmen. Wann die Bestattung spätestens erfolgen muss, regeln die einzelnen Bundesländer. Im Krankenhaus wird man Ihnen sicher Bestatter nennen, die Erfahrung bei der Beerdigung von tot geborenen Kindern haben.

Trauerprozess zulassen

Der Trauerprozess verläuft bei Mann und Frau meistens sehr unterschiedlich. Oft führt dabei ein Verhalten, das der jeweils andere nicht versteht, zu Irritationen, Verletzungen und einem Verlassenheitsgefühl. Erzählen Sie sich gegenseitig, wie es Ihnen in dieser für Sie beide schwierigen Situation geht. Versuchen Sie dabei, achtsam und aufrichtig miteinander umzugehen und keine Forderungen zu stellen. So kann langsam ein verständnisvolles Miteinander wachsen. Es kann Sie über Ihren großen Verlust hinwegtragen und Sie vielleicht einander als Paar noch näher bringen.

Bücher, die weiterhelfen

Bloemeke, Viresha J.:
Es war eine schwere Geburt. Wie schmerzliche Erfahrungen heilen. Kösel

Drust, Rike:
Muttergefühle. C. Bertelsmann

Feenstra, Coks:
Das große Zwillingsbuch. Ratgeber für Schwangerschaft, Geburt und eine glückliche Kindheit. Beltz

Jorch, Gerhard:
Frühgeburt: Rat und Hilfe für die ersten Lebensmonate. Urania

Kirkilionis, Eveline:
Bindung stärkt: Emotionale Sicherheit für Ihr Kind – der beste Start ins Leben. Kösel

Largo, Remo H.:
Babyjahre. Entwicklung und Erziehung in den ersten vier Jahren. Piper

Laue, Birgit; Salomon, Angelika:
Kinder natürlich heilen. Die besten Hausmittel aus der Apotheke der Natur. Anaconda Verlag

Meissner, Brigitte Renate:
Kaiserschnitt und Kaiserschnittmütter. Brigitte Meissner Verlag

Nilsson, Lennart:
Ein Kind entsteht. Goldmann

Schrimpf, Ute:
Wie kann ich dich halten, wenn ich selbst zerbreche? Meine postpartale Depression und der Weg zurück ins Leben. Südwest

Weigert, Vivian:
Bekommen wir ein gesundes Baby? Was Sie über pränatale Diagnostik wissen sollten. Kösel

Widmer, Alexandra:
Stark und alleinerziehend. Wie du der Erschöpfung entkommst und mutig neue Wege gehst. Kösel

Bücher aus dem GRÄFE UND UNZER VERLAG

Guóth-Gumberger, Márta; Hormann, Elisabeth:
Stillen. Einfühlsame Begleitung durch alle Phasen der Stillzeit.

Laimighofer, Astrid:
Babyernährung. Gesund und lecker durchs erste Jahr.

Laue, Birgit:
Das Baby 1 × 1. Die wichtigsten Hebammentipps fürs erste Jahr.

Laue, Birgit:
Das Schwangerschafts 1 × 1. Die besten Hebammentipps für entspannte 9 Monate.

Nitsch, Cornelia:
Vornamen, von beliebt bis ausgefallen.

Plagge, Silke R.:
Mami to go. Die wichtigsten Checklisten für Schwangerschaft, Geburt und Babyzeit.

Pulkkinen, Anne:
PEKIP. Babys spielerisch fördern.

Richter, Robert; Schäfer Eberhard:
Das Papa-Handbuch.

Thielemann-Kapell, Patricia:
Yoga in der Schwangerschaft (mit DVD).

Adressen und Websites, die weiterhelfen

Hebammen

Deutscher Hebammen-verband e. V.
Gartenstr. 26
76133 Karlsruhe
www.hebammenverband.de

Bund freiberuflicher Hebammen Deutschlands e. V.
Kasseler Str. 1a
60486 Frankfurt
www.bfhd.de

Deutscher Fachverband für Hausgeburtshilfe e. V. (DFH)
Lokstedter Weg 57
20251 Hamburg
www.dfh-hebammen.de

Bundesweite Hebammen-suche unter
www.hebammen.de

Österreichisches Hebammen-Gremium
Landstraßer Hauptstr. 7 ½
1030 Wien
www.hebammen.at

Schweizerischer Hebam-menverband
Rosenweg 25 C
3000 Bern 23
www.hebamme.ch

Geburtsvorberei-tung / Geburts-häuser

Hebammenverbände (s.o.)

Gesellschaft für Ge-burtsvorbereitung, Familienbildung und Frauengesundheit Bundesverband e. V.
Pohlstr. 28
10785 Berlin
www.gfg-bv.de

Netzwerk der Geburts-häuser e. V.
Geschäftsstelle
Villenstr. 6
53129 Bonn
www.netzwerk-geburtshaeuser.de

Stillen

Hebammenverbände (s.o.)
www.babyfreundlich.org

Arbeitsgemeinschaft Freier Stillgruppen AFS e. V.
Wallfriedsweg 12
45479 Mülheim an der Ruhr
www.afs-stillen.de

BDL – Berufsverband Deutscher Laktations-beraterinnen IBCLC e. V.
Hildesheimer Str. 124 E
30880 Laazen
www.bdl-stillen.de

La Leche Liga Deutsch-land e. V.
Eva Stroh
Dörriesstr. 2
53894 Mechernich
www.lalecheliga.de

Kaiserschnitt

geburtsverarbeitung.de
www.kaiserschnitt-netzwerk.de
www.kaiserschnitt.ch

Eltern & Familie

www.vaeter.de
www.elternimnetz.de
www.profamilia.de
www.bke-beratung.de

Aktion Mensch e. V.
Heinemannstr. 36
53175 Bonn
www.familienratgeber.de

Bundeszentrale für ge-sundheitliche Aufklärung
Maarweg 149 - 161
50825 Köln
www.bzga.de
www.schwanger-info.de

**Bundesverband allein-
erziehender Mütter und
Väter e. V. (VAMV)**
Hasenheide 70
10967 Berlin
www.vamv.de

**Deutsche Liga für das
Kind in Familie und
Gesellschaft e. V.**
Charlottenstr. 65
10117 Berlin
www.liga-kind.de

**Verein für Mütter- und
Familienpflege e. V.**
Zum Bahnhof 28
35394 Gießen-Rödgen
www.muetterpflege.de

Umständehalber e. V.
Unterstützung für allein-
stehende Schwangere
Klosterweg 106
90455 Nürnberg
www.umstaendehalber.
com

**Gesellschaft für seelische
Gesundheit in der frühen
Kindheit (GAIMH)**
www.gaimh.de

**Informationen für Mehr-
lingseltern**
www.abc-club.de

Hilfen bei Krankheit und Behinderung

**CARA – Beratungsstelle
zu Schwangerschaft und
vorgeburtlicher Diag-
nostik**

Domsheide 2
28195 Bremen
cara-beratungsstelle.de

**Beratungsstelle für
Natürliche Geburt und
Elternsein e. V.**
Fachstelle Beratung zur
Pränataldiagnostik
Häberlstr. 17
80337 München
www.natuerliche-geburt.de

**Arbeitskreis Down-Syn-
drom Deutschland e. V.**
Gadderbaumer Str. 28
33602 Bielefeld
www.down-syndrom.org

**Bundesverband »Das
frühgeborene Kind« e. V.**
Speyerer Str. 5 – 7
60327 Frankfurt am Main
www.fruehgeborene.de

**Arbeitsgemeinschaft
Gestose-Frauen e. V.**
Gelderner Str. 39
47661 Issum
www.gestose-frauen.de

**Informationen zur
Schwangerschaftsdiabetes**
www.deutsche-diabe-
tes-gesellschaft.de

Medikamentenberatung
www.embryotox.de (keine
Beratung für Stillende!)
www.reprotox.de

**Initiative Regenbogen
»Glücklose Schwanger-
schaft« e. V.**
Hillebachstr. 20
37632 Eimen
www.initiative-
regenbogen.de

**Schatten & Licht e. V.
– Krisen rund um die
Geburt**
Obere Weinbergstr. 3
86465 Welden
www.schatten-und-licht.de

Das Kindernetzwerk e. V.
Kranke und behinderte
Kinder und Jugendliche in
der Gesellschaft
Hanauer Str. 8
63739 Aschaffenburg
www.kindernetzwerk.de

**nestwärme e. V. Deutsch-
land**
Christophstr. 1
54290 Trier
www.nestwaerme.de

**Bundesverband behin-
derter und chronisch
kranker Eltern bbe e. V.**
Lerchenweg 16
32584 Löhne
www.behinderte-eltern.de

Leona e. V.
Verein für Eltern chromo-
somal geschädigter Kinder
e. V.
Kreihnbrink 31
30900 Wedemark
www.leona-ev.de

187

Register

IMPRESSUM

© 2015 GRÄFE UND UNZER VERLAG GmbH, München

Aktualisierte und überarbeitete Neuausgabe von »Schwangerschaft und Geburt«, GRÄFE UND UNZER VERLAG GmbH, 2012, ISBN 978-3-8338-1987-2

Projektleitung: Monika Rolle

Lektorat: SeitenWerk, Ute Rather, Hamburg

Bildredaktion:
Nadia Gasmi,
Henrike Schechter

Umschlaggestaltung und Layout:
independent Medien-Design, Horst Moser, München

Herstellung: Petra Roth

Satz: Uhl + Massopust, Aalen

Reproduktion: Medienprinzen GmbH, München

Druck und Bindung:
F+W Druck- und Mediencenter, Kienberg

Printed in Germany
ISBN 978-3-8338-4457-7

3. Auflage 2016

Die GU-Homepage finden Sie unter www.gu.de

Bildnachweis
A1 Pix: S. 86, 127 li., 139, 147. Agentur Focus: S. 116. Corbis: S. 62, 100, 104, 120, 142. Doc Stock: U4 li., S. 40, 56, 171. F1 online: S. 2, 72, 74, 143. Fotolia: S. 32. Getty Images: U4 re., Innenklappe vorn (1. Mon.), S. 4, 38, 47, 89, 90, 94, 102, 106, 112, 137, 159, 164, 174, 183. GU: S. 30 (Kramp und Gölling); 64, 68, 73, 76, 79, 83, 85, 110 und 176 (P. Ender); 157 (K. Blaschke); 161 oben und 162 (S. Seckinger); 161 unten (A. Peisl). ImagePoint.biz: Innenklappe vorn (4. Mon.). iStock: U1 (Hintergrund), 35, 53, 55, 60, 93, 132. Kluge, Christine: S. 22. living4media: S. 119. Mauritius Images: S. 18. Okapia: S. 12, 127 re. Picture Press: U1, S. 80. Plainpicture: S. 5, 6, 45, 49, 134, 148, 152, 169, 181. A. Salomon: Klappe hinten (Portrait B. Laue). Science Photo Library/Agentur Focus: Innenklappe vorn (2., 3., 5.-10. Mon.), S. 11, 15, 16, 25, 29, 179. Science Source: S. 9, 71, 128. Shutterstock: S. 21, 33, 34, 37, 96, 99. Stockfood: S. 34.

Illustrationen/Ikons:
Berit Wenkebach

Anatomische Illustrationen:
Stephan Winkler

Syndication:
www.seasons.agency

Wichtiger Hinweis
Die Gedanken, Methoden und Anregungen in diesem Buch stellen die Meinung bzw. Erfahrung der Autorin dar. Sie wurden von ihr nach bestem Wissen erstellt und mit größtmöglicher Sorgfalt geprüft. Sie bieten jedoch keinen Ersatz für persönlichen kompetenten medizinischen Rat. Jede Leserin, jeder Leser ist für das eigene Tun und Lassen auch weiterhin selbst verantwortlich. Weder Autorin noch Verlag können für eventuelle Nachteile oder Schäden, die aus den im Buch gegebenen praktischen Hinweisen resultieren, eine Haftung übernehmen.

Mehr als die Hälfte der Gynäkologen in Deutschland ist weiblich. Wegen der besseren Lesbarkeit verwenden wir dennoch die Begriffe »Frauenarzt«, »Arzt« und »Gynäkologe«. Damit sind natürlich Ärztinnen wie Ärzte gemeint.

Umwelthinweis
Dieses Buch wurde auf PEFC-zertifiziertem Papier aus nachhaltiger Waldwirtschaft gedruckt.

Liebe Leserin, lieber Leser,

haben wir Ihre Erwartungen erfüllt? Sind Sie mit diesem Buch zufrieden? Haben Sie weitere Fragen zu diesem Thema? Wir freuen uns auf Ihre Rückmeldung, auf Lob, Kritik und Anregungen, damit wir für Sie immer besser werden können.

GRÄFE UND UNZER Verlag
Leserservice
Postfach 86 03 13
81630 München
E-Mail:
leserservice@graefe-und-unzer.de

Telefon: 00800 / 72 37 33 33*
Telefax: 00800 / 50 12 05 44*
Mo–Do: 9.00 – 17.00 Uhr
Fr: 9.00 – 16.00 Uhr
(* gebührenfrei in D, A, CH)

Ihr GRÄFE UND UNZER Verlag
Der erste Ratgeberverlag – seit 1722.

 www.facebook.com/gu.verlag

GRÄFE UND UNZER

Ein Unternehmen der
GANSKE VERLAGSGRUPPE